Aurélien Binet

**Hyperplasie congénitale des surrénales et génitoplastie féminisante**

Aurélien Binet

# Hyperplasie congénitale des surrénales et génitoplastie féminisante

Impact psychologique, relations interpersonnelles et identité de genre

**Presses Académiques Francophones**

**Impressum / Mentions légales**

Bibliografische Information der Deutschen Nationalbibliothek: Die Deutsche Nationalbibliothek verzeichnet diese Publikation in der Deutschen Nationalbibliografie; detaillierte bibliografische Daten sind im Internet über http://dnb.d-nb.de abrufbar.

Alle in diesem Buch genannten Marken und Produktnamen unterliegen warenzeichen-, marken- oder patentrechtlichem Schutz bzw. sind Warenzeichen oder eingetragene Warenzeichen der jeweiligen Inhaber. Die Wiedergabe von Marken, Produktnamen, Gebrauchsnamen, Handelsnamen, Warenbezeichnungen u.s.w. in diesem Werk berechtigt auch ohne besondere Kennzeichnung nicht zu der Annahme, dass solche Namen im Sinne der Warenzeichen- und Markenschutzgesetzgebung als frei zu betrachten wären und daher von jedermann benutzt werden dürften.

Information bibliographique publiée par la Deutsche Nationalbibliothek: La Deutsche Nationalbibliothek inscrit cette publication à la Deutsche Nationalbibliografie; des données bibliographiques détaillées sont disponibles sur internet à l'adresse http://dnb.d-nb.de.

Toutes marques et noms de produits mentionnés dans ce livre demeurent sous la protection des marques, des marques déposées et des brevets, et sont des marques ou des marques déposées de leurs détenteurs respectifs. L'utilisation des marques, noms de produits, noms communs, noms commerciaux, descriptions de produits, etc, même sans qu'ils soient mentionnés de façon particulière dans ce livre ne signifie en aucune façon que ces noms peuvent être utilisés sans restriction à l'égard de la législation pour la protection des marques et des marques déposées et pourraient donc être utilisés par quiconque.

Coverbild / Photo de couverture: www.ingimage.com

Verlag / Editeur:
Presses Académiques Francophones
ist ein Imprint der / est une marque déposée de
OmniScriptum GmbH & Co. KG
Heinrich-Böcking-Str. 6-8, 66121 Saarbrücken, Deutschland / Allemagne
Email: info@presses-academiques.com

Herstellung: siehe letzte Seite /
Impression: voir la dernière page
**ISBN: 978-3-8381-4551-8**

Zugl. / Agréé par: Reims, Université de Reims-Champagne-Ardenne, 2014

Copyright / Droit d'auteur © 2014 OmniScriptum GmbH & Co. KG
Alle Rechte vorbehalten. / Tous droits réservés. Saarbrücken 2014

# Introduction

« *Nous sommes, sans doute, plus raisonnables [...] que nos pères ; mais le sommes-nous tout à fait ? Ne nous reste-t-il pas encore un peu de barbarie, quand nous condamnons un hermaphrodite à opter entre les deux sexes : ainsi que dirions-nous d'une nation de cyclopes, qui ferait crever un œil à tous ceux de notre espèce qui tomberaient entre leurs mains ? »*

G. ARNAUD DE RONSIL,
*Dissertation sur les hermaphrodites*, 1750, p. 318

# Problématique

Il existe un fossé profond entre la communauté médico-chirurgicale et les milieux associatifs quant à l'appréhension de l'hyperplasie congénitale des surrénales (HCS) comme appartenant au « troisième sexe ». Cette rupture est encore plus flagrante lorsqu'est soulevée la question de la génitoplastie, *a fortiori* féminisante dans le cas présent.

Alors qu'il apparaît évident et sans équivoque pour la communauté médico-chirurgicale qu'un individu de caryotype XX présentant une HCS a pour identité de genre celui de femme, les associations renouvellent actuellement leur volonté d'inscrire l'HCS au rang des intersexes. Est mis en avant le fait que les organes génitaux ambigus ne sont pas la maladie, mais une de ses conséquences. Ils avancent alors la nécessité de traiter l'HCS, la maladie, et non la conséquence, à savoir le clitoris hypertrophié.

Cependant, les différents témoignages sont contradictoires, que ce soit ceux du milieu associatif ou ceux des individus concernés non adhérents.

Bien évidemment, le fait de reconnaître l'enfant HCS comme appartenant à la communauté intersexe n'est pas anodin. Toute intervention permettant de mettre en adéquation son sexe anatomique avec l'identité de genre assignée civilement au terme des différentes explorations devient alors exclue. Suspendre ou différer la génitoplastie est alors l'enjeu principal de la pathologie.

Il est alors licite et essentiel de réévaluer la nécessité et l'intérêt d'une prise en charge chirurgicale et de s'interroger objectivement sur le vécu des patientes elles-mêmes, les principales intéressées, sur l'impact de la génitoplastie sur leur vie psychologique, leur identité de genre et leur sexualité.

Ainsi, Alizai *et al.* en 1999 [1] ont rapporté des résultats à long terme décevants chez 14 femmes pour lesquelles une génitoplastie avait été pratiquée précocement. Au-delà de mettre en exergue l'importance d'un suivi à long terme, ce constat remet en cause également l'idée selon laquelle une prise en charge chirurgicale du DSD (Disorders of Sexual

Development) peut être réalisée par une intervention unique et définitive pendant l'enfance [1, 2].

Alizai *et al.* évoquent également le fait qu'il puisse être judicieux de différer, après la puberté, la reconstruction définitive des formes intermédiaires ou hautes de sinus uro-génitaux. La prise en charge précoce apparaîtrait alors raisonnable en cas de sinus uro-génital bas [1, 2].

Krege *et al.* [3] rapportent en 2000 plus d'un tiers des patientes de son étude (n=25) présentant des sténoses intra-vaginales suggérant que la vaginoplastie ne soit pas réalisée pendant l'enfance mais seulement à l'adolescence [2, 3].

Creighton *et al.* [4] retrouvent également de mauvais résultats après ce type de chirurgie. La révision des pratiques est ainsi suggérée.

Même si les techniques de féminisation ont considérablement évolué depuis les années 80, les résultats à long terme de cette chirurgie sont peu connus. Une étude multicentrique permettrait d'obtenir des informations pour permettre aux cliniciens et aux parents de prendre la meilleure décision [2].

Cependant, d'autres auteurs retrouvent des résultats fonctionnels, sociaux et psychologiques de la reconstruction vaginale tout à fait satisfaisants [5]. Ainsi, Mulaikal *et al.* [6] rapportent que sur 80 HCS, 40 ont un introïtus satisfaisant et présentent des rapports hétérosexuels réguliers. 60% de ces patientes sexuellement actives sont fertiles.

Enfin, quelques articles relatent l'absence d'augmentation de la fréquence de l'homosexualité parmi ces patientes [7] mais ce point est débattu dans la littérature. Ainsi, Kuhnle *et al.* osbservent une augmentation significative de l'homosexualité [8] dans leur étude cas-témoins avec 44 patientes HCS.

Ce point est cependant à pondérer. En effet, même si plusieurs auteurs rapportent également ce même constat, il est plutôt mis en avant une augmentation du fantasme érotique homosexuel ou bisexuel plus qu'une implication homosexuelle à proprement parler [6, 9-15]. Ainsi, peu de femmes HCS se considèrent comme lesbiennes.

Les écrits mettant en avant une orientation homosexuelle [16-19] peuvent être critiqués notamment par l'évaluation même de l'orientation sexuelle et l'échantillonnage de petite taille [20].

Autrement dit, même s'il existe une orientation bisexuelle ou homosexuelle dans les représentations érotiques, les jeux de séduction, la participation homosexuelle manifeste est moindre.

Tout ceci souligne le manque de connaissances sur les bases, la genèse et le développement de l'identité de genre et de la sexualité. L'anatomie seule comme rôle fondamental dans l'acquisition de cette dernière a été mise à mal ; l'inné et l'acquis se conjuguent probablement. Génétique, environnement, culture et éducation participent également sûrement à l'identité sexuelle.

<u>La mise en place d'études multicentriques devient alors indiscutable et nécessaire afin d'avancer sur la compréhension et d'améliorer la prise en charge globale de ces enfants nés ou à naître.</u>

# Généralités

Au début de ce siècle, il est devenu clair que le processus de différenciation sexuelle, de devenir masculin ou féminin, homme ou femme, n'est pas achevé avec la formation des organes génitaux externes. Cependant, la constatation d'un DSD à la naissance souligne de fait le lien direct entre l'anatomie et le genre civil assigné.

## Epidémiologie

Chaque année, <u>1 enfant sur 3000 naît porteur d'un trouble de la différenciation sexuelle</u> avec pour certains la question cruciale de l'assignation du sexe [21-24].

Dénommés actuellement DSD pour Disorders of Sexual Development, ces troubles incluent trois grands groupes de patients :
- les 46, XX DSD virilisés représentés essentiellement par <u>l'HCS dont l'incidence est évaluée actuellement à 1/14000 naissances en France</u> [25, 26]. Ce groupe concerne environ 60 à 70 % des DSD avec assignation de sexe difficile à la naissance [27].
- les 46, XY DSD insuffisamment virilisés dont l'hypospade prédomine avec une prévalence estimée à 3,8 cas pour 1000 naissances masculines [28].
- les anomalies chromosomiques avec en majorité les gonades mixtes dysgénétiques. Leur fréquence est selon les séries variable de 1,5 à 1,7/10000 nouveaux nés par an [29, 30].

Estimés en France à une dizaine de milliers, les intersexes voient leur communauté s'agrandir chaque année d'une centaine d'individus si l'on exclut de ce champ les hypospadias [31]. <u>L'incidence des DSD avec sexe indéterminé ne permettant pas d'assigner d'emblée le nouveau-né garçon ou fille est estimée à une naissance pour 20000 vivantes.</u> La question posée alors par les parents au corps médical est de savoir de quel sexe est leur enfant. Or, si les parents cherchent appui sur l'équipe médicale les accompagnant pour trouver une réponse à cette question des plus singulières, il est tout aussi délicat pour elle de statuer de façon assurée.

Beaucoup de patients avec DSD, pour qui les questions de genre sont moins au premier plan que la qualité de vie en général, voient leur pronostic vital engagé après la naissance, notamment les patientes 46 XX avec des variantes graves d'hyperplasie congénitale des surrénales due à une déficience en 21-hydroxylase.

Il n'est pas facile de donner un chiffre global sur la prévalence de ces troubles. Fausto-Sterling [32] avance pour « *les causes variées de développement sexuel non dimorphique* » le chiffre de 1,7 %, donnée contestée puisqu'elle inclut les formes tardives et mineures d'hyperplasie congénitale des surrénales. Ces dernières exclues, on obtient le chiffre de 0,2 % [33]. Seulement une naissance pour 4500 (0,02 %) parmi les enfants ayant un trouble du développement du sexe avec une incertitude sur le sexe à assigner demande des investigations approfondies [34].

## Historique de l'hyperplasie congénitale des surrénales et de la génitoplastie

Il est nécessaire et indispensable de rendre hommage à nos pairs, qui ont étudié et avancé sur la problématique de l'HCS d'une part, et sur la prise en charge chirurgicale des DSD d'autre part.

Les écrits anatomiques les plus anciens de la glande surrénale remontent à 1543 par le Docteur Bartolomeo Eustachi (1510-1574), faisant suite à une première planche de l'atlas d'anatomie de Léonard Da Vinci (1452-1519).

La première description anatomo-pathologique d'un cas d'HCS remonte à 1865 [35]. Intitulé « *Apparences viriles chez une femme* », le mémoire du Professeur Luigi De Crecchio (1832-1894), Professeur d'Anatomie à Naples, détaille un « *hermaphrodite* » de sa naissance jusqu'à sa mort. Le compte rendu d'autopsie rapporte l'absence de testicules, la présence d'un hypospadias, d'un utérus et de trompes tous normaux et de glandes surrénales hypertrophiées « *d'un volume qui se rapproche beaucoup de celui des reins* ». Les commentaires apportés par son traducteur, le Professeur De Pietra Santa permettent de plus de se rendre compte de la conception psychologique et sociale de l'époque sur le sujet intersexe. Ce thème passionne le XIX$^{ème}$ siècle avec une place de choix dans les écrits pour les DSD et la problématique de la réassignation de sexe.

Dans cette même période, la chirurgie plastique reconstructrice du corps sexué fait ses débuts grâce au Professeur Emmanuel-Simon Duplay (1836-1924), avec notamment le traitement chirurgical de l'hypospadias et de l'épispadias (1874). Nous sommes alors bien loin de Galien (II$^{ème}$ siècle) qui est le premier à utiliser le terme d'hypospade et d'Antyllus (III$^{ème}$ siècle) qui décrit pour la première fois une réparation chirurgicale par amputation de la partie distale de la verge [36]. Dans les années 1930, le Professeur Louis-Marie Arsène Ombredanne (1871-1956) propose la réalisation d'un « *sexe praticable* » et la contribution de la chirurgie pour l'individu DSD afin de lui permettre une sexualité anatomique conventionnelle. Il pose alors les bases de la génitoplastie et de la clitoridoplastie.

Ombredanne en 1939, suivi de Srefan et Pisker en 1957, Lattimer en 1961, Pellerin en 1965 [37] ainsi que Randolph et Hung en 1970 [38] mettent en avant le clitoris comme organe sensoriel érogène incontournable dans l'épanouissement physique de la femme. Ils soulèvent ainsi la nécessité inconditionnelle de préserver ce dernier, contrairement à ce qui était pratiqué jusque dans les années 1950, à savoir la clitoridectomie. Jusqu'alors, il était soutenu que le clitoris n'était pas nécessaire à la satisfaction sexuelle (Gulliver ; Hampson) [36].

Schmitt en 1952 a alors rapporté le premier la préservation du capital sensitif du clitoris par conservation du pédicule neuro-vasculaire et excision des corps caverneux, suivi par la suite d'autres auteurs (Spence et Allen, 1973 ; Kumar *et al.*, 1974 [39] ; Mollard *et al,.* 1981 [40] ; Rajfer *et al.*, 1982 [41] ; Kogan *et al.,* 1983 [42] ; Passerini et Glazel, 1989 ; Sageheschi *et al.*, 1993) [36].

Pour la vaginoplastie, de nombreuses options ont été proposées ; la création d'un vagin sans greffe de peau (Dupuytren, 1817 ; Warton et Consellor, 1938), la vaginoplastie avec greffe de peau (Abbe, 1898 ; Mac Indoe Bamister, 1938 ; Consellor, 1948), la vaginoplastie avec lambeaux cutanés (Hendren, 1980 ; Fortunoff, Passerini et Glazel, 1989), la vaginoplastie avec fragment intestinal (Baldwin, 1904 ; Shubert, 1911 ; Schmidt, 1952 ; Cali et Pratt, 1960), l'utilisation de l'amnios (Trilford, 1973 ; Ascworh, 1986), du péritoine (Davidoff, 1989) ou de la muqueuse vésicale (Claret *et al.,* 1988) et enfin l'allongement progressif du vagin par dilatation (Vecchieti, 1960) [36].

Dans la deuxième moitié de XIX$^{ème}$ siècle, avec l'essor de l'anatomo-clinique insufflée par le Docteur Marie-François-Xavier Bichat (1771-1802), puis instituée par le Docteur René-Théophile-Hyacinthe Laennec (1781-1826), la plupart des maladies ont pu être décrites et étudiées.

Le Docteur Thomas Addisson (1793-1860) [43] décrit en 1855 la « *maladie de la peau de bronze* » et la rattache à une destruction progressive des glandes surrénales.

Le Professeur Charles-Edouard Brown-Sequard (1817-1894) étudie la physiologie des surrénales [44] et démontre en 1856 qu'elles sont indispensables à la vie. Ses recherches lui permettent d'étendre le concept de « *sécrétion interne* » de son maître Claude Bernard (1813-1878) aux « *glandes sanguines* ». Il définit, pour la première fois, la nature, le rôle et le fonctionnement des glandes internes ouvrant ainsi la voie de l'endocrinologie.

Entre 1910 et 1912, Eugène Apert (1868-1940) et Gallais [45] étudient la virilisation surrénalienne et le syndrome adréno-génital.

Dans les années 1920-1930, les hormones sexuelles sont d'abord isolées puis synthétisées. L'histoire des hormones surrénales ne commence qu'autour des années 1930, avec les premiers extraits efficaces préparés par Swingle et Pfiffner [46]. Callow et Young [46] donnent en 1936 le nom de « stéroïdes » à ces substances toutes dérivées du cholestérol. Edward Calvin Kendall (1886-1972), Tadeusz Reischstein (1897-1996) et Philip Showalter Hench (1896-1965) obtiennent en 1950 le Prix Nobel de Physiologie et de Médecine pour leurs découvertes sur les hormones du cortex des glandes surrénales. Leurs travaux aboutissent à l'isolement de la cortisone en 1950.

C'est à partir de cette date que Lawson Wilkins (1894-1963) et ses collaborateurs introduisent la cortisone comme traitement de l'HCS [47]. Leurs travaux, ceux de Alfred Marius Bongiovanni (1921-1986), de Fréderic Crosby Bartter (1914-1983) et Fuller Albright (1990-1969), entre autres, ont ouvert la voie à la compréhension physiopathologique de cette affection [48].

En 1956, le Professeur Barton Childs (1916-2010) démontrent qu'il s'agit d'une maladie héréditaire transmise selon un mode récessif autosomique [49] et le Professeur Jacques Decourt (1898-1989) décrit en 1957 l'HCS à révélation tardive [50]. Dans les années 60, l'étude de l'HCS apporte une contribution indiscutable à la description du concept endocrinologique de la boucle de rétrocontrôle [51]. En 1984, White construit une sonde ADNc pour le gène de la 21-hydroxylase [52].

Depuis la découverte du gène responsable du déficit enzymatique en 21-hydroxylase (CYP 21), les progrès de la biologie moléculaire ont permis d'aborder la complexité des anomalies génétiques concernant cette pathologie. Citons parmi tous ces travaux, ceux de White [53], Morel et Tardy [54] ayant conduit à l'identification des mutations responsables et ainsi à définir les principales formes cliniques.

## Terminologie

Les terminologies dans le champ des ambiguïtés sexuelles sont vastes : <u>les « Disorders of Sex Development » (DSD)</u>, remplaçant récemment le terme d' « intersexualité » [55], se réfèrent à des individus avec une différentiation sexuelle somatique atypique [56].
Le terme d' « intersexuation », souvent confondu à tort avec « ambiguïté génitale », a été remplacé en 2005–2006 par celui de DSD, « troubles du développement du sexe », couvrant un panel de troubles plus large : « *conditions congénitales dans lesquelles le développement du sexe chromosomique, gonadique ou anatomique est atypique* » [57]. Il permet de souligner le fait qu'il peut y avoir un développement atypique des organes sexuels sans qu'il y ait de doute sur le sexe biologique. Cette modification a été approuvée par certaines associations d'intersexes et notamment l'Intersex Society of North America (ISNA) et désapprouvée par d'autres comme l'Organization Intersex International (OII). Cette dernière demande qu'on parle de « variations de la différenciation du sexe » au lieu de parler de « troubles du développement du sexe ».

<u>Le terme « hermaphrodisme » couvre toutes les discordances observées entre le phénotype et le génotype sexuel</u>. Il est préféré à celui d'ambiguïté sexuelle qui ne se réfère qu'aux organes génitaux externes [58]. On parlait auparavant d' « hermaphrodites » lorsqu'il y avait à la fois du tissu ovarien et du tissu testiculaire. Cependant il n'existe pas chez l'être humain d'hermaphrodites comparables à certains animaux, où les virtualités des deux sexes sont complètement réalisées, soit simultanément chez l'escargot, soit successivement chez certains poissons ou crustacés.

Le terme de « variations » a été proposé par Milton Diamond, Professeur d'anatomie et de biologie de la reproduction. The United Kingdom Intersex Association (UKIA) se réclame de lui. Milton Diamond s'oppose dès 1965 aux idées de Money [57] convaincu du rôle des hormones plus important que celui de l'éducation dans la construction de l'identité sexuelle de genre.
En 1996, il parle de variations « *on a normal ontogenetic theme* » [57] aussi bien à propos des intersexes que des hétérosexuels, des homosexuels, des bisexuels, bien qu'on ne puisse confondre identité sexuée et orientation sexuelle. Il cite un anonyme : « *I was born whole and beautiful, but different* » « *Je suis né entier et beau, mais différent* » [57].

L'emploi du terme « anormal » ou « anomalie » renvoie malheureusement le sujet intersexe à un côté « anormal » de son apparence et non comme il devrait être compris à la « norme » sociale binaire de notre société, à savoir « homme » ou « femme ». La société est ainsi faite qu'un enfant à la naissance doit voir son état civil dûment rempli avec notamment l'assignation du sexe en rapport direct avec son anatomie externe.

Cette différence « homme » *versus* « femme » est une donnée culturelle ancrée dès les prémices de notre civilisation, retrouvée dans les textes fondateurs de notre ère tels que *La Genèse* avec le récit de la création, ou *le mythe des androgynes* de Platon. Cependant, et en parallèle de cette ségrégation nette, se retrouve également le premier androgyne tel qu'Adam avant la création de la femme, les êtres imaginés par Aristophane ou encore le mythe d'Hermaphrodite conté par Ovide. On peut se demander si ces références des plus anciennes ne témoignent pas de l'existence déjà du débat à cette époque des intersexes et de leur insertion dans une société bisexuée.

Il apparaît important dans l'établissement des relations entre la société Intersexe et la société Médico-chirurgicale de redéfinir ainsi certains termes. En effet, comme dans beaucoup de rapports sociaux, les heurts retrouvés dans les échanges tiennent beaucoup à des difficultés de compréhension mutuelle par mésusages, interprétations ou mauvais emplois de bons nombres de termes.

Ainsi, « satisfaction », terme souvent utilisé pour obtenir l'approbation et la critique positive d'un travail chirurgical en recherche, vient du latin *satisfactio* et se définit par « le contentement, la joie résultant en particulier de l'accomplissement d'un désir, d'un souhait ». Ce terme est malheureusement impossible à utiliser en matière de DSD, puisque d'une part l'acte chirurgical a été pratiqué dans la majorité des cas sans souhait initial ni approbation du sujet lui-même, et que d'autre part il est nécessaire pour s'estimer satisfait d'avoir un référentiel, souvent absent en matière de reconstruction génitale lorsqu'il est question de plaisir et de qualité de vie.
Ainsi, en partant de ce postulat, il devient difficile d'envisager dans une démarche scientifique rigoureuse, l'utilisation d'une approche quantitative. Par souci d'objectivité, il est alors nécessaire de privilégier une approche qualitative. Imaginer ce qui pourrait être « satisfaisant » fait appel à un idéal impliquant obligatoirement la subjectivité propre à chacun et l'histoire de vie personnelle.

D'un point de vue terminologie, il est nécessaire également de s'arrêter sur le terme « correction ». En effet, ce mot polysémique, largement utilisé en matière de DSD, véhicule un message accompagné d'une aura de sens non maîtrisée par beaucoup d'utilisateurs.

« Correction », nom féminin issu du latin *correctio, -onis*, [59] a pour définition : « Qualité de ce qui est correct, conforme aux règles : la correction du langage - Qualité de quelqu'un, de son comportement qui est correct, respecte les bienséances, la morale : agir avec correction - Action de rectifier une faute : correction d'une erreur - Modification apportée à un texte, qui corrige une erreur : approuver une correction dans un acte - Action de lire, de contrôler quelque chose pour en corriger les erreurs : correction d'un texte sur épreuves - Action de corriger un déficit, un défaut, une défaillance ; modification, rectification ainsi apportée : la correction des troubles de la vue - Réprimande, punition destinée à corriger quelqu'un ; en particulier, châtiment corporel, coups : infliger une sévère correction à quelqu'un. »

Le message ressenti et interprété par bon nombre d'intersexes à l'emploi de ce terme renvoie à une valeur insuffisante pour exister en tant que tel, entraînant un processus de déshumanisation voilant l'autonomie de savoir comment l'enfant se ressent lui-même. En voulant « corriger » l'enfant, le praticien et les parents jettent un voile sur l'existence même de celui-ci en tant que tel, de son anatomie et donc de son essence. Il y a alors nécessité de lui assigner une normalité sociale, dans le sens où il doit avoir une norme personnelle identifiable aisément : fille ou garçon.

Bien évidemment, il peut paraître inutile de s'attarder sur ces définitions, mais malheureusement c'est sur des malentendus minimes et des incompréhensions, dès les premiers mots employés, que les rapports peuvent s'altérer définitivement.

## Concept d'identité

La construction de l'identité sexuée de l'enfant est largement influencée par l'environnement social. Ce dernier, dès la naissance, s'insère socialement dans un contexte culturel propre à chacun. L'identité sexuée de l'individu se façonne alors et est accessible d'un point de vue anthropologique, psychologique, psychanalytique et sociologique.

Ce concept d'identité s'inscrit dans le Sexe multiple de l'individu : sexe de genre, sexe anatomique, sexe social, sexe biologique, sexe érotique...

Il est ainsi essentiel de bien différencier l'identité sexuelle, du rôle sexuel et du désir sexuel [60, 61].

### Théories sur le développement psycho-somatique sexuel

### Théorie de la flexibilité de l'identité de genre

Notion assez récente, la distinction entre le « sexe » et le « genre » a été rendue possible par les ressources lexicales de l'anglais. Introduite dans le domaine de la psychologie dès 1955 par John Money, elle a permis de différencier le sexe biologique d'un enfant de son identité sexuée [62, 63]. Ainsi selon lui, être un homme ou une femme n'est pas un état « donné », mais plutôt une construction. Il soulève la notion de genre au sens de sexe psychologique et social.

A partir de cette date, Money commence à utiliser le concept de « *gender* », qu'il dit avoir « *reçu de Evelyn Hooker, après l'idée de "rôle" appliquée à la différence des sexes par Talcott Parsons* » [64], qui fut son professeur au département de relations sociales à Harvard. Un rôle de genre s'installe largement de la même manière que la langue maternelle [65]. Imageant bien la pensée de Money : la langue maternelle ne découle pas des gènes, mais son apprentissage nécessite à la fois des structures corporelles (cerveau, oreilles, appareil buccophonatoire) et un apport culturel ; il en est de même pour le rôle de genre.

Ainsi, il ne démontre pas une « neutralité » à la naissance : tout ne découle pas de la « *nurture* » (acquis) et rien de la nature (inné).

Evelyn Hooker proposa la première l'expression « identité de genre » [66] pour désigner le sentiment d'être un homme ou une femme et la distinction fut acquise entre le sexe, biologique, et le genre, psychologique et social, à partir des travaux de Robert Stoller [67, 68].

Dans un article publié en 1957 avec John et Joan Hampson, après une étude sur 105 « *patients hermaphrodites* », dans le cas des nourrissons intersexes présentant une ambiguïté sexuelle, Money souligne que ce qui prime dans le développement de l'identité sexuée, c'est son « sexe de socialisation » ou « sexe d'élevage » (*rearing*). « *Le sexe d'assignation et d'élevage est de façon substantielle et avec évidence un signe prédictif plus fiable du rôle de genre et de l'orientation d'un hermaphrodite que ne le sont le sexe chromosomal, le sexe gonadique, le sexe hormonal, la morphologie accessoire des organes reproducteurs internes ou la morphologie ambiguë des organes génitaux externes»* [65, 69].

Les enfants que Money a reçus dans son service avaient été étiquetés garçons ou filles avec la même condition médicale, par exemple des bébés 46,XX avec une hyperplasie congénitale des surrénales. Money a pu faire le constat que les enfants avaient adopté le sexe assigné à la naissance, pourvu que les parents les aient élevés avec « conviction » dans ce sexe, dans la très grande majorité des cas, 100 cas sur 105 dans le texte de 1957 [69]. Il avait été conduit à parler, à partir de 1955, de « rôle de genre » [65, 70, 71] pour désigner *« tout ce qu'une personne dit ou fait pour révéler son statut de garçon ou d'homme, de fille ou de femme. Ce qui inclut, sans y être restreint, la sexualité au sens de l'érotisme. Un rôle de genre n'est pas établi à la naissance, mais est construit cumulativement à travers les expériences rencontrées et les transactions. »*

Money pose ainsi les bases de l'identité sexuelle se forgeant pendant les 3 premières années de vie de l'enfant. On ne naît pas homme ou femme mais on le devient. Ainsi, Garfinkel présente l'apprentissage graduel du comportement féminin avec des frontières floues entre le traitement médical de l'intersexualité et la transsexualité ; entre les anomalies de développement du sexe biologique et les anomalies liées aux modulations de l'identité sexuelle et du sexe social [72].

**Théorie organisationnelle du cerveau**

Cependant, introduite en 1960, la théorie de flexibilité de l'identité sexuelle s'oppose à la théorie organisationnelle du cerveau qui met en avant l'innéité et l'invariabilité des traits comportementaux liés au sexe [73-75] avec une identité sexuelle innée et invariable selon que l'individu soit sous l'influence d'hormones masculines ou féminines soulignant l'organisation fœtale du cerveau.

Le comportement sexuel humain fait que hommes et femmes diffèrent singulièrement entre eux, tant au niveau des apparences, de leur identité sociale, de leurs partenaires sociaux que de leurs centres d'intérêts. Cet ensemble entraîne des aspirations de vie, des préférences, des valeurs, des expériences psychologiques et des problèmes de santé physique qui leurs sont propres [76].

La biologie est impliquée dans cette théorie. Ainsi, les hormones sexuelles sont alors appelées « organisationnelles » lorsqu'elles produisent un changement permanent des structures cérébrales et des comportements induits par ces dernières. A la différence des hormones dites « activationnelles », dont les effets plus tard produisent une modification temporaire du cerveau et du comportement.

Plusieurs études ont été réalisées chez l'animal avec notamment l'exposition précoce aux androgènes des femelles cochons d'Inde pour lesquelles on retrouve alors une masculinisation de leur comportement sexuel [77]. Ces constatations sont également étendues aux modifications liées à l'apprentissage, la mémorisation et l'agressivité [78-83]. Cette publication a ouvert bon nombre d'études arrivant à la conclusion que <u>les hormones sexuelles présentes précocement dans le développement affectent la différenciation sexuelle du comportement tout comme l'anatomie reproductive et la fonction</u> [84].

L'HCS n'est pas un modèle expérimental parfait pour plusieurs raisons, les plus évidentes étant les organes génitaux masculinisés résultant d'un haut niveau d'androgènes prénataux, les anomalies dans des hormones autres que les androgènes, les hormones postnatales atypiques (en raison du contrôle de maladie imparfait) et les conséquences de vivre avec une maladie chronique [76].

Il y a une variété d'autres conditions dans lesquelles l'exposition prénatale aux androgènes est séparée du sexe d'élevage, fournissant des occasions supplémentaires d'examiner comment des androgènes prénataux affectent le comportement [85]. La plupart de ces conditions sont beaucoup plus rares que l'HCS, donc elles n'ont pas été bien étudiées. Dans l'exstrophie cloacale, des garçons avec le caryotype 46 XY exposés aux androgènes prénataux masculins-typiques ont des défauts génitaux qui ont mené à la castration à la naissance et à un élevage en fille. Certains garçons avec un développement masculin normal (46 XY et exposition androgène normale) ont eu une ablation accidentelle de la verge avec castration et l'élevage en fille. Tant dans l'exstrophie vésicale que dans l'ablation de la verge, des effets des androgènes sur le comportement devraient entraîner un phénotype plus marqué masculin et moins marqué féminin en comparaison avec d'autres groupes femelles (bien que le comportement masculinisé puisse aussi refléter les effets de gènes sur le chromosome Y). Dans le micropénis ou l'insensibilité androgène partielle, les individus avec un chromosome Y sont exposés à un niveau plus bas d'androgènes que dans un groupe mâle typique, avec certains élevés comme des filles et certains élevés comme des garçons. Si les androgènes affectent le comportement (indépendamment du sexe d'élevage), ils devraient être moins marqués « mâles » que des garçons typiques et plus marqués « mâles » que des filles typiques [86].

Dans l'insensibilité complète aux androgènes, les individus avec un caryotype masculin et des tests normaux ont des récepteurs aux androgènes défectueux et ne peuvent donc pas répondre aux androgènes qui sont produits par leurs testicules, ce qui explique qu'ils aient un développement physique féminin-typique. Si les androgènes affectent le comportement, ils devraient être semblables aux femelles typiques (bien que le comportement féminisé puisse aussi refléter les effets de l'élevage féminin-typique). Dans le déficit en 5α-reductase, les individus avec le caryotype XY et des tests normaux ne peuvent pas convertir la testostérone en dihydrotestosterone, donc leurs organes génitaux externes ne sont pas entièrement masculinisés à la naissance et la plupart d'entre eux sont élevés comme des filles. Mais, ils se virilisent à la puberté, développant une verge et d'autres caractéristiques physiques habituellement affectées par la testostérone à la puberté, comme une barbe et une apparence physique masculine. Ils avancent ainsi un test particulier sur les effets relatifs de la testosterone durant le développement prénatal *versus* à la puberté [86].

Toutes les expériences naturelles ont leurs limites, donc il est important d'étudier si des androgènes prénataux affectent le comportement parmi des individus typiques. Bien qu'il ne soit pas facile de mesurer des hormones pendant le développement prénatal, plusieurs chercheurs ont avec succès examiné des hormones dans le liquide amniotique et ont ensuite corrélé ces hormones au comportement postérieur; on a d'abord proposé cette méthode utilisée par Finegan *et al* [87].

Parce que de telles études sont difficiles à conduire, il y a eu un intérêt considérable à observer des indicateurs indirects d'exposition à la testostérone en prénatal présumée pour toucher au comportement contemporain des enfants et des adultes. Ces indicateurs incluent le partage de l'environnement utérin avec un foetus opposé-sexuel (le co-jumeau) et des marqueurs comme des modèles d'empreinte digitale, le ratio relatif deuxième / quatrième doigt (2D:4D) et des émissions otoacoustiques. Seulement un de ces indicateurs - le ratio digital - a de façon convaincante sa relation avec l'exposition aux androgènes prénataux. Cependant, le lien est modeste et donc le ratio digital n'est pas un bon indicateur de différences individuelles d'exposition aux androgènes [88].

Les androgènes prénataux ont des grands effets de masculinisation sur l'activité, les loisirs et les intérêts professionnels tout au long de la vie. La preuve initiale issue de femelles avec CAH a été confirmée dans d'autres échantillons cliniques et récemment dans des échantillons typiques. Il y a quelques échecs pour trouver des effets dans des échantillons typiques, probablement en conséquence de la puissance statistique basse associée à de petits échantillons [86].

La théorie de l'organisation cérébrale suggère que les hormones stéroïdes pendant le développement fœtal organisent de manière permanente le cerveau pour l'identité de genre, y compris les domaines de la sexualité, la connaissance, le tempérament, les intérêts et la santé mentale que l'on considère "masculin" ou "féminin". Largement acceptée dans la littérature tant populaire que scientifique [89-91], cette théorie a des implications importantes pour la santé et la gestion médicale des enfants intersexes en bas âge de la prévention au traitement des problèmes de santé mentale pour lesquels il y a des différences de prévalence homme-femme, comme l'anxiété, l'autisme et la dépression [92, 93].

## Assignation sexuelle

L'assignation du sexe à la naissance se fait sur l'apparence des organes génitaux externes. Lorsqu'un doute était soulevé, la sage-femme ou le médecin tranchait. Aujourd'hui, les examens complémentaires permettent d'orienter la décision : formule chromosomique, dosages hormonaux, imagerie, *etc*. Cependant, la décision prise peut être simple ou difficile. Sur quelle base la prend-on ? Les organes génitaux externes, les chromosomes, les gonades, les organes génitaux internes, les dosages hormonaux ? Aucune de ces composantes biologiques du sexe prise isolément n'est déterminante.

À la politique du « vrai sexe », comme le dit Heino Meyer-Bahlurg [94], basée sur les organes génitaux traditionnellement, puis sur l'histologie des gonades (fin du XIXème siècle, début du XXème siècle), et plus tard sur les chromosomes, a succédé une politique du « sexe optimal » avec Money et le Johns Hopkins Hospital. La décision dépendait alors de la facilité avec laquelle on pourrait agir sur l'apparence des organes génitaux afin de les mettre en harmonie le plus tôt possible avec le sexe d'assignation. L'idée était d'aider les parents, le sujet lui-même et ses pairs à investir le sexe d'assignation.

Or, la construction d'une verge avec des résultats esthétiques et fonctionnels satisfaisants n'était pas maîtrisée, alors que la confection d'un néo-vagin était possible. Le choix a été souvent de sacrifier la fertilité à la plausibilité de l'apparence et à la possibilité de relations sexuelles hétérosexuelles.

La décision optée actuellement encore de manière consensuelle pour un bébé avec une formule chromosomique 46,XX et une hypertrophie clitoridienne, atteint d'hyperplasie congénitale des surrénales, est l'assignation du sexe féminin.

Cependant, la décision reste difficile et discutable dans certains cas (agénésie pénienne, micropénis ne répondant pas aux stimulations androgéniques, avec chromosomes 46, XY).

- Va-t-on décider d'élever l'enfant en garçon (mâle chromosomiquement) ?
- Va-t-on décider d'élever l'enfant en fille (mâle qui va rencontrer de grandes difficultés sous le regard des autres et dans la vie sexuelle faute d'un pénis adéquat) ?

Le but n'est pas d'engager une discussion idéologique, car comme le disait Louis Althusser (1918-1990) : « *L'idéologie guette la science en chaque point où défaille sa rigueur, mais aussi au point extrême où une recherche actuelle atteint ses limites.* » Cependant, pour avancer de manière objective sur la question et sur la remise en cause de la réassignation, il est nécessaire d'étudier les résultats obtenus comme le font Zucker [95] et Reiner et Gearhart [96].

Comme nous l'avons vu précédemment, en 1955 avec John Money, la notion de « genre » est soulevée avec la mise en avant d'une construction de l'identité de genre mettant à mal l'inné dans cette dernière.

Dès 1970, Léon Kreisler fait un point théorique et se demande si la clitoridoplastie de réduction n'était pas pratiquée sur le principe de « *l'incapacité à imaginer que l'ambigu puisse exercer une sexualité qui s'écarte de l'habitude, ne sont pas le résultat d'une attitude normative et conformiste* » [97] (page 107). Que fait-on en élevant en fille un mâle imparfait ? « *Il serait fort important aussi d'être assuré qu'un homme dépourvu de verge ne peut trouver un certain équilibre dans les sublimations et dans l'aménagement* » de sa libido [97] (page 112).

En parallèle, Robert Stoller remet en cause cette part « continue » de l'acquis, notamment dans le transsexualisme, avec pour lui une origine plus précoce, au moment de la constitution du noyau de l'identité de genre. Il met ainsi en avant la primordialité des interactions mère-enfant. Pour lui, l'assignation du genre à la naissance inaugure la genèse de l'identité de genre. La socialisation de l'enfant (habillage, prénom, reconnaissance, manipulation, *etc*...) et le renforcement de son appartenance à un sexe défini en découle.

La dynamique familiale est alors soulignée avec l'hypothèse de Stoller : « *Trop de mère et trop peu de père donne lieu à la féminité chez le garçon* » [98], concluant :
- Une symbiose mère-bébé excessivement étroite et satisfaisante, non perturbée par la présence du père impose la mère en modèle.
- Une symbiose mère-enfant inexistante entraîne une construction identitaire sur le modèle paternel.

Stoller est ainsi le premier à systématiser la séparation entre Sexe (biologie) et Genre (Identité sexuelle). Cette distinction entre sexe biologique et identité sexuelle fut au centre de son ouvrage, « *Sexe et genre* », publié en 1968, et qui a popularisé la notion de genre parmi les psychologues et les chercheurs en sciences sociales [67].

Anne Oakley en 1972 expose le sexe (la variable sexe) comme référence au biologique, à l'inné restant posé comme invariant. Par contre, elle renvoie le genre à la classification sociale (masculin *versus* féminin) au culturel et le classe donc comme variable.

Il existe toujours cependant une relation ambiguë entre sexe et genre avec l'idée de complémentarité sociale entre les sexes amenant l'utilisation de la variable « sexe social ».
Ainsi, « ni le désir sexuel, ni le comportement sexuel, ni l'identité de genre ne sont dépendants des structures anatomiques, des chromosomes ou des hormones ».

La base de la problématique s'établit sur le fait que le sexe social fonctionne sur un mode binaire actuellement à la différence du sexe biologique qui s'inscrit dans un continuum comme l'expose clairement Cynthia Krans en 2000.

L'ensemble de ce cheminement idéologique n'est pas sans incidence sur la prise en charge et l'assignation du genre chez l'enfant DSD.

# Contexte actuel et état de la question

### Insertion socio-politique

S'inscrivant en plein débat sur la reconnaissance du « troisième sexe », l'Allemagne est devenu le 1$^{er}$ novembre 2013, le premier pays européen à proposer officiellement la possibilité d'inscrire un sexe "indéterminé" aux nourissons sur leur certificat de naissance.

En France, par les protestations engendrées par la loi autorisant le mariage aux personnes de même sexe, les membres de la « Manif' pour tous » ont en parallèle relancé la polémique sur le genre. « *Le vrai but du mariage homosexuel est d'imposer la théorie du genre* », affirment certains manifestants en soulignant que la société serait menacée par « *une idéologie niant la réalité biologique* ».

Ces inquiétudes avaient déjà agité les milieux catholiques en 2011, lorsque le Ministère de l'éducation avait annoncé l'introduction du concept de genre dans certains manuels scolaires. De son côté, l'Eglise catholique avait réagi avec le texte « Gender, la controverse » [99], publié par le Conseil pontifical pour la famille. Loin d'être une idéologie unifiée, le genre est avant tout un outil conceptuel utilisé par des chercheurs qui travaillent sur les rapports entre hommes et femmes.

Cependant, pour parler du genre, ses détracteurs utilisent l'expression « théorie du genre » plutôt qu' « étude », semant la discorde ainsi sur son aspect scientifique. Monseigneur Tony Anatrella, dans la préface de « Gender, la controverse » [99], explique ainsi que la théorie du genre est un « *agencement conceptuel qui n'a rien à voir avec la science* ». Les chercheurs parlent donc d'"études sur le genre" et non de « théorie du genre », rapportant ainsi un vaste champ interdisciplinaire regroupant tous les pans des sciences humaines et sociales (histoire, sociologie, géographie, anthropologie, économie, sciences politiques...). Leurs travaux analysent donc des objets de recherche traditionnels tels que le travail ou les migrations, en partant d'un postulat nouveau : le sexe biologique ne suffit pas à faire un homme ou une femme, les normes sociales y participent grandement. « *Le genre est un concept. Ce n'est ni une théorie ni une idéologie, mais un outil qui aide à pense* », insiste le sociologue Eric Fassin, spécialiste de ces questions. A l'intérieur même des études de genre, plusieurs écoles existent, comme dans tous les domaines des sciences sociales.

S'il est vrai que le développement des études de genre est lié au mouvement féministe des années 1970, le concept de « gender » (« genre ») n'est pas créé par les féministes. Il apparaît dans les années 1950 aux Etats-Unis dans les milieux psychiatriques et médicaux. Le psychologue médical américain John Money parle ainsi pour la première fois des « gender roles » en 1955 afin d'appréhender le cas des personnes dont le sexe chromosomique ne correspond pas au sexe anatomique.

En 1968, le psychiatre et psychanalyste Robert Stoller utilise quant à lui la notion de « gender identity » pour étudier les transsexuels, qui ne se reconnaissent pas dans leur identité sexuelle de naissance.

C'est dans les années 1970 que le mouvement féministe se réapproprie les questions de genre pour interroger la domination masculine. Les « gender studies » (études de genre) se développent alors dans les milieux féministes et universitaires américains, s'inspirant notamment de penseurs français comme Simone de Beauvoir – et son célèbre *« On ne naît pas femme, on le devient »* –, Michel Foucault ou Pierre Bourdieu.

En France, la sociologue Christine Delphy est l'une des premières à introduire le concept, sous l'angle d'un « système de genre », où la femme serait la catégorie exploitée et l'homme la catégorie exploitante. Mais la greffe ne s'opère réellement que dans les années 1990, lorsque le débat sur la parité s'installe au niveau européen. La promotion de l'égalité entre les hommes et les femmes devient l'une des tâches essentielles de la Communauté européenne avec l'entrée en vigueur du traité d'Amsterdam en 1999, notamment dans son article 2.

Le concept de genre s'est développé comme une réflexion autour de la notion de sexe et du rapport homme/femme. Loin de nier la différence entre le sexe féminin et le sexe masculin, le genre est utilisé par les chercheurs comme un outil permettant de penser le sexe biologique (homme ou femme) indépendamment de l'identité sexuelle (masculin ou féminin). Il ne s'agit donc pas de dire que l'homme et la femme sont identiques, mais d'interroger la manière dont chacun et chacune peut construire son identité sexuelle, aussi bien à travers son éducation que son orientation sexuelle (hétérosexuelle, homosexuelle, *etc...*).

En dissociant intellectuellement le culturel et le biologique, le concept de genre interroge les clichés liés au sexe. Par exemple, l'idée selon laquelle les femmes sont plus naturellement enclines à s'atteler aux tâches domestiques que les hommes est de l'ordre de la construction sociale et historique, et non pas liée au fait que la femme dispose d'un vagin et d'ovaires.

Pour les détracteurs du genre, la construction d'une personne en tant qu'individu se fait dans l'assujettissement à des normes dites « naturelles » et « immuables » : d'un côté les femmes, de l'autre les hommes. Mais certains travaux de biologistes, tels ceux de l'Américaine Anne Fausto-Sterling, montrent que l'opposition entre nature et culture est vaine, les deux étant inextricables et participant d'un même mouvement. Il ne suffit pas de dire que quelque chose est biologique pour dire que c'est immuable. C'est l'exemple du cerveau humain : il évolue avec le temps, et de génération en génération.

Quand le Ministère de l'éducation a annoncé sa volonté d'introduire le concept de genre dans les manuels scolaires des classes de première, la sphère catholique et conservatrice s'est insurgée contre une « théorie » qu'elle accusait de nier l'individu au profit de sa sexualité. Dans une lettre envoyée au Ministre de l'éducation, Luc Chatel, en août 2011 et signée par 80 députés UMP, on peut lire que, « *selon cette théorie [du genre], les personnes ne sont plus définies comme hommes et femmes mais comme pratiquants de certaines formes de sexualité* ».
Ce mot d'ordre est relayé par Gérard Leclerc dans un éditorial de France catholique datant de mai 2011, dans lequel il pointe la menace de ce qu'il qualifie d' « *arme à déconstruire l'identité sexuelle* ». C'est d'ailleurs cet argument qui nourrit l'idée – répandue par la plupart des sites régionaux de « La Manif' pour tous » – selon laquelle « le vrai but du mariage homosexuel est d'imposer la théorie du genre ».

Mais les études sur le genre, et *a fortiori* le texte proposé pour les manuels de biologie par le Ministère, insistent au contraire sur la différence entre identité sexuelle et orientation sexuelle. Il s'agit d'étudier comment s'articulent ces deux mouvements entre eux, et non de substituer l'un à l'autre. Par exemple, les personnes transsexuelles interrogent leur genre, et non pas leur sexualité. On peut changer de genre sans changer de préférence sexuelle.
Dans une réponse au député Jean-Claude Mignon qui, dans une question à l'Assemblée, demandait que les nouveaux manuels de sciences soient retirés de la vente, le Ministre de l'éducation Luc Chatel souligne bien que « *la théorie du genre n'apparaît pas dans le texte des programmes de biologie* ». « *La thématique « féminin/masculin », en particulier le chapitre « devenir homme ou femme », permet à chaque élève d'aborder la différence entre*

*identité sexuelle et orientation sexuelle, à partir d'études de phénomènes biologiques incontestables, comme les étapes de la différenciation des organes sexuels depuis la conception jusqu'à la puberté »*, ajoute le Ministère.

### Intersexe et genre

La distinction entre le « sexe » et le « genre » a été rendue possible par les ressources lexicales de l'anglais et a été introduite dans le domaine de la psychologie dès 1955 par John Money permettant ainsi de différencier le sexe biologique d'un enfant de son identité de garçon ou de fille [62, 63]. Il soulève ainsi le fait qu'<u>être un homme ou une femme n'est pas un état « donné » par la biologie mais plutôt le résultat d'une construction</u>, dans laquelle il fait tenir à la dimension éducative une place tout à fait déterminante.

Comme le résume Pierre Tap en 1986, l'identité sexuelle « *c'est ce qui me rend semblable à moi-même et différent des autres, c'est ce par quoi je me sens exister en tant que personne et en tant que personnage social (rôles et fonctions), ce par quoi je me définis et me connais, me sens accepté et reconnu comme tel ou par autrui, mes groupes et ma culture d'apparence* ». La notion d'identité sexuelle recouvre le sentiment d'appartenir à un sexe et l'appropriation des caractéristiques définies culturellement qui lui sont reliées [100, 101].

Léon Kreisler, psychiatre français qui a lui-même mené une vaste recherche auprès d'enfants intersexués, propose que l'identité sexuelle se définisse comme « le fait pour une personne de se reconnaître et d'être reconnue comme appartenant à un sexe » [97]. L'identité sexuelle se construit avant tout dans et par la relation à l'autre.

Parallèlement à cette construction identitaire qui lui est propre, l'enfant se voit assigner une identité pré-construite dès la période anténatale. Fantasmé, imaginé et désiré pendant la gestation, les parents se projettent également dans le futur conférant ainsi à l'enfant en devenir une identité l'inscrivant dans une histoire filiale, familiale et parentale. Les comportements ne seront alors pas identiques selon que l'enfant soit une fille ou un garçon. Ainsi, l'individuation est d'emblée sexuée et il n'y a pas d'individuation asexuée et de prise de conscience secondaire de l'identité sexuelle [98].

L'individu évolue ainsi dès la naissance dans un environnement qui est d'emblée sexué et de la part duquel il reçoit des messages verbaux mais aussi non verbaux qui lui sont adressés [102, 103]. De même, il existe des différences de comportements et d'attentes selon le sexe de l'enfant et du parent [103-105]. Au-delà de la sphère sociale proche de l'enfant, l'environnement relationnel participant à la socialisation extérieure à la famille (crèches, haltes garderies, nourrices, écoles, centres de loisirs, etc...) contribue à la construction sexuée et à la socialisation différenciée des filles et des garçons.

Si ces messages reçus agissent comme une véritable assignation de genre, certains auteurs soulignent l'importance du processus d'appropriation subjective de ces messages qui n'agissent pas comme de simples empreintes passives mais comme de véritables énigmes à traduire [106, 107].

On peut alors se demander quel est l'impact de l'anatomie de l'enfant dans le rapport sexué parents-enfant là où justement ces deux composantes (sexe de genre et sexe anatomique) diffèrent. En effet, selon Rajon [108] la naissance d'un enfant intersexué plonge ses parents dans une sidération à nulle autre pareille. Les parents, privés de l'étayage anatomique du sexe de leur enfant, ne parviennent pas à entrer en relation avec lui : ils ne peuvent investir un enfant « neutre »... Or, pressés par la nécessité vitale dans laquelle ils se trouvent d'entrer en relation avec leur nouveau-né, Rajon observe la mise en place, chez certains parents, de ce qu'elle nomme une « conviction parentale » qui leur permet l'inscription dans l'un ou l'autre sexe. Cette conviction, qui devance parfois l'assignation médicale, reste tout à fait déterminante pour la mise en place de la relation précoce parents-enfant, relation cruciale pour la survie psychique même du nouveau-né.

Ainsi, on peut s'interroger sur les effets d'une assignation médicale qui n'irait pas dans le sens de la conviction parentale. Quel serait alors le destin de la relation précoce ? La conformité anatomique avec le sexe assigné peut-elle permettre un réaménagement de cette conviction ?

Si les précédents travaux de recherche menés auprès de populations d'enfants intersexués soulignent l'importance de la prise en compte de la relation parents-enfant, des travaux menés auprès de sujets adultes révèlent l'importance de l'environnement, familial en particulier mais aussi amical, conjugal, social, quant au devenir et à la stabilité de l'identité sexuelle [109, 110].

Ainsi la prise en compte de l'environnement comme indicateur de l'installation et de la consolidation de l'identité sexuelle chez l'enfant DSD réassigné ou non, paraît incontournable et constituera pour nous une variable à explorer.

# Objectifs et hypothèses de recherche

*« Les huîtres sont hermaphrodites.
Quand elles sont femelles, elles sont Marennes Oléron,
et quand elles sont mâles, elles deviennent parrains Oléron. »*

P. GELUCK

# Objectifs

## Objectif principal

L'objectif principal de cette étude est d'appréhender la légitimité et l'impact global de la prise en charge chirurgicale par génitoplastie du DSD chez l'enfant présentant une HCS.

Les relations environnementales proches (familiales, amicales) de l'enfant ainsi que ses relations sociales, telles qu'elles peuvent être mises à l'épreuve dans la maladie rare du développement et de la différenciation sexuelle ont bien évidemment été étudiées, tout comme l'identité de genre et le choix de l'objet sexuel.

Une comparaison avec des témoins appariés à raison de 3 témoins pour une patiente, dans le cadre d'une étude cas-témoins rétrospective, permettront d'évaluer l'impact et l'intérêt d'une prise en charge chirurgicale.

## Objectifs secondaires

Les objectifs secondaires de cette étude sont :
- Comparer l'impact de la génitoplastie réalisée tardivement en période péri-pubertaire par rapport à la génitoplastie réalisée précocement.
- Evaluer la concordance entre le vécu de l'enfant et celui de l'entourage direct de ce dernier à savoir ses parents.
- Evaluer la concordance entre l'assignation civile de genre, le sexe anatomique et la sexualité du patient.

# Hypothèses

### Hypothèse générale

Il existe un intérêt à la prise en charge chirurgicale par génitoplastie féminisante des patientes présentant un DSD dans le cadre d'une HCS.

### Hypothèses de travail

1. La mise en adéquation du sexe anatomique avec le sexe de genre assigné civilement ne modifie pas l'identité sexuelle de l'enfant DSD.
2. La prise en charge chirurgicale précoce seule est mieux vécue que la prise en charge tardive ± précoce
3. Le vécu parental de la DSD ainsi que de l'hyperplasie congénitale des surrénales diffèrent de celui de l'enfant.
4. La reprise tardive de la génitoplastie permet d'améliorer la relation parents-enfant.
5. L'assignation sexuelle civile et la prise en charge chirurgicale permettent l'intégration sociale optimale de l'enfant dans le cas de l'hyperplasie congénitale des surrénales, tant au niveau de son entourage proche que de son milieu socio-culturel.

# Matériel et Méthodes

« *L'anatomie, c'est le destin.* »

S. FREUD,
*La disparition du complexe d'Œdipe,* 1923, p. 121

# Méthodologie de la recherche

## Schéma de la recherche

Le premier volet de cette recherche étudiant l'impact général de la chirurgie a impliqué une étude cas-témoins rétrospective multicentrique (Reims, Tours et Angers). Les femmes ayant présenté un DSD à la naissance consécutif à une HCS prise en charge chirurgicalement ont été incluses.

La seconde partie étudiant les répercussions du temps auquel la chirurgie est réalisée (précocement seule *versus* tardivement ± précocement) s'est appuyée sur une étude de cohorte à inclusion rétrospective multicentrique (Reims, Tours et Angers). Les femmes ayant présenté un DSD à la naissance consécutif à une HCS prise en charge chirurgicalement ont été incluses.

## Plan d'investigation

La participation à l'étude a été proposée à toutes les patientes, ainsi qu'à leurs parents, prises en charge dans un des centres participants.

Pour les patientes majeures, une lettre d'information les invitant à participer à la recherche leur a été adressée. En l'absence de refus explicite de leur part, un contact téléphonique a été pris après un délai de quinze jours respectés à partir de la date de l'envoi. Les parents ont alors été contactés après autorisation explicite de la patiente.

Pour les patientes mineures, les objectifs et les modalités de la recherche ont été présentés aux titulaires de l'autorité parentale à l'aide d'une note d'information écrite postée à leur domicile. Lorsque les titulaires de l'autorité parentale ont accepté la participation de leur enfant à la recherche en n'exprimant pas le refus d'être contactés, ils ont alors été joints par téléphone sous quinze jours.

Un entretien dirigé avec des questions ouvertes a été réalisé par téléphone grâce à un questionnaire anonyme préalablement établi (Annexe n°1).

Ce dernier encadre plusieurs points portant sur l'impact psychologique de la reprise de la chirurgie féminisante, avec notamment pour les parents :
- L'évaluation de l'intégration et de l'épanouissement de l'enfant au sein de l'entourage proche durant l'enfance et l'adolescence, ainsi qu'au sein de la société, et la modification éventuelle de cette dernière après la reprise de la génitoplastie.
- L'évaluation des difficultés éventuelles à se positionner par rapport à l'assignation de l'enfant.
- L'évaluation de la communauté médicale dans la prise en charge globale.
- La modification de leur perception après la reprise chirurgicale.
- La perception qu'ils ont de leur enfant avant et après chirurgie d'un point de vue phénotypique.
- La critique sur le timing de la chirurgie.
- Leur regard et leur participation auprès des associations.

Les enfants ont été contactés également par téléphone. Les différents points abordés ont été similaires aux parents:
- L'évaluation de leur intégration et de leur épanouissement au sein de la relation parents-enfant, de leur entourage proche ainsi qu'au sein de la société, durant l'enfance et l'adolescence. Les modifications d'intégration après la reprise éventuelle de la génitoplastie ont également été recherchées.
- L'évaluation de la communauté médicale dans la prise en charge globale.
- La modification de leur perception après la reprise chirurgicale.
- Leur propre perception phénotypique avant et après chirurgie.
- La critique sur le timing de la chirurgie.
- L'évaluation de leur sexe de genre, de leur sexe de rapport ainsi que leur satisfaction sexuelle.
- Leur regard et leur participation auprès des associations.

Les réponses des parents et des enfants ont été consignées de façon exhaustive, sans les orienter quant à la formulation.

La participation ou non des patients à la recherche n'a modifié en rien leur prise en charge médico-chirurgicale.

Le médecin traitant de chaque patiente, prenant en charge régulièrement ces dernières, a également été contacté afin de pouvoir bénéficier d'un jugement objectif quant au phénotype de la patiente.

Enfin, un groupe témoin constitué de 3 couples parents-enfant par patiente a été constitué et soumis à une évaluation similaire.

Les couples parents-enfant témoins ont été recrutés dans la population générale par le biais de réseaux de consultations pour des pathologies aiguës non chroniques. Les cabinets de consultations de médecine générale ont ainsi été sollicités afin de recruter les couples témoins.

La participation à l'étude en tant que témoin a été alors proposée à l'ensemble des femmes pouvant être appariées aux patientes HCS-DSD, en fonction de l'âge et de l'origine ethnique. Les explications quant à l'intérêt de l'étude, son objectif et sa réalisation leur ont été remises au décours de la consultation. Un entretien dirigé similaire aux patientes leur était alors proposé et a porté sur :

- L'évaluation de leur intégration et de leur épanouissement au sein de la relation parents-enfant, de leur entourage proche ainsi qu'au sein de la société, durant l'enfance et l'adolescence.
- L'évaluation de la communauté médicale globalement.
- Leur propre perception phénotypique.
- L'évaluation de leur sexe de genre, de leur sexe de rapport ainsi que leur satisfaction sexuelle.
- Leur avis quant au timing d'une prise en charge éventuelle s'ils devaient être amenés à prendre une décision.

L'évaluation des parents a porté sur :

- L'évaluation de l'intégration et de l'épanouissement de l'enfant au sein de l'entourage proche durant l'enfance et l'adolescence, ainsi qu'au sein de la société.
- L'évaluation des difficultés éventuelles à se positionner par rapport à l'enfant à la naissance.
- L'évaluation de la communauté médicale globalement.
- La perception phénotypique de leur enfant.
- Leur avis quant au timing d'une prise en charge éventuelle s'ils devaient être amenés à prendre une décision.

Les réponses des parents et des enfants ont été consignées de façon exhaustive, sans les orienter quant à la formulation.

## Critères d'inclusion et d'exclusion

### Couples Patiente-Parents Cas

#### Critères d'inclusion

Tous les enfants présentant une hyperplasie congénitale des surrénales ont été inclus selon les critères suivants :
- Âge supérieur à 15 ans 3 mois, majorité sexuelle légale en France.
- Enfant présentant une hyperplasie congénitale des surrénales.
- Ayant subi une génitoplastie féminisante précoce, associée ou non à une reprise chirurgicale tardive en période pubertaire.
- Suivi dans le cadre d'une prise en charge multidisciplinaire sur les centres hospitaliers universitaires de Reims, Tours et Angers.

N'ont pas été pas inclus dans l'étude les enfants mineurs:
- Pour lesquels le (les) titulaire(s) de l'autorité parentale est (sont) mineur(s).
- Pour lesquels le (les) titulaire(s) de l'autorité parentale est (sont) protégé(s) par la loi (tutelle, curatelle, sauvegarde de justice).
- Pour lesquels le (les) titulaire(s) de l'autorité parentale ont expressément refusé leur participation à la recherche.

N'ont pas été inclus dans l'étude les patientes et les parents ayant expressément refusé leur participation à la recherche.

#### Critères d'exclusion

N'ont pas été pris en compte dans cette étude les enfants ayant eu une génitoplastie féminisante indiquée pour toute autre cause que l'hyperplasie congénitale des surrénales afin de s'affranchir de tout biais de sélection.

### Couples Enfant-Parents Témoins

#### Critères d'inclusion

Les témoins ont été appariés en fonction de l'âge, du sexe et de l'origine ethnique.

3 couples enfant-parents témoins ont été recrutés pour chaque couple patiente-parents ayant répondu de concert à l'étude afin de gagner en puissance statistique.

Ont été inclus les couples enfant-parents dont l'enfant présentait les critères suivants :
- Âge similaire à ± 3 mois avec un âge inférieur limite de 15 ans 3 mois pour le couple patiente-témoins appariés.
- Origine ethnique similaire pour le couple patiente-témoins appariés.
- Ne présentant aucune pathologie chronique impliquant la sphère génitale.
- Suivi dans le cadre d'une consultation de routine de médecine générale sur les centres hospitaliers universitaire de Reims, Tours et Angers.

#### Critères d'exclusion

N'ont pas été prises en compte dans cette étude les femmes présentant une pathologie chronique impliquant la sphère génitale afin de s'affranchir de biais de sélection.

## Recueil des données, logistique de la recherche

### Autorisation de la CNIL

Cette étude a fait l'objet d'un dépôt auprès de la Commission Nationale de l'Informatique et des Libertés (CNIL).

Le protocole de recherche regroupant le contexte, l'objectif ainsi que la méthodologie, le questionnaire parents/enfant téléphonique ainsi que la note d'information destinée aux enfants et aux parents inclus dans l'étude a été envoyé.

**Recueil des données, logistique de la recherche**

La mise en œuvre et le déroulement de l'étude ont été coordonnés par un seul investigateur.

Les données ont été reportées sur un cahier de recueil par ce dernier. Ce cahier de recueil a été conçu spécifiquement pour cette présente recherche. Il retranscrit intégralement les réponses recueillies lors des différents entretiens téléphoniques.

La base de données a été réalisée et conçue spécifiquement pour cette étude. Une double saisie manuelle des données a été faite par l'investigateur et une comparaison automatisée des données a été réalisée. Toute donnée incomplète ou aberrante a fait l'objet d'un retour au dossier papier. Les dossiers papiers sont centralisés dans chaque service de Chirurgie Pédiatrique impliqué.

Un contrôle de la qualité des données a été réalisé sur l'ensemble des dossiers à la fin de la période de recueil téléphonique. Un data manager a vérifié la cohérence des données et le caractère opérationnel des bases. Toute donnée aberrante a fait l'objet d'un retour au dossier papier et d'une correction. Les bases ont ensuite été transférées sur le logiciel SAS® et figées.

**Analyse statistique**

Des statistiques descriptives ont été effectuées (moyenne et écart type pour les variables quantitatives, effectif et pourcentage pour les variables qualitatives). Les comparaisons qualitatives ont été effectuées à l'aide du test exact de Fisher et de la régression logistique conditionnelle univariée (UCLR), selon les conditions d'application. Le seuil de significativité (p) retenu dans cette étude sera de 0,05. Le logiciel Epi Info® version 3.5.4 a été utilisé pour l'analyse statistique ainsi que le logiciel SAS® version 9.3.

## Résultats attendus

Étaient attendus des éléments relatifs à :
- L'intégration des patients dans les stéréotypes sociaux selon la prise en charge chirurgicale ou non.
- L'intégration des patients dans les stéréotypes sociaux selon qu'ils soient pris en charge chirurgicalement tardivement et/ou précocement.
- L'investissement de l'enfant par les parents lorsque ce dernier est pris en charge tardivement et/ou précocement.
- L'épanouissement de l'enfant et la construction de son identité de genre ainsi que sa sexualité selon qu'il soit pris en charge tardivement et/ou précocement.

Cette étude rétrospective, dont les résultats peuvent servir de base à une recherche longitudinale ultérieure, permettent d'apporter des éléments comparatifs précieux lors des discussions concernant les enjeux des interventions chirurgicales précoces et d'améliorer et d'adapter au mieux la prise en charge globale de l'enfant et de ses proches.

# Résultats

> « *Du langage français bizarre hermaphrodite*
> *De quel genre te faire, équivoque maudite,*
> *Ou maudit ? car sans peine aux rimeurs hasardeux*
> *L'usage encore, je crois, laisse le choix des deux.* »
>
> N. BOILEAU-DESPREAUX
> *Satires XII*, 1660-1711

# Population

Le détail de la population incluse, pour le groupe HCS-DSD et pour le groupe Témoin figure dans le tableau n°1.

### Groupe HCS-DSD

Sur le centre de Reims, 9 patientes ont été incluses (2 « Génitoplastie Précoce Seule » et 7 « Génitoplastie Tardive ± Précoce »). Nous avons pu obtenir les réponses aux différents questionnaires pour 5 parents (1 père / 4 mères) et pour 6 enfants. Les médecins traitants de 7 patientes ont pu être contactés. L'âge moyen de cette population était de 24,7 ans (± 4,9 ans).

7 patientes (5 « Génitoplastie Tardive ± Précoce » et 2 « Génitoplastie Précoce Seule ») ont été incluses sur le centre de Tours parmi lesquelles 6 parents (1 père / 5 mères) et 6 enfants ont participé ainsi que leurs médecins traitants. L'âge moyen de cette population était de 28,1 ans (± 7,4 ans).

Pour le centre d'Angers, 12 patientes ont été incluses (5 « Génitoplastie Précoce Seule » et 7 « Génitoplastie Tardive ± Précoce »). Nous avons pu obtenir les réponses aux différents questionnaires pour 9 parents (4 pères / 5 mères) et pour 9 enfants ainsi que leurs médecins traitants. L'âge moyen de cette population était de 29,1 ans (± 6,3 ans).

### Groupe Témoin

Les couples parents-enfant témoins ont été recrutés dans la population générale par le biais de réseaux de consultations pour des pathologies aiguës non chroniques. Ainsi, 63 couples parents-enfant ont été inclus, appariés à raison de 3 couples témoins par patiente ayant répondu. L'appariement a été effectué pour le sexe civil assigné, l'âge et l'origine ethnique.

Sur ces 63 couples, nous avons pu obtenir les réponses aux différents questionnaires pour 63 parents (8 pères / 55 mères) et pour 63 femmes. L'âge moyen de cette population était de 27,5 ans (± 6,9 ans) contre 27,3 ans (± 6,9 ans) pour le groupe HCS-DSD. Aucune différence significative n'existe entre ces deux groupes en termes d'âge avec un p évalué à 0,928 par un test paramétrique type ANOVA.

Le tableau n°1 résume les différentes données selon les populations.

**Tableau n°1 : Détail de la population incluse dans l'étude**

| | | n = | Age (en années) | |
|---|---|---|---|---|
| | | | Moyenne | Ecart type |
| Groupe HCS-DSD | Génitoplastie Précoce Seule | 9 | 25,5 | 6,3 |
| | Génitoplastie Tardive ± Précoce | 12 | 29,3 | 5,8 |
| Témoins | | 63 | 27,5 | 6,9 |

| | | n = | Nombre de personnes ayant répondu aux questionnaires | | |
|---|---|---|---|---|---|
| | | | Parents | Patientes ou Enfants | Couples Parents - Enfant |
| Groupe HCS-DSD | Génitoplastie Précoce Seule | 14 | 3♂/5♀ | 9 | 8 |
| | Génitoplastie Tardive ± Précoce | 14 | 3♂/9♀ | 12 | 11 |
| Témoins | | 63 | 8♂/55♀ | 63 | 63 |

# Analyse de l'échantillon HCS-DSD

Au total, 28 patientes ont été incluses dans cette étude. La répartition s'est faite en deux groupes : 14 patientes ont intégré le groupe « Génitoplastie Précoce Seule » et 14 patientes le groupe « Génitoplastie Tardive ± Précoce ».

21 patientes et 20 parents ont accepté de répondre aux questionnaires. Le nombre de couples patiente-parents ayant répondu est de 19. 4 couples parents-patiente ont été perdus de vue. 2 couples parents-patiente, 2 parents et 1 patiente isolément ont refusé de participer explicitement à l'étude.

Ainsi 12 patientes et 12 parents ont répondu aux questionnaires dans le groupe « Génitoplastie Tardive ± Précoce » ; 9 patientes et 8 parents pour le groupe « Génitoplastie Précoce Seule ». L'ensemble des couples parents-enfant témoins, appariés aux couples parents-patiente des deux groupes ayant répondu aux questionnaires, ont participé, soit 21 couples.

La répartition des patientes selon leur stade de Prader est la suivante : 5 patientes présentaient à la naissance un DSD avec un aspect génital côté stade II, 9 patientes un stade III, 3 patientes un stade IV et 11 patientes un stade V.

La répartition de ces stades en fonction des groupes est représentée dans la figure n°1.

Il existe ainsi significativement plus de patientes de stades IV et V dans le groupe « Génitoplastie Tardive ± Précoce » (stade IV et V : n = 11) par rapport au groupe « Génitoplastie Précoce Seule » (stades II et III : n = 3) (Test de Fisher ; p = 0,003 < 0.005).

Il est mis également en avant un nombre significativement plus élevé de stades II et III dans le groupe « Génitoplastie Précoce Seule » (stades II et III : n = 11 *versus* stades IV et V : n = 3) (Test de Fisher ; p = 0,003 < 0.005).

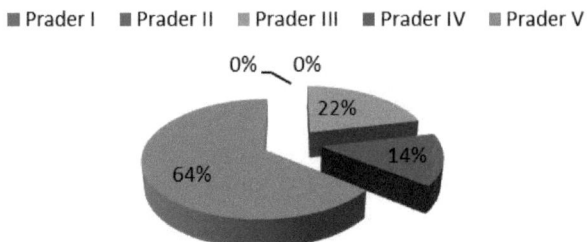

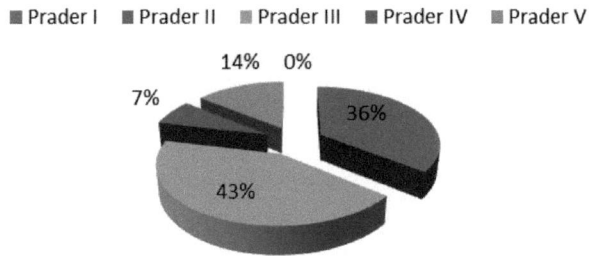

**Figure n°1 : Répartition des stades de Prader selon les groupes**

L'âge moyen pour la prise en charge chirurgicale précoce était de 2,2 ans (± 1,1 ans) pour le groupe « Génitoplastie Précoce Seule » et de 2,5 ans (± 1,3 ans) pour le groupe « Génitoplastie Tardive ± Précoce » avec une reprise tardive pour ce dernier groupe à 13,1 ans (± 5,3 ans).

L'échantillon est détaillé dans le tableau n°2.

**Tableau n°2** : Détail des patientes incluses selon les groupes

GP = « Génitoplastie Précoce Seule » / GT = « Génitoplastie Tardive ± Précoce », le nombre qui suit correspond à l'ordre d'inclusion. T = Tours, R = Reims et A = Angers

Groupe "Génitoplastie Tardive ± Précoce"

| N° Anonymat | Age | N° Appariement | Prader | Réponses Parents | Réponses Patientes | Age à la prise en charge Précoce | Age à la prise en charge Tardive |
|---|---|---|---|---|---|---|---|
| GT1T | 33 | 1 | 5 | Refus | ♀ | 3 ans 2/12 | 18 ans |
| GT2T | 27 | 2 | 5 | ♀ | Refus | 1 an 1/12 | 9 ans 7/12 |
| GT3T | 30 | 3 | 3 | ♀ | ♀ | 1 an 11/12 | 13 ans 6/12 |
| GT4T | 33 | 4 | 3 | ♀ | ♀ | 2 ans | 16 ans 2/12 |
| GT5T | 37 | 5 | 5 | ♀ | ♀ | 1 an 10/12 | 18 ans 9/12 |
| GT1R | 22 | 8 | 5 | ♀ | ♀ | 1 an 7/12 | 13 ans |
| GT2R | 19 | 9 | 5 | ♀ | ♀ | - | 9 ans 11/12 |
| GT1A | 31 | 17 | 5 | ♀ | ♀ | 4 ans 11/12 | 16 ans 8/12 |
| GT2A | 33 | 18 | 3 | ♂ | ♀ | 3 ans 4/12 | 6 ans 6/12 |
| GT3A | 23 | 19 | 4 | ♀ | ♀ | 1 an | 7 ans 8/12 |
| GT4A | 29 | 20 | 4 | ♀ | ♀ | 3 ans 7/12 | 22 ans |
| GT5A | 27 | 21 | 5 | PDV | PDV | - | - |
| GT6A | 26 | 22 | 5 | ♂ | ♀ | - | 5 ans 3/12 |
| GT7A | 40 | 23 | 5 | ♂ | ♀ | 1 an 11/12 | 10 ans 2/12 |

Groupe "Génitoplastie Précoce Seule"

| N° Anonymat | Age | N° Appariement | Prader | Réponses Parents | Réponses Patientes | Age à la prise en charge Précoce | Age à la prise en charge Tardive |
|---|---|---|---|---|---|---|---|
| GP1T | 21 | 6 | 3 | ♂ | ♀ | 2 ans 5/12 | - |
| GP2T | 16 | 7 | 2 | ♀ | ♀ | 5 mois | - |
| GP1R | 22 | 10 | 2 | PDV | PDV | - | - |
| GP2R | 36 | 11 | 5 | Refus | ♀ | 2 ans 3/12 | - |
| GP3R | 25 | 12 | 3 | PDV | PDV | - | - |
| GP4R | 26 | 13 | 2 | ♀ | ♀ | 3 ans 10/12 | - |
| GP5R | 21 | 14 | 3 | ♂ | ♀ | 1 an 10/12 | - |
| GP6R | 26 | 15 | 1 | PDV | PDV | - | - |
| GP7R | 25 | 16 | 5 | ♀ | ♀ | 1 an | - |
| GP1A | 15 | 24 | 3 | ♂ | ♀ | 6 mois | - |
| GP2A | 34 | 25 | 3 | Refus | Refus | 3 ans 2/12 | - |
| GP3A | 32 | 26 | 2 | Refus | Refus | 3 ans | - |
| GP4A | 32 | 27 | 3 | ♀ | ♀ | 3 ans 2/12 | - |
| GP5A | 26 | 28 | 4 | ♀ | ♀ | 2 ans 3/12 | - |

# Analyse quantitative

**Identité de genre**

A la question soulevée de l'identité de genre à laquelle les patientes HCS-DSD appartiennent, 18 ont répondu présenter un sexe de genre féminin (85,7 %) et intersexe pour 3 patientes (14,3 %). <u>Aucune patiente ne s'est déclarée d'identité de genre masculine.</u>

Les résultats en pourcentage selon le groupe d'inclusion sont présentés dans la figure n°2. Ainsi, le sexe anatomique est en cohérence avec le sexe assigné civilement pour 18 femmes sur 21 incluses dans l'étude et ayant répondu au questionnaire (8 pour le groupe « Génitoplastie Précoce Seule » et 10 pour le groupe « Génitoplastie Tardive ± Précoce »).

<u>Aucune différence significative n'a été mise en évidence entre le groupe « Génitoplastie Précoce Seule » et le groupe « Génitoplastie Tardive ± Précoce » en termes d'identité de genre</u> (Test exact de Fisher ; p = 0,612).

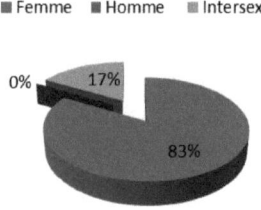

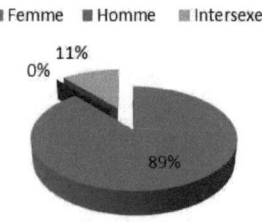

<u>Figure n°2</u> : Répartition de l'identité de genre selon les groupes

L'étude de l'identité de genre dans le groupe témoin retrouve une <u>identité de genre féminine pour l'intégralité des patientes</u> (n=63).

On met en évidence une différence significative en termes d'identité de genre entre le groupe HCS-DSD et le groupe témoin (Test exact de Fisher ; p = 0,031). <u>Il existe ainsi significativement plus d'identités de genre intersexe dans le groupe HCS par rapport au groupe témoin.</u>

### Sexualité / Choix de l'objet de rapport

**Groupe HCS – « Génitoplastie Précoce Seule » et « Génitoplastie Tardive ± Précoce »**

L'hétérosexualité a été retrouvée à l'interrogatoire dans le groupe HCS-DSD pour 16 femmes. 2 femmes se déclarent homosexuelles et 3 bisexuelles. L'ensemble des femmes ayant participé à l'étude a répondu à cette question. Les résultats en pourcentage selon le groupe d'inclusion sont présentés dans la figure n°3.

Ainsi, 7 femmes se déclarent hétérosexuelles dans le groupe « Génitoplastie Précoce Seule », 2 homosexuelles et aucune bisexuelle.

Dans le groupe « Génitoplastie Tardive ± Précoce », 9 femmes se déclarent hétérosexuelles, 3 bisexuelles et aucune homosexuelle.

Pour le groupe « Génitoplastie Précoce Seule », la sexualité a été qualifiée d'active dans 85,7 % des cas (n=18) et inactive dans 14,3 % des cas (n=3).

77,8 % (n=7) des femmes étaient en couple et 11,1 % (n=1) ont vécu la maternité.

En termes d'épanouissement sexuel, beaucoup de femmes ont répondu en mentionnant spontanément une échelle de satisfaction de 0 à 10 avec une moyenne de 8/10 (±0,9) pour celles qui ont mentionné un résultat (n=6).

Pour le groupe « Génitoplastie Tardive ± Précoce », la sexualité a été qualifiée d'active dans 91,7 % des cas (n=11) et inactive dans 8,3 % des cas (n=1).

75 % (n=9) des femmes étaient en couple et 41,7 % (n=5) ont vécu la maternité.

En termes d'épanouissement sexuel, beaucoup de femmes ont répondu également en mentionnant spontanément une échelle de satisfaction de 0 à 10 avec une moyenne de 7,8/10 (± 1,1) pour celles qui ont mentionné un résultat (n=10).

Aucune différence significative n'a été mise en évidence en termes de choix de l'objet de rapport si l'on compare l'hétérosexualité aux autres formes de sexualité (Test exact de Fisher ; p = 0,647), de parentalité (Test exact de Fisher ; p = 0,148) et d'épanouissement sexuel (Test paramétrique type ANOVA ; p = 0,719). Il existe une sexualité active dans les deux groupes (« Génitoplastie Précoce Seule » et « Génitoplastie Tardive ± Précoce ») sans différence significative également (Test exact de Fisher ; p = 0,387). Il en est de même pour la vie de couple (Test exact de Fisher ; p = 0,523).

**Groupe témoin**

Dans le groupe témoin, nous retrouvons 57 femmes hétérosexuelles, 4 femmes bisexuelles et 2 femmes homosexuelles. L'ensemble des femmes ayant participé à l'étude a répondu à cette question (n=63). Les résultats en pourcentage sont présentés dans la figure n°3.

Aucune différence significative n'a été mise en évidence d'un point de vue choix de l'objet de rapport entre les groupes (Témoins *versus* « Génitoplastie Précoce Seule » et « Génitoplastie Tardive ± Précoce » ; UCLR ; p = 0,155).

84% des femmes du groupe témoin ont une sexualité active (n=53) contre 85,7% (n=18) du groupe HCS. Aucune différence significative n'a été mise en évidence entre ces deux groupes (Test exact de Fisher ; p = 0,57).

En termes de satisfaction sexuelle, les témoins ont évalué leur satisfaction sur une échelle de 0 à 10 à 6,97/10 (±1,57) contre 7,87 pour le groupe HCS (±1,05). Il existe une différence significative entre ces deux groupes avec une satisfaction sexuelle supérieure dans le groupe HCS (UCLR ; p = 0,011). Ces résultats sont présentés dans la figure n°4.

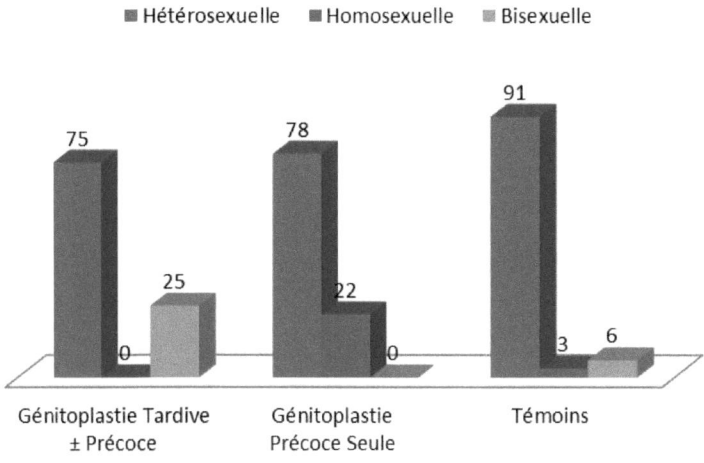

**Figure n°3** : Répartition en pourcentage du choix de l'objet de rapport selon les groupes

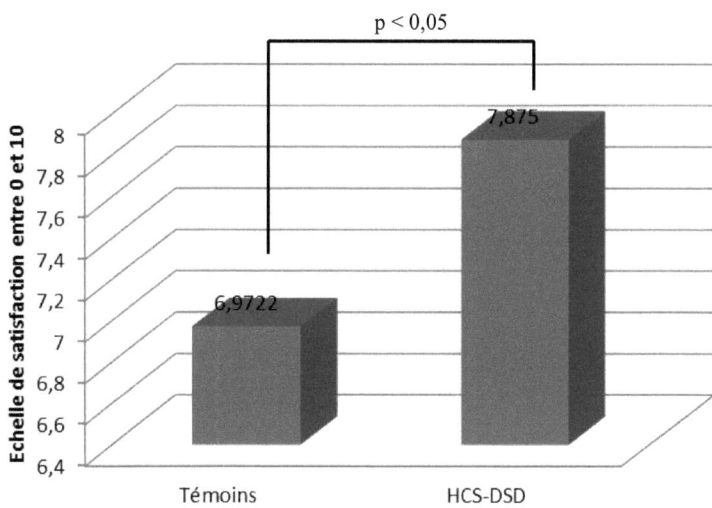

**Figure n°4** : Satisfaction sexuelle entre le groupe témoin et le groupe HCS-DSD

## Phénotype / Morphotype

### Groupe HCS – « Génitoplastie Précoce Seule » et « Génitoplastie Tardive ± Précoce »

Le phénotype a été évalué par la patiente elle-même en concordance avec le sexe anatomique et le sexe assigné civilement, soit féminin chez 18 femmes (85,7 %), masculin pour 2 patientes (9,5 %) et intersexe pour 1 patiente (4,8 %).

Ainsi, le phénotype est en cohérence, selon les patientes, avec le sexe assigné civilement pour 9 femmes sur 9 incluses dans l'étude et ayant répondu au questionnaire (100 %) pour le groupe « Génitoplastie Précoce Seule » et 9 pour le groupe « Génitoplastie Tardive ± Précoce » sur 12 incluses dans l'étude et ayant répondu au questionnaire (75 %). Les résultats en pourcentage pour ce groupe sont présentés dans la figure n°5.

<u>Aucune différence significative n'a été mise en évidence</u> (Test exact de Fisher ; p = 0,165) <u>en termes d'évaluation morphotypique par la patiente elle-même entre le groupe « Génitoplastie Précoce Seule » et le groupe « Génitoplastie Tardive ± Précoce ».</u>

De même, aucune différence significative n'est mise en évidence si l'on étudie l'incidence du stade Prader sur l'évaluation morphotypique. En regroupant ainsi, afin de s'affranchir des biais liés au nombre de patientes, en Prader de bas grade (stades II et III) et de haut grade (Stades IV et V), aucune corrélation n'est mise en évidence (Test exact de Fisher ; p = 0,165).

<u>La concordance entre sexe anatomique, sexe civil assigné, choix de l'objet de rapport hétérosexuel et morphotype évalué par la patiente a été complète dans 71,4 % des cas</u> soit pour 15 sur les 21 incluses.

Cette même évaluation morphotypique réalisée chez les parents des patientes a permis de retrouver une évaluation phénotypique en rapport avec le sexe anatomique et le sexe assigné civilement, soit féminin dans tous les cas.

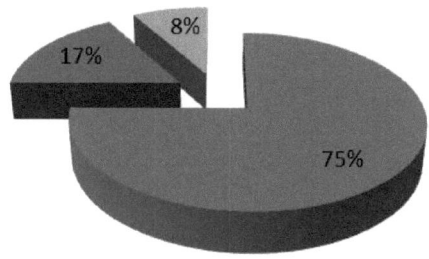

**Figure n°5 : Répartition des morphotypes évalués par les patientes dans le groupe « Génitoplastie Tardive ± Précoce »**

Enfin, cette évaluation morphotypique réalisée chez les médecins généralistes (Figure n°6) prenant en charge les patientes a permis de retrouver un phénotype féminin dans 60 % des cas (n=15), masculin dans 36 % des cas (n=9) et intersexe dans 4 % des cas (n=1). Aucune différence significative n'a été mise en évidence entre les deux groupes (Test de Fisher ; p > 0,05).

Cependant la comparaison de l'évaluation morphologique des patientes, entre celle du médecin traitant et celle de la patiente elle-même, met en évidence une différence significative (Test exact de Fisher ; p = 0,042). Ainsi, les patientes apparaissent significativement plus masculines aux yeux de leur médecin traitant par rapport au ressenti propre et à l'apparence qu'elles ont d'elles-mêmes.

L'adéquation complète entre la patiente et l'extérieur quant à l'identité de genre assigné, le morphotype, la sexualité et l'anatomie est retrouvée dans 12 cas sur 21 (5 patientes sur 9 dans le groupe « Génitoplastie Précoce Seule » et 7 patientes sur 12 dans le groupe « Génitoplastie Tardive ± Précoce »), soit dans 57,1 % des cas.

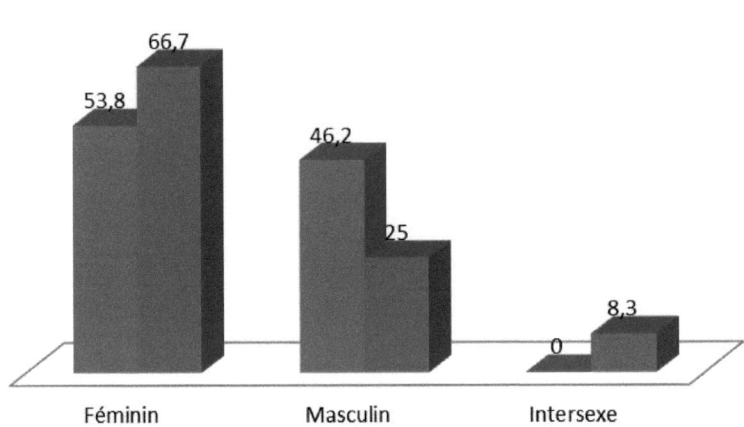

**Figure n°6** : Répartition en pourcentage des morphotypes évalués par les médecins traitants selon les groupes

**Groupe témoin**

Le phénotype a été évalué par les femmes du groupe témoin elles-mêmes en concordance avec le sexe anatomique et le sexe assigné civilement, soit féminin chez 61 femmes (96,8 %), masculin pour 2 femmes (3,2 %) et intersexe pour aucune femme.

Il existe une différence significative (UCLR ; p = 0,016) en termes d'évaluation morphotypique par la patiente elle-même entre le groupe témoin et le groupe HCS-DSD (« Génitoplastie Précoce Seule » et « Génitoplastie Tardive ± Précoce »).
Aucune différence significative n'a cependant été mise en évidence entre l'évaluation morphotypique des parents témoins et des parents HCS-DSD (UCLR ; p = 0,992).

## Timing optimal de la prise en charge chirurgicale

L'évaluation du timing optimal de la prise en charge chirurgicale, si cette dernière devait être requise dans le cadre de la prise en charge du DSD consécutif à l'HCS, a été réalisée auprès des patientes et des parents du groupe HCS (« Génitoplastie Précoce Seule » et « Génitoplastie Tardive ± Précoce ») ainsi que du groupe témoin.

### Groupe HCS – « Génitoplastie Précoce Seule » et « Génitoplastie Tardive ± Précoce »

#### Patientes

17 patientes au total, soit 89,5 % de celles qui ont répondu à cette question (n=20), pensent qu'une génitoplastie doit être réalisée dans la première année de vie devant la présence d'un DSD chez un individu naissant avec une HCS.

100% des patientes du groupe « Génitoplastie Précoce Seule » estiment que la génitoplastie doit être réalisée précocement (n=9).

Dans le groupe « Génitoplastie Tardive ± Précoce », 8 patientes recommandent une prise en charge précoce du DSD, 2 patientes pensent qu'une génitoplastie est nécessaire mais à réaliser à l'adolescence. Une patiente pense que cette prise en charge chirurgicale doit être envisagée uniquement lorsque l'enfant a atteint l'âge de raison et que ce dernier puisse ainsi décider, et lui seul, la réalisation de la génitoplastie (Figure n°7).

A noter qu'une patiente n'a pas voulu se prononcer sur cette question.

Aucune différence significative n'a été mise en évidence entre le groupe « Génitoplastie Précoce Seule » et « Génitoplastie Tardive ± Précoce » en termes de réponse (Test exact de Fisher ; p = 0,144).

#### Parents

L'évaluation du timing optimal de la prise en charge auprès des parents retrouve 100 % des réponses en faveur d'une prise en charge chirurgicale précoce (n=20).

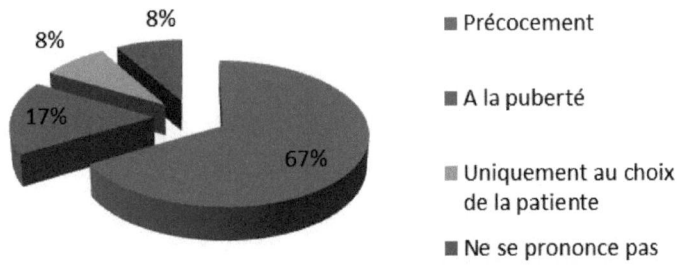

**Figure n°7** : Répartition du timing idéal de la génitoplastie évalué par les patientes du groupe « Génitoplastie Tardive ± Précoce »

**Groupe témoin**

**Enfants**

33 femmes soit 52,4 % de celles qui ont répondu à cette question (n=63) pensent qu'une génitoplastie, si un enfant se présente à la naissance porteur d'un DSD, doit être réalisée dans la première année de vie. 26 enfants soit 41,3 % d'entre elles, pensent qu'une génitoplastie doit être réalisée à l'adolescence. Enfin, 4 femmes témoins pensent que cette prise en charge chirurgicale doit être envisagée uniquement lorsque l'enfant a atteint l'âge de raison et que ce dernier puisse ainsi décider, et lui seul, la réalisation de la génitoplastie.

**Parents**

41 parents (35 mères / 6 pères) soit 66,1 % de ceux qui ont répondu à cette question (n=62), pensent qu'une génitoplastie face à un DSD diagnostiqué à la naissance, doit être réalisée dans la première année de vie. 17 parents soit 27,4 % d'entre eux (17 mères), pensent que cette génitoplastie doit être réalisée à l'adolescence et 4 parents (6,5 % ; 2 pères et 4 mères) pensent que cette prise en charge chirurgicale doit être envisagée uniquement lorsque

l'enfant a atteint l'âge de raison et que ce dernier puisse ainsi décider, et lui seul, la réalisation de la génitoplastie.

A noter qu'un seul parent interrogé n'a pas voulu se prononcer sur cette question.

On met alors en avant une différence significative dans le choix du timing chirurgical entre le groupe témoin et le groupe HCS-DSD tant pour les réponses des parents (Khi-2 ; p = 0,0025) que pour les enfants (Khi-2 ; p = 0,02350).

Ainsi, parents et enfants du groupe HCS-DSD préconisent plutôt une prise en charge précoce dans la première année de vie à l'instar du groupe témoin qui préconise plutôt une prise en charge tardive. Les résultats sont présentés dans les figures n°8 et 9.

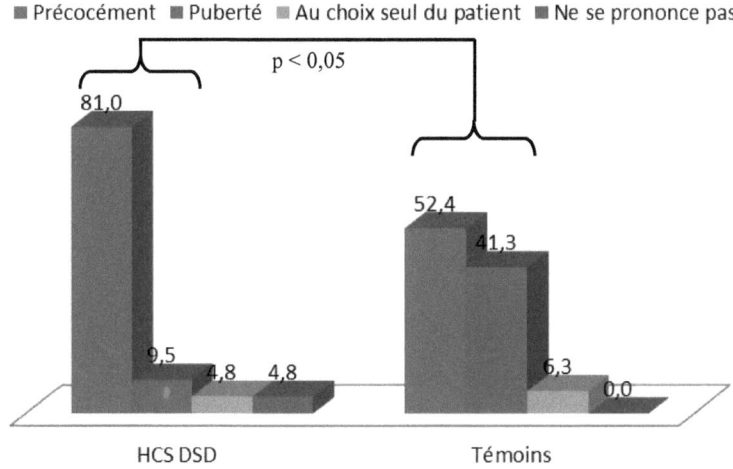

**Figure n° 8 : Timing optimal devant un DSD à la naissance selon les patientes et leurs témoins**

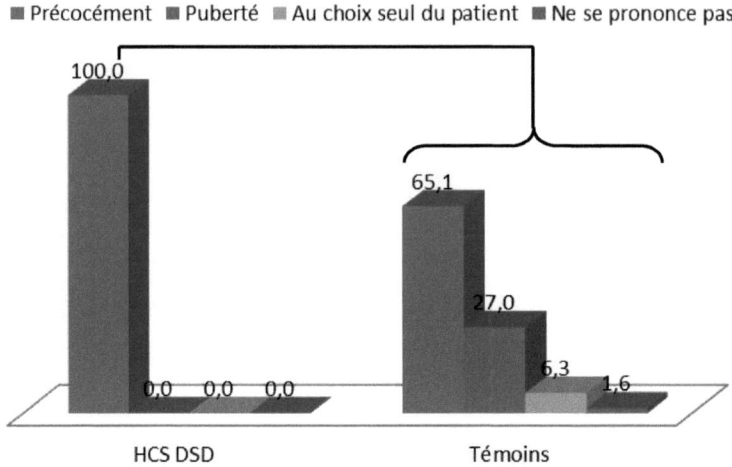

**Figure n° 9** : Timing optimal devant un DSD à la naissance selon les parents et leurs témoins

# Analyse qualitative

### Relation interpersonnelle familiale – Groupe HCS (« Génitoplastie Précoce Seule » et « Génitoplastie Tardive ± Précoce »)

#### Appréciation durant la petite enfance par les patientes

La perception des patientes quant à la relation entretenue avec leur environnement proche durant l'enfance est identique dans les deux groupes. Aucune différence significative n'est mise en évidence si l'on qualifie globalement pour chaque patiente la relation comme positive ou négative (Test exact de Fisher ; p = 0,686). La répartition selon un retour positif ou négatif de cette période de vie est détaillée selon les groupes dans la figure n°10.

Ainsi, dans le groupe « Génitoplastie Précoce Seule », sur les 8 patientes ayant répondu à cette question, 5 patientes signalent spontanément, en prenant en référence les autres membres de leur fratrie, que <u>leur enfance et l'attitude de leurs parents envers elles étaient identiques au reste de la fratrie</u>.

3 patientes ne signalent rien de particulier. Une enfant heureuse, sans embûche, citant même l'exemple pour l'une d'entre elles :
- « *J'ai toujours été la mascotte de la classe.* »

Une patiente signale cependant des parents « *très protecteurs* ».
- « *Je faisais beaucoup de malaises, ça perturbait maman et moi ça me rendait malade.* »

Pour le groupe « Génitoplastie Tardive ± Précoce », les réponses sont identiques pour 12 patientes avec deux patientes signalant leur ignorance même d'éventuelles difficultés sur le moment :
- « *On ne se rend pas compte des choses quand on est enfant.* »
- « *Moi j'ai rien percuté du tout pendant l'enfance ! C'était plutôt copains, copines et bac à sable !* »

Cependant, une patiente originaire d'Afrique centrale signale des difficultés d'adaptation durant l'enfance avec un rejet de la part de ses parents et de la cellule familiale :

- « *Rejetée, j'étais anormale, tout le monde se foutait et s'en foutait de moi. Je n'étais pas aimable au sens premier du terme.* »

Elle explique ainsi que dans son milieu de vie, les enfants vivent tous intégralement nus. Ses parents, par honte, lui mettaient une culotte pour cacher son aspect DSD. Ainsi, les autres enfants passaient leur temps à la lui baisser et à se moquer d'elle.

Le détail des différents champs sémantiques retrouvés est répertorié dans la figure n°11.

**Appréciation durant la petite enfance par les parents**

A la question « *comment évaluez-vous la relation entretenue par votre enfant avec ses proches durant l'enfance, y compris vous ?* », les réponses vont également globalement dans le même sens. Cette dernière a été évaluée positivement dans 100 % des cas dans le groupe « Génitoplastie Précoce Seule » et dans 91,7 % des cas dans le groupe « Génitoplastie Tardive ± Précoce » (Figure n°10).

Aucune différence significative n'a été mise en évidence entre ces deux groupes (Test exact de Fisher ; p = 0,600).

Dans le groupe « Génitoplastie Précoce Seule », <u>aucune difficulté et de surcroît aucune différence évoquée spontanément en comparaison avec les autres enfants de la fratrie dans 3 cas</u>.

L'évaluation « *Très bien passée* » est retrouvée dans 3 cas.

Une mère cependant signale le fait que l'entourage proche informé de la pathologie de l'enfant et de surcroît des tenants et aboutissants de la prise en charge « *prenait en pitié* [l'enfant] *et la surprotégeait* ».

Pour le groupe « Génitoplastie Tardive ± Précoce », 11 parents interrogés sur 12 (92 %) ne relèvent aucune difficulté également.

2 parents de 2 enfants expliquent que les proches de la famille ont été informés du diagnostic, posant ainsi le problème à plat au cas où des situations de vie quotidiennes auraient pu mettre mal à l'aise (changement de couche, bain…). L'intégration de leur enfant a ainsi été optimale et sans équivoque selon eux au sein de la cellule familiale.

Cependant, le retour est négatif pour une patiente de par ses parents adoptifs qui soulignent l'abandon des parents biologiques laissant l'enfant se faire nourrir par les voisins daignant la recueillir.

Les différents champs sémantiques sont retranscrits dans la figure n°12.

**Appréciation durant l'adolescence par les patientes**

La perception des patientes quant à la relation entretenue avec leur environnement familial durant l'adolescence diffère entre les deux groupes. Ainsi, cette période de vie est ressentie de façon positive dans 77,8 % des cas pour le groupe « Génitoplastie Précoce Seule » et dans 50 % pour le groupe « Génitoplastie Tardive ± Précoce ». Cette différence cependant n'est pas significative (Test exact de Fisher ; p = 0,201). Ces résultats sont illustrés dans la figure n°10.

Toutes les patientes signalent que leur adolescence était identique au reste de la fratrie et de leurs amis proches.

Cependant, plusieurs patientes (n=2) dans le groupe « Génitoplastie Précoce Seule » et dans le groupe « Génitoplastie Tardive ± Précoce » (n=4), signalent tout de même que la prise du traitement et ses conséquences ; « *l'apparence virilisée* » et « *l'obésité* » leur ont posé problème. Plusieurs patientes ont signalé l'arrêt du traitement, avec l'installation du cercle vicieux (virilisation, hypertrophie clitoridienne) ayant entraîné chez elle un mal être assez ancré.

Le tabou entraîné par l'impact de la sphère génitale ressort à l'adolescence dans les relations patiente-parents. Ainsi, l'une d'entre elles relate le propos suivant :
- « *Ce qui m'a miné c'est la recherche identitaire, surtout parce que c'était un sujet tabou à la maison et qu'on n'en parle jamais et qu'on ne doit jamais en parler. Il a fallu que j'aille à la pêche aux infos. Sinon je pense que j'ai été rebelle comme tout le monde, pas plus, pas moins.* »

Les différents champs sémantiques sont retranscrits dans la figure n°13.

**Appréciation durant l'adolescence par les parents**

L'analyse de la sémantique des différents questionnaires permet de relever des termes récurrents présentés dans la figure n°14. On s'aperçoit alors que les propos tenus par les parents apparaissent parfois en contradiction avec les propos recueillis auprès de leurs enfants.

Il existe une tendance à une relation plus difficile patiente-parents pour le groupe « Génitoplastie Tardive ± Précoce » où l'on enregistre 50 % d'évaluation négative contre 13,5 % pour le groupe « Génitoplastie Précoce Seule » (Figure n°10). Cette différence est non significative (Test exact de Fisher ; p = 0,106).

Cependant, on met en évidence une évaluation significativement discordante à la période pubertaire entre les patientes et leurs parents, dans les deux groupes (Test exact de Fisher, p = 0,001) alors que cette évaluation est similaire sans différence significative pour l'enfance (test exact de Fisher ; p = 0,105).

Ainsi, pour 2 mères de filles HCS du groupe « Génitoplastie Tardive ± Précoce », alors qu'elles estiment n'avoir eu aucune difficulté de leur côté à vivre l'adolescence de leur enfant, elles signalent tout de même le mal être de l'enfant en cette période de vie.
- *« Elle n'a pas bien vécu son adolescence, la prise de traitement, le physique masculin. »*
- *« Il n'y a aucune difficulté pour le papa et la maman. Cependant, c'est dur pour l'adolescent. La discussion de la pathologie à cette période est difficile. C'est très dur pour l'adolescent. »*

Le traitement est mis en cause dans 100% des cas. Tous les parents du groupe « Génitoplastie Tardive ± Précoce » imputent au traitement, que ce soit sa prise ou ses conséquences, le mal-être de l'enfant rejaillissant sur leur propre relation.
- *« Mal dans sa peau avec la prise de poids liée à la cortisone. »*
- *« Elle n'a pas bien vécu son adolescence, la prise du traitement, le physique... »*
- *« La prise du traitement a été difficile. »*
- *« Autant que l'enfance ça a été du gâteau, mais l'adolescence ! C'est plus compliqué par rapport à ses sœurs. Surtout par rapport au traitement. La pilule, elle ne l'oublie pas, mais le traitement de l'HCS, c'est autre chose ! »*
- *« Elle a été reconnue inapte au travail à 15-16 ans compte tenu de son obésité qui a été imputée à son traitement lié à l'HCS. »*

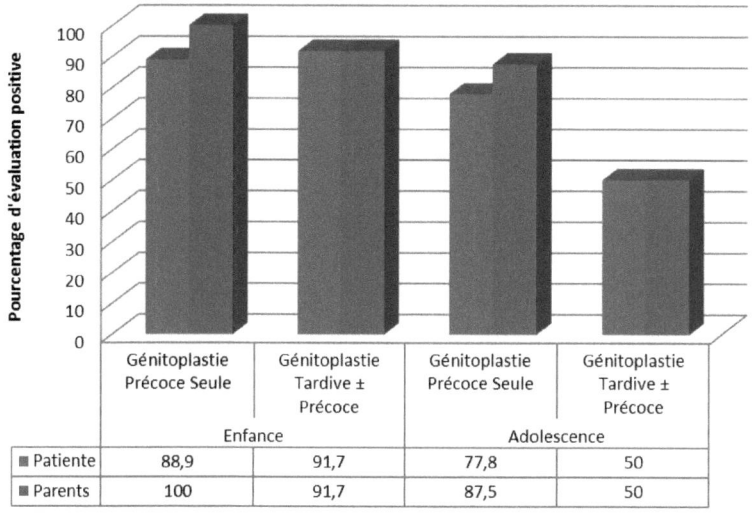

**Figure n°10** : **Pourcentage d'évaluation positive de la relation patiente-parents en fonction des groupes et des protagonistes**

Ce constat n'est pas retrouvé cependant dans le groupe « Génitoplastie Précoce Seule ». En effet, parmi les 8 parents ayant répondu, ces derniers mettent en avant une adolescence comparable aux autres membres de la fratrie.

Aucun parent ne fait référence aux difficultés liées au traitement.

Un seul parent met en avant de grosses difficultés de communication entre lui et son enfant sans mentionner le traitement comme cause.

A noter en parallèle qu'à la question posée aux parents dans le groupe « Génitoplastie Tardive ± Précoce »: *« Est ce que la génitoplastie tardive a modifié la psychologie de votre enfant ? »*, ces derniers répondent dans 33,3 % des cas que le changement a été radical :
- *« On a débuté une nouvelle vie. »*
- *« Ça a été une renaissance pour nous comme pour elle. »*

Parallèlement, les réponses des patientes de ce même groupe vont également dans le même sens avec 25 % des patientes qui ont vu leurs relations se modifier après la chirurgie tardive.
- *« J'ai commencé à vivre après l'intervention, j'étais enfin physiquement ce que je suis dans mon corps. »*
- *« Elle a changé du tout au tout. Elle a pleuré de joie à la première vue de ses organes génitaux après le réveil du bloc. C'était un soulagement pour elle. Ça a été un changement spectaculaire dans sa vie comme dans la nôtre. »*

### Relation interpersonnelle familiale – Groupe Témoin

#### Appréciation durant la petite enfance par les patientes

95,2 % des femmes témoins appariées aux patientes évaluent positivement la relation parents-enfant pendant l'enfance (n=60). 3 femmes donnent une évaluation négative soit 4,8 %.

Des propos positifs ressortent tels que :
- *« [Mes parents sont] des personnes exemplaires, des modèles pour moi. Un couple heureux comme dans les contes de fées. Toujours là pour moi quand j'avais besoin d'eux. Des gens en or qui me donnent et me donnent toujours autant d'amour. »*

Certains termes apparaissent de façon récurrente après analyse des différents questionnaires. Les différents éléments sémantiques rapportés sont retrouvés dans la figure n°11.

3 témoignages sont rapportés comme négatifs.
- *« Mes parents étaient distants. Ils se fâchaient tout le temps. »*
- *« Je n'ai pas été désirée et je l'ai ressenti dès mes plus anciens souvenirs. »*

En comparaison avec le groupe HCS-DSD, il n'existe aucune différence significative en termes d'évaluation interpersonnelle familiale, avec notamment la relation parents-enfant. (Test exact de Fisher ; p = 0,367).

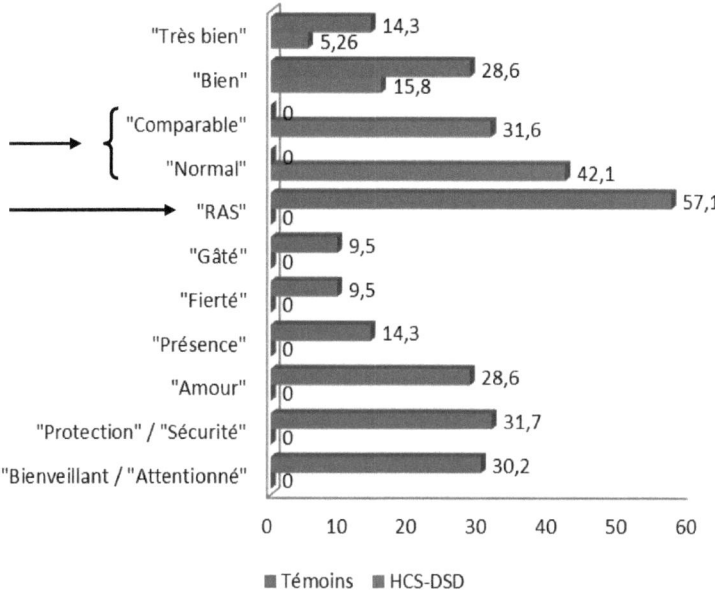

**Figure n°11** : **Répertoire sémantique des différents questionnaires adressés aux enfants selon les groupes évaluant les rapports parents-enfant pendant l'enfance**

**Appréciation durant la petite enfance par les parents**

98,4 % des parents témoins appariés aux parents des patientes évaluent positivement la relation parents-enfant pendant l'enfance (n=62). 1 parent donne une évaluation négative soit 1,6 %.
- « *Nous n'avons pas eu de relation ; je ne l'ai pas vu grandir ; je n'ai malheureusement pas été assez présent.* »
Les différents champs sémantiques sont reportés dans la figure n°12.

En comparaison avec le groupe HCS-DSD, il n'existe aucune différence significative en termes d'évaluation interpersonnelle familiale, avec notamment la relation parents-enfant. (UCLR ; p = 0,437).

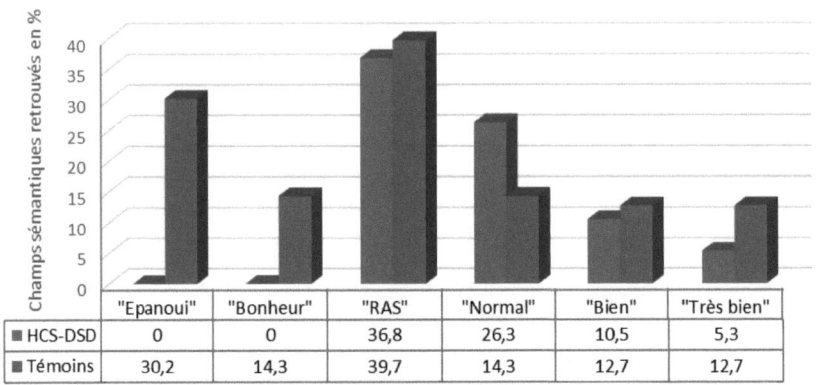

**Figure n°12** : Répertoire sémantique des différents questionnaires adressés aux parents selon les groupes évaluant les rapports parents-enfant pendant l'enfance

**Appréciation durant l'adolescence par les patientes**

71 % des femmes témoins appariées aux patientes (n=45) évaluent positivement leur relation avec leurs parents durant l'adolescence. En revanche, 18 femmes interrogées rapportent plutôt des propos péjoratifs (28,6 %).

L'analyse de la sémantique des différents questionnaires permet de relever des termes récurrents, collectés dans la figure n°13.

En comparaison avec le groupe HCS-DSD, il existe une tendance significative en termes d'évaluation interpersonnelle familiale. (UCLR ; p = 0,092) avec un vécu de la relation parents-enfant plus difficile pour le groupe HCS-DSD.

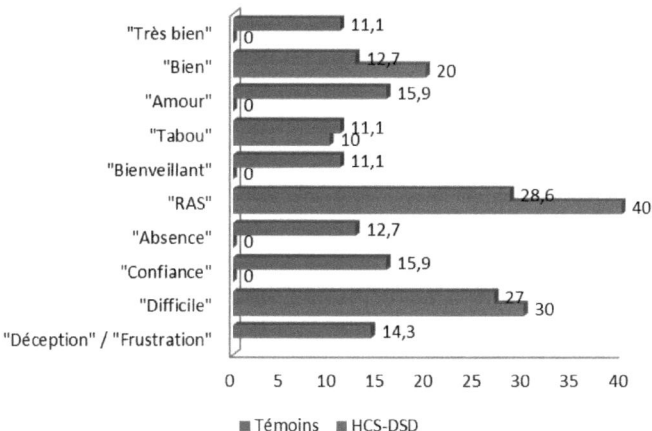

**Figure n°13** : Répertoire sémantique des différents questionnaires adressés aux enfants selon les groupes évaluant les rapports parents-enfant pendant l'adolescence

**Appréciation durant l'adolescence par les parents**

84,1 % des parents témoins appariés aux parents des patientes (n=53) évaluent positivement leur relation avec leurs enfants durant l'adolescence. En revanche, 10 parents témoins interrogés rapportent plutôt des propos péjoratifs (15,9 %).

L'analyse de la sémantique des différents questionnaires permet de relever des termes récurrents (Figure n°14).

En comparaison avec le groupe HCS-DSD, il n'existe aucune différence significative en termes d'évaluation interpersonnelle familiale, avec notamment la relation parents-enfant. (Test exact de Fisher ; p = 0,053). Cependant, il existe une tendance nette à une évaluation plutôt péjorative de la relation parents-enfant durant cette période par rapport aux témoins (36,8 % pour le groupe HCS-DSD *versus* 15,9 % pour les témoins d'évaluation négative).

De plus, si l'on compare le ressenti des parents et des enfants au sein de chaque groupe, on met en évidence une différence significative avec une évaluation plus péjorative de la part des parents.
(p = 0,0016 pour le groupe HCS et p = 0,0038 pour le groupe témoin ; Test exact de Fisher)

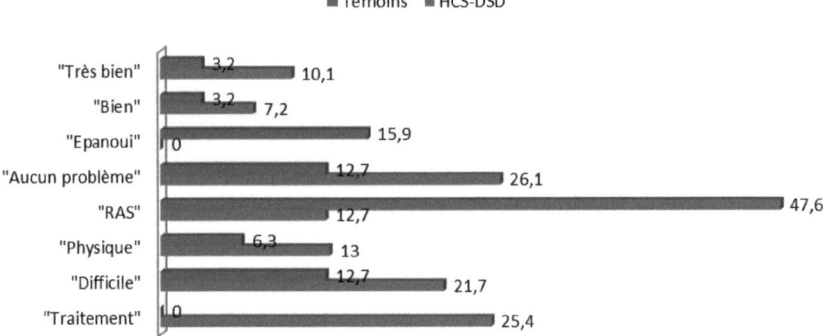

**Figure n°14** : Répertoire sémantique des différents questionnaires adressés aux parents selon les groupes évaluant les rapports parents-enfant pendant l'adolescence

## Relation interpersonnelle avec la société

### Appréciation durant l'enfance et l'adolescence par les patientes

Durant l'enfance et l'adolescence, aucune difficulté dans les relations entretenues avec la société n'a été mise en évidence dans les réponses du groupe « Génitoplastie Précoce Seule ».

Il en est de même pour le groupe « Génitoplastie Tardive ± Précoce » à l'exception d'une patiente où le DSD l'a stigmatisé tant dans sa relation avec ses parents que dans sa relation avec les autres de par son mode de vie, où les enfants évoluent nus dans leur milieu, pendant l'enfance. Cependant, 100 % des réponses sont positives pour ce groupe à l'adolescence.

Les réponses pour les autres vont toutes dans le même sens, concernant 100 % des patientes et de leurs parents du groupe « Génitoplastie Précoce Seule » et 91,7 % des patientes et de leurs parents du groupe « Génitoplastie Tardive ± Précoce ».
- *« Ça ne se voit pas et je suis comme tout le monde, sauf que je prends un traitement. »*

Au total, 95,2 % des patientes du groupe HCS-DSD ont une vision positive de leur relation à la société (n=20), 4,8 % négative (n=1) à l'enfance. Pour l'adolescence, 66,7 % ont une vision positive de cette relation (n=14) contre 33,3 % négative (n=7).

Ainsi, aucune modification des relations avec l'environnement social par rapport au référentiel occidental de chaque participant n'est à noter, que ce soit du côté des patientes ou des parents.

### Appréciation durant l'enfance et l'adolescence par les témoins

93,7 % des femmes témoins appariées aux patientes (n=59) évaluent positivement leur relation avec la société durant l'enfance contre 6,3 % négativement (n=4). L'évaluation à l'adolescence met en avant des chiffres similaires au groupe HCS-DSD avec 66,7 % d'évaluation positive (n=42) contre 33,3 % d'évaluation négative (n=21).

Les propos en rapport avec des difficultés rencontrées quant au physique (problème de surpoids) sont retrouvés dans 15 cas (23,8 %).

Ainsi, aucune différence significative n'est mise en évidence entre le groupe HCS-DSD et le groupe témoin en termes d'évaluation de leur rapport avec la société, tant pendant l'enfance (UCLR ; p = 0,818) que pendant l'adolescence (UCLR ; p = 1,000).

Par ailleurs, l'analyse de la sémantique des différents questionnaires permet de relever des termes récurrents (Figure n°15).

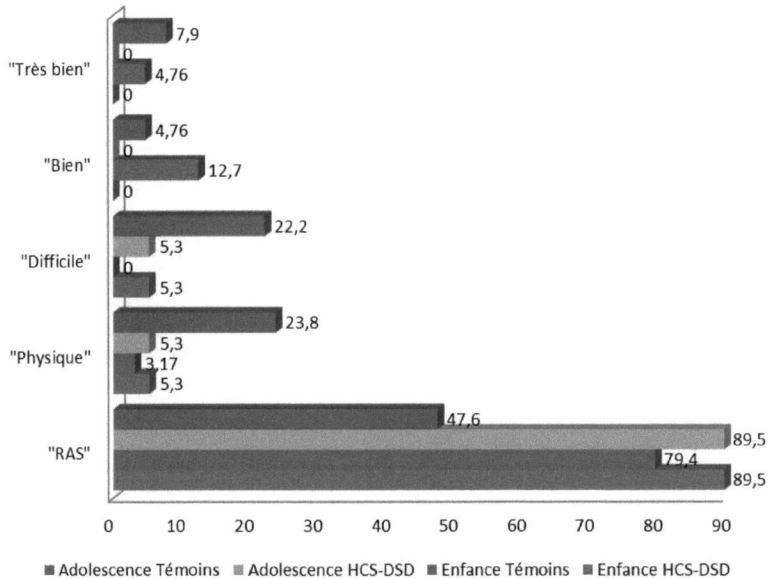

**Figure n°15** : Répertoire sémantique des différents questionnaires adressés aux enfants selon les groupes évaluant les rapports avec la société pendant l'enfance et l'adolescence

## Impact psychologique après génitoplastie tardive

La plupart des patientes ayant subi une génitoplastie tardive ne signalent pas de modification psychologique à proprement parlé (n=8 ; 80 %). Elles se sentent femmes et la génitoplastie n'a rien changé à cette conviction.

Chez celles qui se sont senties changées en post-opératoire, la possibilité d'avoir un coït et d'avoir une vie sexuelle typique est évoquée pour une patiente qui souligne l'assurance gagnée suite à la génitoplastie notamment dans le jeu de séduction en discothèque.

Une patiente uniquement rapporte un impact important sur l'estime d'elle-même et sur la modification de son image corporelle.

« J'ai appris à m'aimer et à être aimée. »

La psychologie parentale par contre a été modifiée, voire bouleversée. Ainsi, dans 58,3 % des cas (n=7), les parents expriment un changement post-génitoplastie dans l'approche de leur enfant et la relation établie avec ce dernier. Les termes « *renaissance* » ou « *débuter une nouvelle vie* » sont retrouvés dans 4 cas.
- « *On a débuté une nouvelle vie avec mon mari. Ça a énormément aidé notre fille, tant avec les autres qu'avec ses copains.* »
- « *[Notre fille] est devenue bien dans ses baskets et on est heureux pour elle, mais elle est devenue plus mystérieuse. C'est ses problèmes à elle, elle ne s'étend pas.* »
- « *Ça a été une renaissance.* »

### Intégration du rôle parental à l'annonce du DSD

Dans 70 % des cas (14 parents sur 20 au total), des difficultés à se positionner en tant que parents et investir la relation parents-enfant sont retrouvées dans le groupe HCS (« Génitoplastie Précoce Seule » et « Génitoplastie Tardive ± Précoce ») (Figure n°16).

Il n'existe aucune différence significative dans l'intégration du rôle parental à la naissance entre ces deux groupes (Test exact de Fisher ; p = 0,137).

Il est important de noter cependant que 50 % des parents du groupe « Génitoplastie Précoce Seule » ont présenté des difficultés à se positionner en tant que parents à la naissance en lien direct avec la mise en évidence du DSD contre 83,3 % des parents du groupe « Génitoplastie Tardive ± Précoce ».

Par contre, il existe une différence significative par rapport au groupe témoin quant à l'intégration du rôle parental à la naissance (UCLR ; p < 0,0001). En effet, des problèmes à investir le rôle de parents sont retrouvés uniquement dans 7 % des cas pour le groupe témoin.

Les difficultés expliquant ces troubles d'investissements sont mis sur le compte de grossesses non désirées dans 2 cas et d'un déni de grossesse dans 1 cas.

Les parents du groupe HCS expliquent leurs difficultés à investir leur rôle parental les premiers jours non sans émotion.
- « *Ça a été très dur. J'ai été plus démonstrative dans la souffrance, mon mari plus réservé dans la difficulté. C'était difficile par la méconnaissance d'un tel diagnostic. On se dit « pourquoi moi ? ».* »

- « Ça a été extrêmement difficile. On a eu de grosses difficultés psychologiques au début. Il a été difficile de se positionner comme parents mais on a refusé à un moment de se poser des questions. »
- « Ça a été difficile à intégrer, à accepter. Mais il a été nécessaire de faire face devant les autres enfants. »
- « Ça a été difficile au début de par la façon dont on m'a présenté les choses. Je ne voulais pas admettre que j'avais fait un bébé avec un problème. On m'a dit : « on ne sait pas ce que c'est, si c'est une fille ou un garçon, mais il faut choisir un prénom mixte ». A ce moment-là, j'ai disjoncté. »
- « Au tout début, oui, ça m'a posé énormément de problèmes. Ma femme beaucoup moins. Je ne savais pas que ça existait. J'avais un sentiment de rejet dès les premières heures. Je me suis demandé « mais c'est quoi ce monstre qui m'arrive ? » ça a duré plusieurs jours, je ne pouvais et ne voulais pas la prendre. Puis on nous a bien expliqué. Je pensais à une vie écourtée, brisée, un boulet à se coltiner... grosse réaction de rejet. Dès la prise en charge pédiatrique ça a été beaucoup mieux. Les deux premières années jusqu'à l'intervention ça a été dur. Elle était anormale et je la considérais anormale. »

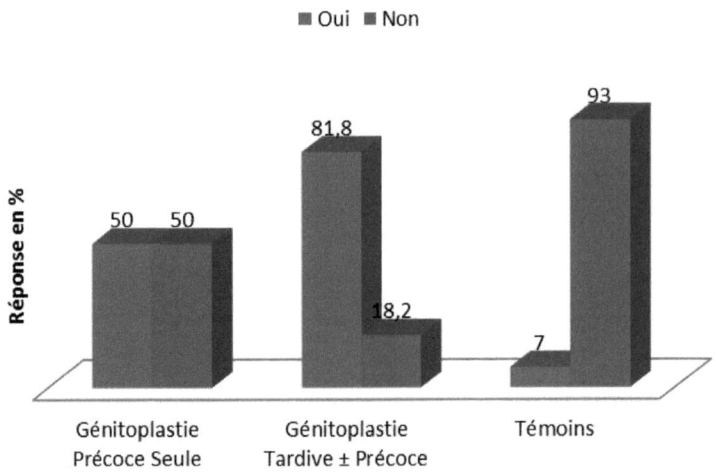

**Figure n°16** : Répartition en pourcentage selon les groupes des difficultés à intégrer le rôle parental

## Perception de la communauté médicale

La perception par l'ensemble des parents des patientes HCS-DSD interrogés au sujet de la communauté médico-chirurgicale est extrêmement positive. Ainsi, les qualificatifs de « *très bonne prise en charge* » ou « *très bien* » sont ressortis 10 fois. La maman d'une patiente a qualifié la prise en charge de « *super bien* » et le personnel médical et chirurgical de « *génial* ». Enfin, une autre mère a décrit l'équipe médicale comme « *très présente, très impliquée, très préoccupée... très préoccupé c'est le mot !* [ma fille] *a été maternée !* ». Elle appelle son endocrinologue « *tata* » d'ailleurs.

La mention « *bien* » ou « *bonne prise en charge* » est retrouvée 7 fois. Enfin, nous retrouvons une fois la mention « *Rien à signaler* ».

Cependant, il existe pour un parent une vision négative de la communauté médicale :
- « *J'ai une vision négative, on nous a baladé beaucoup, dans tous les services... ça a laissé souvent à désirer.* »

La perception est identique en termes de propos pour la population des patiente HCS-DSD.

« *Génial, super ! J'ai toujours eu de bonnes explications. Ils me faisaient des schémas adaptés à mon âge à chaque fois. C'était grave le contraste avec les parents avec qui on n'en parlait pas.* »

Il existe pour une patiente une vision négative de la communauté médicale :
- « *C'est des cons, vous pouvez leur dire et puis le marquer.* »

Les différents avis selon les champs sémantiques retrouvés et les groupes sont retranscris dans la figure n°17.

Ainsi, la perception du corps médico-chirurgical est positive dans 94,7 % des cas dans le groupe des patientes HCS-DSD (n=18) et dans 95,2 % des cas pour les enfants témoins sans différence significative entre ces deux groupes (UCLR ; p = 0,685).

Cette perception auprès des parents de patientes HCS-DSD retrouve un avis positif dans 90,5 % (n=19) contre 93,5 % pour les parents témoins. Il n'existe pas de différence significative entre les parents HCS-DSD et les parents témoins (UCLR ; p = 0,938).

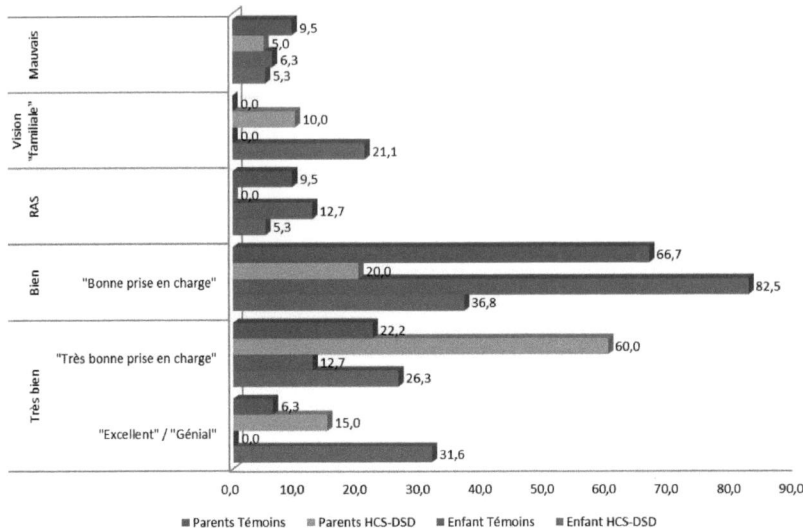

**Figure n°17 : Champs sémantiques retrouvés selon les groupes quant à la perception de la communauté médicale**

**Epanouissement sexuel**

L'épanouissement sexuel a été côté pour bon nombre de patientes spontanément sur une échelle de 0 à 10. Ainsi, le groupe « Génitoplastie Précoce Seule » côte une satisfaction sexuelle globale à 8,0 ± 0,8 et le groupe « Génitoplastie Tardive ± Précoce » à 7,8 ± 1,2. Le groupe témoin quant à lui met en avant une satisfaction à 6,8 ± 1,6.

On ne met pas en évidence de différence significative entre le groupe « Génitoplastie Précoce Seule » et le groupe « Génitoplastie Tardive ± Précoce » (test paramétrique type ANOVA ; p = 0,719). Cependant, il existe une différence significative en termes de satisfaction sexuelle entre le groupe HCS-DSD et le groupe témoin (UCLR ; p = 0,011).

Aucune personne du groupe témoin n'a donné d'indication autre que chiffrée quant à la satisfaction sexuelle. Par contre, les patientes du groupe HCS-DSD ont mentionné spontanément avoir une sensibilité clitoridienne exacerbée dans 2 cas. 2 patientes du groupe « Génitoplastie Tardive ± Précoce » ayant débuté leur vie génitale avant la prise en charge chirurgicale tardive avec clitoridoplastie rapportent pour l'une aucune modification quant à la sensibilité clitoridienne et pour la seconde une modification de sensibilité mais non une diminution, ne remettant pas en cause pour elle sa démarche volontaire d'une reprise chirurgicale.

77,8 % (n=7) des patientes du groupe « Génitoplastie Précoce Seule » ont une activité sexuelle, contre 91,7 % (n=11) dans le groupe « « Génitoplastie Tardive ± Précoce » et 84,1 % (n=53) dans le groupe témoin.

Aucune différence significative n'est mise en avant en termes d'activité sexuelle entre le groupe « Génitoplastie Précoce Seule » et le groupe « Génitoplastie Tardive ± Précoce » (test exact de Fisher ; p = 0,387). De même entre le groupe HCS-DSD et le groupe témoin (test exact de Fisher ; p = 0,584).

## Timing de la prise en charge chirurgicale

A la question *« Devant un enfant né avec un DSD, envisageriez-vous une prise en charge chirurgicale, et si oui quand ? »*, 100 % des parents interrogés ont répondu sans équivoque *« précocement, le plus tôt possible. »*.

50 % des parents invoquent les difficultés à appréhender avec leur enfant au moment de l'adolescence ce type d'intervention, à une période où les relations parents-enfant sont difficiles et où ce dernier est parfois perdu.
- *« C'est déjà assez dur un enfant à la puberté lorsque tout va bien. »*
- *« Ça rajoute des difficultés supplémentaires. »*

Des parents de 2 patientes évoquent cependant spontanément la difficulté et le fardeau porté quant au choix.
- *« C'est lourd pour des parents comme décision à prendre. »*

- « *Ça reste trop dur à dire, même à distance.* »

Les patientes, en réponse à cette question, sont plus partagées.

Ainsi, 100 % des patientes interrogées et faisant partie du groupe « Génitoplastie Précoce Seule » partagent le même avis en indiquant une prise en charge chirurgicale la plus précoce possible. Les justifications apportées sont principalement l'absence de souvenirs, incluant surtout la douleur.
- « *On ne me l'aurait pas dit, je ne l'aurais jamais su.* »
- « *Je n'en garde pas de mauvais souvenirs car je n'ai aucun souvenir.* »

Faire le choix de l'intervention est également une difficulté. 2 patientes invoquent le fait que même si elles avaient voulu avoir une anatomie génitale féminine, la prise de décision et le passage à l'acte aurait été impossible à réaliser si elles avaient dû prendre la décision seules.
- « *Pas du tout envie de prendre la décision, je n'aurais jamais pu choisir.* »
- « [A l'adolescence] *S'il faut se rajouter les problèmes d'opération, c'est mort.* »

L'avis des patientes incluses dans le groupe « Génitoplastie Tardif ± Précoce » est plus mitigé. Ainsi, 2 patientes (20 %) de ce groupe proposent comme moment optimal l'adolescence, en justifiant qu'il n'y a aucun intérêt avant puisque l'anatomie existante n'empêche pas d'uriner. Le problème selon elles est uniquement à l'adolescence lorsqu'on se confronte à la sexualité. L'obtention d'une anatomie féminine permettant le coït est alors la motivation principale à cette réponse, en invoquant le fait que si une reprise chirurgicale est nécessaire tardivement, alors il vaudrait mieux privilégier une prise en charge chirurgicale tardive uniquement.

1 patiente préfère l'abstention de toute intervention et de réserver le choix à la patiente seule en âge de comprendre et de prendre une décision après avis éclairé.
- « *J'aurais voulu ne jamais être opérée.* »
- « *Avant l'intervention* [tardive] *à la puberté, on voulait à tout prix que je me fasse opérer et j'ai accepté. On m'a forcé à le faire.* »

A noter que pour cette patiente, la reprise chirurgicale s'est soldée par un échec, l'introïtus vaginal ne permettant pas un coït.
- « *Lorsque ça a échoué et qu'on m'a proposé plus tard de recommencer, j'ai refusé. Certains ne comprenaient pas que je refuse.* »

L'analyse des différents questionnaires recueillis dans le groupe HCS-DSD et témoins permet de faire ressortir différents champs sémantiques détaillés dans les figures ci-dessous en fonction du timing préconisé par les différents protagonistes (Figures n°18, 19 et 20).

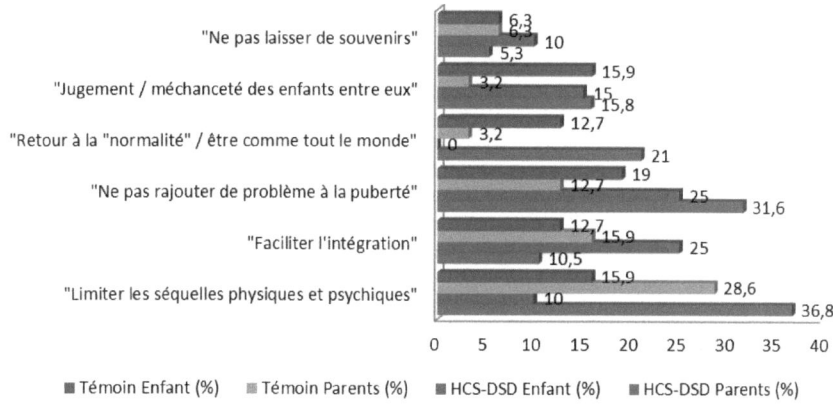

**Figure n°18** : **Champs sémantiques retrouvés dans les réponses en % en faveur d'une prise en charge précoce du DSD selon les groupes**

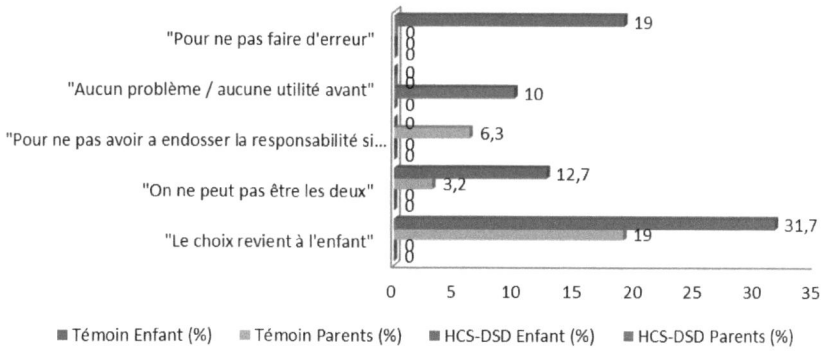

**Figure n°19** : **Champs sémantiques retrouvés dans les réponses en faveur d'une prise en charge à la puberté du DSD selon les groupes**

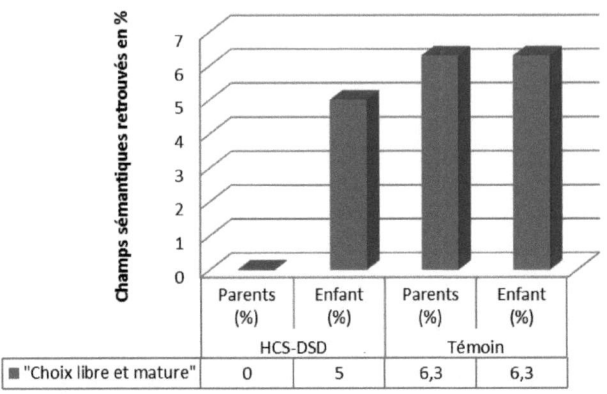

**Figure n°20** : Champs sémantiques retrouvés dans les réponses en faveur d'une prise en charge à l'âge adulte par l'enfant lui-même du DSD selon les groupes

### Perception et implication du milieu associatif

Les réponses fournies aux questions « *Avez-vous eu recours à Internet ? Avez-vous eu recours aux associations – oui / non ? Qu'en pensez-vous ?* » sont toutes sur la même tonalité.

Ainsi, parmi les 19 patientes ayant répondu ouvertement à cette question, 5 (26,3 %) ont participé à une réunion associative se déroulant dans le cadre du milieu hospitalier. Cette première prise de contact a été encouragée par la communauté médicale dans 100 % des cas. Aucune patiente n'a effectué de démarche volontaire basée sur sa propre initiative pour cette première rencontre avec le milieu associatif.

Pour 2 femmes (10,5 %), cette prise de contact leur a permis uniquement de rencontrer d'autres personnes présentant la même pathologie, mais la réponse a été assez unanime :
- « *Je me suis rendue compte qu'il y avait d'autres malades comme moi, mais bon je m'en doutais un peu.* »
- « *Il y a d'autres malades comme moi, ok, mais je n'ai pas besoin d'y retourner, je ne vois pas à quoi ça va me servir.* »

Une autre est plus incisive :

- « *J'y suis allée une fois : c'est des conneries. On nous bourre le mou pour nous retourner le crâne.* »

Pour 14 femmes (73,7 %), aucun contact n'a été établi avec le milieu associatif, malgré les propositions et les invitations.
- « *Pas besoin, j'suis une fille. On n'a pas besoin d'associations parce qu'on est une fille quand même ?* »

Du côté parental, 2 parents (10 %) ont participé à une réunion associative se déroulant dans le cadre du milieu hospitalier. Cette première prise de contact a été encouragée par la communauté médicale dans 100 % des cas. Aucun parent n'a effectué de démarche volontaire basée sur sa propre initiative pour cette première rencontre avec le milieu associatif.

2 parents de 2 patientes du groupe « Génitoplastie Tardive ± Précoce » et 1 parent du groupe « Génitoplastie Précoce Seule » déplorent cependant le fait de ne pas s'en être rapproché, faute de leur existence ou par méconnaissance de leur existence.
- « *Ça aurait été bien. On en aurait eu besoin.* »

Une mère commente son refus de se rapprocher des associations par le refus même de sa fille d'adhérer à une association intersexe ou en relation avec l'hyperplasie congénitale des surrénales.
- « *[Elle] refuse les associations, elle n'adhère ni à leurs motivations, ni à leurs discours.* »

Enfin une mère n'a pas trouvé d'intérêt aux réunions associatives au-delà du fait de se rendre compte que d'autres parents avaient des enfants ayant la même maladie que sa fille. Pour elle, l'information véhiculée par l'association était une répétition des messages déjà délivrés au décours des consultations.

A noter que 2 parents du groupe « Génitoplastie Précoce Seule » ont rencontré d'autres parents dont l'enfant présentait un DSD en rapport avec l'HCS et ont trouvé dans ce contact un soutien fort.

Aucun parent n'a consulté internet afin de s'informer sur le DSD ou sur l'HCS.

# Discussion

M. Lebowski : « *Qu'est-ce qui fait qu'on est un homme, Monsieur Lebowski ?* »

Le Duc : « *Je sais pas, aucune idée monsieur.* »

M. Lebowski : « *Est-ce la capacité d'agir toujours à bon escient ? À n'importe quel prix. Est-ce que c'est ça qui fait qu'on est un homme ?* »

Le Duc : « *Oui, ça et une paire de testicules.* »

D. HUDDLESTON et J. BRIDGES,
The Big Lebowski, 1998, écrit par Ethan et Joel Coen

# Relations interpersonnelles

Elément clef de la psychologie sociale, l'étude des relations interpersonnelles permet d'appréhender le comportement individuel influencé par d'autres personnes. La structuration des relations humaines en découle directement.

Ainsi, le processus de socialisation, initié dès la naissance, passe par la reconnaissance identitaire de l'enfant. Cette reconnaissance de l'enfant prend son essence même dans l'étymologie du mot. Ainsi, « reconnaissance » vient du latin *conascere* signifiant « naître avec ». Tout un symbole impliquant entre les différents protagonistes la prise en charge globale tant psychologique que physique du DSD.

D'un point de vue relationnel (parents-enfant), cette étude ne met pas en avant de troubles intégratifs majeurs de l'enfant présentant un DSD consécutif à une HCS et ayant eu une prise en charge chirurgicale, qu'elle soit précoce ou tardive, tant au niveau des relations familiales que des relations sociales élargies.

La « normalité » de la relation parents-enfant durant l'enfance est exposée dans ce terme par les patientes HCS-DSD dans la majorité des réponses. Ce terme usuel s'accompagne bien évidemment de ce qui est jugé correct par la société dans laquelle s'insèrent ces femmes et à la norme sociale à laquelle elles sont soumises.
Il est alors important de souligner qu'elles usent de termes tels que « comparable » ou « normal » en majorité alors que ces mêmes termes ne sont jamais retrouvés dans la population témoin qui utilise *a contrario* l'expression *« rien à signaler »* dans la majorité des réponses du groupe témoin.
Bien évidemment, ce terme se rapproche de *« normal »*, mais l'emploi objectif et la verbalisation de cette normalité dans le groupe HCS-DSD souligne la remise en question même de leur insertion et de leur existence dans la société.

En tout état de cause, ces femmes HCS-DSD ayant toutes eu une génitoplastie, précoce ou tardive, vivent pleinement dans leur cadre de vie sans se sentir stigmatisées ni en marge, que ce soit en lien avec l'HCS ou avec le DSD.

A noter par contre, le mal de vivre de celles qui ne rentraient pas dans la norme de leur société et où le DSD devenait un véritable obstacle à leur intégration sociale. Ces normes que l'enfant DSD subit sont des normes informelles, constituées des mœurs, des habitudes et des coutumes de leur culture. A l'instar des normes formelles où tout écart entraîne une sanction (prison, amendes, licenciements...), les écarts aux normes informelles impliquent des sanctions morales allant jusqu'à l'exclusion du groupe auquel l'individu appartient.

Le sentiment exprimé alors par ces femmes quant à la génitoplastie est alors positif puisqu'elle leur permet de se réinsérer dans les normes et le stéréotype imposé par leur groupe social. Mais ne devrions-nous pas nous insurger du manque de flexibilité ou de tolérance de leur groupe social que de cette démarche active de ces patientes ?

Certes, les retours sur la génitoplastie sont quasi unanimes quant à sa réalisation précoce de la part des patientes, mais n'est-ce pas afin de se fondre dans le moule social qu'on impose à chaque naissant ?

Ce propos est corroboré par les réponses retrouvées chez les parents des patientes HCS-DSD. Ils expriment également principalement la « normalité » de leurs rapports deux fois plus que les parents témoins, et le terme « *rien à signaler* » est retrouvé également majoritairement dans les deux populations.

Cependant, il est important de noter qu'aucun des parents HCS-DSD n'emploie dans ses réponses le terme « *bonheur* » ou « *épanoui* » dans la qualification de leur rapport durant l'enfance. Ce constat souligne les difficultés auxquelles ont été confrontés ces parents quant à la prise en charge globale de leur enfant.

Bien évidemment, les problèmes engendrés également à l'adolescence par un physique virilisé en lien avec une observance défaillante du traitement médical instauré pour la survie de la patiente (syndrome de perte de sel) s'accompagne de railleries dans la cour de récréation. Ces dernières ne sont fort heureusement pas l'apanage uniquement des patientes HCS. Ainsi, un sondage quantitatif Ipsos santé pour la fondation Pfizer [111] sur 807 adolescents de 15 à 18 ans met en avant 25 % des adolescents qui se sentent mal dans leur peau en 2012 *versus* 33 % en 2011 en dehors de toute pathologie.

Dans notre étude, les difficultés retrouvées par rapport au physique sont exprimées dans 28,6 % des cas, ce qui est concordant avec les résultats menés auprès de la population témoin de notre étude (23,8 %) et du sondage national.

Ces résultats peuvent être expliqués dans le groupe « Génitoplastie Précoce Seule» par le fait que l'enfant n'a aucun souvenir de l'acte chirurgical en lui-même, comme l'a verbalisé une patiente, et vit son corps comme n'importe quelle fille de son âge. Les problèmes « classiques » retrouvés lors de l'adolescence de la population générale sont alors observés.

<u>Le mal de vivre revient alors en premier lieu à l'HCS, et non à sa conséquence le DSD.</u> Ainsi, nous nous retrouvons confrontés à la prise en charge d'une maladie chronique, telle que le diabète par exemple, et des difficultés d'observance à un âge où les contraintes sont mal tolérées.

L'adolescence, vécue comme un passage où l'on est trop jeune pour être adulte, mais trop vieux pour être un enfant, s'accompagne généralement de sa fameuse crise où l'on fait le deuil de son enfance. Il implique alors de faire le deuil de son corps d'enfant et d'assumer son corps sexué d'adulte. Dans le cas de l'HCS où la non-observance du traitement entraîne une virilisation des organes génitaux, le cercle vicieux de la mésestime de soi s'installe, aboutissant à une virilisation avancée du corps et un mal-être associé. <u>Cette spirale semble alors enraillée par la génitoplastie tardive qui peut être vécue par la patiente comme une remise à plat des choses,</u> mais par contre comme une renaissance pour les parents.

Ainsi, nous ne retrouvons dans notre étude aucun impact sur l'appréciation de la féminité dans 90 % des cas. Seule une patiente a vu la vision d'elle-même et de son rapport aux autres modifiée. Cependant, à la lecture des dossiers médicaux, on se rend compte que l'observance au traitement devient beaucoup plus rigoureuse après la génitoplastie féminisante tardive dans la quasi-totalité des cas. La volonté de ne pas revivre cette expérience chirurgicale ou l'acquisition d'une maturité quant au traitement peuvent expliquer ce fait.

Cette maturité et ce « passage » programmés par l'acte chirurgical reviennent alors probablement au passage à l'âge adulte par le simple fait au retour du bloc opératoire de dire *« je suis adulte maintenant, mon corps est un corps permettant un rapport sexuel ».* N'est-ce pas pour beaucoup la finalité de cette intervention? En effet, il est important de noter qu'une patiente rapporte une modification de son appréciation d'elle-même de par la possibilité de vivre une vie sexuelle hétérosexuelle accomplie avec un coït permissif possible.

Tout comme le « coming-out » dans l'homosexualité est une étape difficile dans la vie d'un individu devant exposer à son entourage son acquisition d'une maturité sexuelle assumée, cette dernière est également difficile pour des parents devant intégrer en un même temps que leur enfant a acquis la maturité corporelle sexuelle, mais également un choix de sexualité en désaccord avec la leur. Le retour du bloc pourrait s'apparenter à un coming-out hétéro- bi- ou homosexuel dans le sens où l'adolescente présente une anatomie sexuellement compatible au coït.

Les parents le vivent alors comme une renaissance, puisque l'acte en lui-même est sensé pérenniser la vie et leur permettre de devenir grands-parents, au-delà de leur donner une fille dans sa définition anatomique. La jeune fille prend de son côté un tournant en s'appropriant des organes génitaux féminins typiques lui permettant d'envisager un épanouissement sexuel adéquat.

Le Docteur Nasio (Psychiatre et Psychanalyste), décrit l'adolescence comme *« un processus discret et silencieux qui s'achèvera avec la conquête de la maturité, c'est-à-dire, avec la symbolisation de l'enfance perdue. »*. Le travail de deuil de l'enfance passée est donc un travail de transformation des fantasmes. Dans notre cas précis, la symbolisation de l'enfance perdue ne pourrait-elle pas passer par la génitoplastie ? Ne se réaliserait-elle pas à un moment où l'enfant prend conscience pleinement de son corps et a la maturité de l'assumer ?

Après discussion avec le milieu associatif intersexe, on se rend compte que la vision associative est différente et leur réaction est vive notamment sur le fait qu'il puisse être évoqué que si le sexe n'est pas clairement défini et évident à la naissance, il va exister des difficultés à catégoriser l'enfant, dans son identité de sexe social.

Il revendique alors la liberté pour chaque enfant de choisir son sexe, sa chirurgie ou pas et son affinité identitaire. Est mise alors en exergue la blessure pour ces enfants arrivés à l'âge adulte, engendrée par le côté *« forcé »*, *« subi »* de la chirurgie, en parallèle de l'assignation. Ce processus entraîne selon eux de fait une désensibilisation au sens propre du terme *« perte de sens »*, retrait de *« l'essence »* et un jugement social. Le tout est vécu comme et en raccourci. Les membres des associations considèrent que le corps médical aurait dit *« on va vous les rendre normaux dès le départ, on va effacer ce mauvais départ »*.

Il est certain que l'enfant éprouve un vécu dans son corps propre, mais ce sont ses parents ou son entourage qui lui apprennent qu'il est un garçon ou une fille et le traitent différemment selon qu'il est un garçon ou une fille. Cependant, une décision est à prendre sur le sexe à attribuer à l'enfant dans un nombre très limité de cas [109].

Il est en effet à noter que les parents font inconsciemment des différences entre fille et garçon. Ils projettent ainsi sur leur progéniture un maillage d'attentes différent en fonction du sexe de l'enfant. Ce dernier en prend conscience très rapidement et intègre ce qui est fait et le comportement qu'il doit adopter en fonction de son sexe civil assigné. Au-delà des signaux conscients et inconscients envoyés par les parents, l'enfant intègre également après observation de son environnement ce qui relève du féminin et du masculin afin de se conformer à la définition sexuée de son milieu de vie.

La sexualité, au sens médical du terme, c'est-à-dire les comportements concourant à l'exercice de la fonction sexuelle, devient manifeste à partir de la troisième année de vie. Ainsi, bien que la sexualité génitale ne soit évidente qu'à l'adolescence, l'intérêt manifesté pour l'anatomie génitale, la différence entre les sexes et les relations sexuelles parentales s'installe à cet âge. Les troubles pouvant alors s'installer, mesurés selon ses intérêts, sa curiosité, son vécu propre, ses expériences heureuses ou malheureuses et les réponses formulées par son environnement proche, à savoir en premier lieu ses parents, seront alors en rapport avec :
- l'anatomie génitale même, dans la concordance ou non avec les organes génitaux masculins ou féminins typiques.
- les craintes propres au genre selon Freud, telles que la perte du pénis chez le garçon et la crainte de ne pas en avoir un chez la fille.
- sa propre représentation et explication de la reproduction sexuée.

L'impact alors des organes génitaux à cet âge critique sur la construction psychique de l'identité de genre, la sexualité au sens médical comme psychanalytique qui a un sens beaucoup plus large, à savoir les plaisirs du corps (plaisirs érogènes), fondamentale selon Freud dans le développement affectif de l'enfant, devient prépondérante. Dans notre étude, tous les enfants ont évolué dans un climat relativement serein au vu de leurs retours d'expériences et de ceux de leurs parents. En discussion avec les patientes, les organes génitaux n'ont pas été une source d'angoisse ni de questionnement précoce à ce moment-là. On peut se demander alors si <u>leur développement psychologique n'a pas été optimal, et de ce</u>

fait leur identité de genre, par le simple fait que l'anatomie n'était pas déjà une source de questionnement, de différence. Cette réflexion est d'autant plus corroborée par le fait que la majorité des patientes HCS-DSD recommande une prise en charge chirurgicale précoce du DSD et insiste en parallèle dans ses propos sur la normalité de leur rapport, de leur existence. Cependant, seuls les parents présentent un impact psychologique de la génitoplastie précoce ou tardive sur leurs rapports avec leur enfant pouvant mettre en avant le fait que l'épanouissement psychologique de l'enfant et la construction de son identité de genre se sont déroulés sereinement parce que les parents ont eux-mêmes été sereins. Les parents étant le reflet de l'image renvoyée par leur propre enfant, la génitoplastie leur permet alors d'intégrer pleinement leur rôle parental et de voir leur enfant comme un être entrant dans la norme. On peut à nouveau souligner le fait que la génitoplastie apparaît positive pour l'enfant uniquement parce qu'elle le formate à sa société d'élevage, société non malléable pour intégrer les différences.

Les perspectives des membres de la société Intersexes sont différentes (descriptions nosographiques de la pathologie validées par les uns, refusées par d'autres) mais cependant tous expriment le même désir du respect de l'autonomie de la personne et refusent la médicalisation forcée.
Ainsi, les témoignages retrouvés dans le livre « Ni homme, ni femme, enquête sur l'intersexuation » [112] :
- *« Je ne suis pas pour le 3ème sexe, mais pour que les gens comme nous aient la maîtrise de leurs corps, parce que quand les opérations sont faites, c'est irréversible. »*
- *« Ce qu'on veut, nous, c'est lutter contre les opérations qui sont faites pour le bien de la société et pas pour le nôtre. »*

Ce qui est intéressant et curieux à relever, c'est que cette prise de position diffère complètement entre la vision militante et la vision des patientes, elles-mêmes placées en première ligne. En effet, alors que les militants et la population générale optent pour une prise en charge différée à la puberté, ou du ressort uniquement du patient à l'âge de raison, les patientes HCS-DSD recommandent une prise en charge précoce dans la première année de vie. Bien évidemment, ce propos n'est pas à généraliser à l'ensemble des DSD où la variété des étiologies ne permet absolument pas d'étendre ces conclusions. Cependant, chez ces patientes où seulement une sur deux se voit femme elle-même, perçue comme femme par la société, hétérosexuelle et se sentant femme dans leur corps, leur vision et leur avis apparaissent intéressants à prendre en compte.

Il ressort de ces constatations globales, une évidente opposition entre les revendications des militants intersexes et des patientes DSD concernées.

A l'analyse des différents forums retrouvés aisément sur internet grâce aux multiples moteurs de recherche accessibles, on s'aperçoit que <u>ces oppositions sont aussi virulentes que les débats qui s'y opèrent, entre patient(e)s DSD et militants DSD</u>. La représentativité de ces associations est alors parfois mise à mal.

Il est certain que toute variation à la norme peut entraîner une crainte pour le sujet intersexe d'être stigmatisé. Pour beaucoup, la seule possibilité de surmonter complètement la honte engendrée ainsi que se délivrer de ce secret passe par la suppression de la binarité homme/femme et des sexe/genre.

En faisant le point sur les procédures civiles d'assignation de genre, optées devant la culture du pays, du continent et ancrées depuis des millénaires sur la distinction homme/femme, on se rend compte que les options sont extrêmement difficiles à appréhender de concert entre population générale, patient(e)s, parents, politiciens, militants, associations,…

Ainsi, pour rappel, la loi Française autorise légalement un délai de deux ans pour assigner civilement le genre à un nouveau-né. Le passage récent de la loi Allemande en vigueur depuis le 01 novembre 2013 n'a pas plus rallié les troupes. La loi Allemande, autorise sur ordonnance médicale en cas de DSD à s'abstenir de mentionner le sexe féminin ou masculin en mentionnant une troisième case lorsque ce dernier est indéterminé. Vincent Guillot rebondit sur ce positionnement en affirmant que cette loi inscrit que *« les personnes porteuses de certaines formes d'intersexuation seraient forcément des filles et que donc pour celles-ci il faut opérer rapidement, c'est à dire les exciser, les mutiler ! »* [113]. Bien évidemment, sont sous-entendus dans ces certaines formes d'intersexuation les DSD consécutifs à l'HCS. Cette étude montre pourtant une concordance entre le sexe civil de genre et l'anatomie assignée. <u>Les recommandations retrouvées par les patientes de notre étude étant une prise en charge précoce de la génitoplastie, cette dernière leur permet justement d'éviter le risque d'être stigmatisées par une anatomie pouvant rester transgenre alors que l'identité de genre est clairement définie féminine.</u> Ces constatations restent à nouveau discordantes entre le milieu associatif militant et les patientes elles-mêmes.

L'Inde de son côté a reconnu officiellement le 15 avril 2014 l'existence d'un troisième genre alors que l'homosexualité dans ce pays reste encore un crime. *« La reconnaissance des transgenres comme un troisième genre n'est pas une question sociale ou médicale mais une question de droits de l'homme »* a déclaré K.S Radhakrishnan, juge à la cour suprême indienne. Ce pays a emboîté le pas à l'Australie qui a proposé début avril 2014 un « genre neutre » dans l'état civil suite à la reconnaissance du transesexuel Norrie May-Welby de genre « non spécifique ». D'autres Etats ont déjà passé le cap du troisième sexe. Ainsi en juin 2013, le Népal a ajouté une catégorie « transgenre » aux passeports. Auparavant, le Portugal, la Grande-Bretagne et l'Uruguay avaient pris des décisions similaires. L'Allemagne et le Népal autorisent leurs ressortissants à inscrire un X dans la case « sexe » du passeport. Le pas supplémentaire a été effectué cependant par l'Allemagne en novembre 2013 autorisant que les bébés nés sans être clairement identifiés comme garçon ou fille soient enregistrés sans indication de sexe. Il s'agit d'une première en Europe.

Cette mesure est destinée aux parents et permet d'atténuer la pression pesant sur eux à décider en urgence l'assignation d'un sexe civil à un nouveau-né, complétée plus ou moins d'une génitoplastie. Les parents sont désormais autorisés à laisser vierge la case afférente sur les certificats de naissance, créant ainsi une catégorie indéterminée dans les registres d'état-civil.

Objectivement, le bébé (fille ou garçon) vit son corps de façon absolue et en parfaite plénitude. Il ne sait absolument pas comment sont faits physiquement ses autres comparses. Par contre, ceux qui connaissent et reconnaissent son anatomie - en première ligne ses parents et ensuite son entourage - sont ces protagonistes qui orientent consciemment et inconsciemment leur conduite selon que l'enfant soit de sexe masculin ou féminin. <u>L'identité de l'individu se construit donc d'emblée indépendamment de tout précepte biologique comme identité sexuée dans les interactions avec les parents et l'entourage</u> [109]. Dans notre recherche, bon nombre de patientes se sont spontanément comparées à leur fratrie dans l'évaluation de leurs rapports parents-enfant. Aucune fois nous n'avons retrouvé des différences d'attitudes entre les parents et l'enfant HCS et les autres enfants de la fratrie.
Cette constatation peut être le fait :
- D'un investissement parental complet rendu possible par la mise en concordance de l'anatomie avec le sexe assigné civilement.
- La conviction parentale que l'enfant HCS XX était une fille renforcée par un discours médico-chirurgical étayé en ce sens, et complété par la génitoplastie.

Au cours de son évolution, on correspond avec son enfant et on lui dit être un garçon ou une fille. Il apprend en retour à considérer lui-même que ce qu'il éprouve est le propre d'un garçon ou d'une fille, à condition que rien ne vienne contrarier l'accord entre ce qu'il éprouve et l'identité qu'on lui impose. Si les parents ou l'entourage ne renforcent pas positivement le vécu du corps propre de l'enfant, comme lui le ressent et l'exprime, mais le disqualifient d'une manière subtile et largement inconsciente, l'enfant imagine que pour être aimé il faut appartenir à l'autre sexe.

Au cours du second semestre de la deuxième année de vie [33], Roiphe et Galenson mettent en avant la découverte par l'enfant de la différence des organes génitaux externes [114]. Vers trois ans, il verbalise son appartenance aux garçons ou aux filles. L'idée que le genre est constant ne sera établie que vers six ans [33]. L'enfant sait que son identité de garçon ou de fille a quelque chose à voir avec ses organes génitaux, mais il ne pourra assumer de le dire que plus tard, pour des raisons plus affectives que cognitives. Est-ce un âge fiable pour corréler correctement l'identité de genre au sexe anatomique ? Selon la réponse apportée à cette question, est-ce l'âge où l'on pourrait plus judicieusement proposer une génitoplastie si cette dernière est requise afin de permettre un épanouissement psychologique optimal à ces enfants ?

Bien évidemment, les associations n'écouteront pas ces propositions, elles les entendront en montant au créneau pour souligner l'interdiction pure et simple de réaliser toute génitoplastie. Le chirurgien n'est pas quelqu'un qui tient absolument à réaliser une génitoplastie pour le simple plaisir du geste ; n'oublions pas que s'il la réalise, c'est uniquement dans l'intérêt du patient. Le bénéfice comme décrit ci-dessus d'obtenir des organes génitaux féminins comme attribués par Dame Nature à la plupart des petites filles et cela depuis des millénaires, à des bébés de caryotype XX HCS et dont nous sommes assurés que l'identité de genre sera féminine est certain. La communauté médico-chirurgicale a compris et intégré les enjeux sensoriels, psychologiques et physiques de la génitoplastie, d'autant plus lorsque l'identité de genre n'est pas assurée à 100 %. Mais alors, dans quel cas cette dernière reste assurée ? Le transsexuel n'ayant aucune étiologie médicale à sa dysphorie de genre doit-il porter plainte ou monter une association contre la Nature elle-même ?

Notre étude n'aboutirait-elle pas à conclure que <u>le renforcement identitaire de l'enfant par les parents passe par le renforcement identitaire des parents qui passerait lui-même par le renforcement par la communauté médico-chirurgicale, d'autant plus dans le cas de l'HCS ?</u>

Les militants intersexes demandent que le dialogue médecins-patients s'améliore, et que la vérité soit dite à la famille comme au patient en âge de comprendre. Sur ce point, la législation l'impose également comme pour toute prise en charge médico-chirurgicale. Cependant, l'accompagnement du patient et de sa famille est indissociable de ce processus. La révélation est traumatique, à la naissance comme plus tard.

Ainsi comme 70 % des parents interrogés l'ont évoquée spontanément, la situation a été extrêmement difficile à l'annonce de la maladie chronique et du DSD. Lorsqu'on creuse le sujet, la question du DSD est très vite passée au second plan lorsque l'identité de genre a été confirmée dans leur cas en sexe féminin. Bien évidemment, ces familles ont attendu la génitoplastie, avec comme quelques-unes l'évoquent, la dure décision à prendre pour la réalisation de cette dernière. Ainsi, ce n'est pas tant l'anatomie DSD qui a désarçonné les familles, que le doute sur le sexe de genre de l'enfant.

Les associations rejettent le principe de la « conviction » parentale d'avoir un garçon ou une fille, réclamant de la part de ces derniers une adhésion avec cohérence et continuité au projet fait pour l'enfant. Cependant, il est indéniable de prendre en considération que ce que les parents sentent, pensent et ce qu'ils communiquent à l'enfant est primordial pour sa possibilité de se construire une identité heureuse : ce dernier a besoin de se sentir aimé tel qu'il est [33]. Ainsi, entrent en ligne de compte tous ces paramètres qui nous échappent et créent autant de biais dans ce type d'étude : la culture, les croyances, les convictions, la religion, le niveau socio-éducatif, le genre parental lui-même, l'éducation parentale, etc...

Pour exemple, dans la culture Arable, un père à qui l'on demande combien il a d'enfants répondra en langue arabe s'il en a six : *« j'en ai quatre »* avant d'ajouter *« et deux filles »*. Dans cette langue, le verbe « accoucher » n'existe pas en tant que tel. Le verbe courant *OUaLaDa*, dit très exactement *« garçonner »* et ne commande pas de complément direct [115]. En arabe dialectal algérien, on dira d'une femme *OUaLDaT* si elle a mis au monde un garçon ; *a contrario* on dira *JaBaT BeNT « elle a apporté une fille »*. La survalorisation du sexe masculin est ainsi directement et clairement inscrite dans la langue [115]. L'exemple historique d'un autre pays tel que la Chine avec le sort réservé aux filles à la naissance ayant entraîné un déficit actuel de cinquante millions de femmes influence également intrinsèquement le sexe attribué ou en cours d'attribution d'un enfant DSD. Si l'on reprend l'étymologie de la « reconnaissance », avec la signification de « naître avec », l'enfant arrive au monde avec son réseau de croyances, sa culture, son réseau de significations et de relations subjectives et objectives. La relation verbale en fait partie, accompagnée de son cortège comme on a pu le voir de significations et de codes.

Aux transsexuels, on a accordé la possibilité de changer d'état civil, ce qui, depuis les arrêts de la Cour de cassation de 1992, se fait assez facilement après intervention.

On assiste cependant à un phénomène nouveau : les « trans » ou transgenres avec l'idée de ne plus changer de sexe mais de considérer le sexe comme une option privée à la libre disposition de l'individu. L'accès à la chirurgie devrait leur être facilité s'ils le désirent. Dans une telle perspective, il ne sert à rien de s'inquiéter d'un enfant qui refuse son sexe d'assignation. On peut lire la présentation de ce point de vue dans l'article de Patricia Leigh Brown [116]. C'était aussi la thèse défendue dans le film « Ma vie en rose » réalisé par Alain Berliner en 1997.

<u>Quant à l'enfant intersexe, les militants concèdent qu'il faut lui donner une identité sociale, « juridique », un prénom dans la sphère publique. Mais ils conseillent aux parents de lui donner toute liberté dans la sphère privée</u> : il pourrait avoir un autre prénom, il pourra exprimer ses mouvements d'identité de l'autre sexe avec par exemple la possiblité de mettre des jupes à la maison mais non pour aller à l'école. La possibilité d'émergence d'une identité intersexe sera ainsi envisagée, vécue comme un plus si elle est une différence assumée. Le danger reste d'empêcher l'enfant de se structurer [33]. <u>Le risque n'est-il pas de créer une identité transgenre là où elle n'aurait pas vu le jour ? Est-ce que ces familles ne s'exposent pas à un risque de dédoublement de personnalité chez ces enfants ?</u>

Il est bien sûr à noter que la « conviction » parentale est d'autant plus renforcée dans l'HCS qu'il n'existe pas de doute sur l'identité de genre féminin des enfants XX HCS au sein de la communauté médicale, constat rehaussé par notre étude. Cette dernière souligne en effet d'autant plus ce fait qu'il n'existe aucun trouble de l'identité de genre chez nos patientes qui s'identifient à 85,7 % comme des femmes et à 14,3 % comme intersexes. Aucune de ces femmes ne se sent homme dans son corps.

On se rend compte dans cette recherche, que la vision du monde médico-chirurgical n'est absolument pas défavorable. Ainsi, <u>90,5 % des réponses recueillies auprès des parents et 94,7 % des enfants HCS-DSD sont extrêmement favorables avec des chiffres similaires à la population témoin (93,5 % *versus* 95,2 %).</u>

Il ressort de ces questionnaires une connivence indéniable entre les soignants et les familles, qui sont perçus positivement d'un regard extérieur. Bien évidemment, dans la prise en charge de pathologies chroniques telles que l'HCS, la confiance mutuelle soignants-soignée reste primordiale.

Cependant, la réflexion de la mère évoquant le fait que son enfant soit « *materné* » peut faire réfléchir : ce rapport entre la femme médecin maternant sa patiente et *a fortiori* ses parents ne la placerait-elle pas dans un système patriarcal ? Mais ce même système, ce même mode de fonctionnement, ne se retrouve-t-il pas au sein même de certaines sociétés - au sein de la cellule familiale notamment - de telle manière que les parents de la patiente devenant en quelque sorte patients eux-mêmes trouvent une certaine sécurité à reproduire dans la relation médecin-patients ce même système de fonctionnement ?

Ces constatations retrouvées dans notre recherche sont opposées aux mouvements actuels où les médecins sont souvent, si ce n'est tout le temps, rendus responsables de la honte et du secret. Il ne faut tout de même pas oublier que lorsque les médecins ont parlé, ils n'ont pas toujours été entendus par les parents. D'où toutes les précautions que Meyer-Bahlburg recommande [117] pour s'assurer que le message a été compris. Le dialogue en famille est difficile aussi de par le traumatisme parental, imposant un accompagnement psychologique d'une part adapté, et d'autre part accepté. Cependant, la communauté médico-chirurgicale se heurte au choc culturel, religieux et aux convictions des parents rendant son discours hermétique. Ces derniers peuvent ne pas vouloir ni pouvoir entendre et écouter le discours médical, et comprendre ainsi les tenants et aboutissants de la maladie. Or, sans compréhension complète, les parents ne peuvent avoir un discours et une attitude adaptés vis-à-vis de leur enfant, assurant ainsi son parfait épanouissement. Ainsi, malgré un discours clair, loyal, éclairé et adapté au niveau éducatif des parents, il sera impossible de prendre en considération le contexte socio-culturel qui interfèrera obligatoirement sur l'assimilation des informations données et sur le traitement.

L'évidence est le secret qui a pesé sur leur vie. La communauté médico-chirurgicale n'a parfois rien dit ; parfois parlé, discuté, exposé, mais les parents n'ont pas compris et n'ont rien pu/voulu dire à leurs enfants. La honte a accompagné ce secret. Cependant, et quelles que soient les critiques avancées, c'était précisément la honte que voulaient éviter Money et ceux qui ont agi comme lui en rendant les organes génitaux plausibles. Mais les militants font retomber tout le poids de la stigmatisation sur les médecins, et non sur la variation elle-même, qu'elle soit attribuée à Dieu, à la nature, ou au hasard et à la nécessité. Ils disent avoir rencontré d'étranges médecins. Les médecins et les chirurgiens que je rencontre, que je côtoie sont des personnes de bonne volonté, prêtes à écouter ce que les intersexes ont à leur dire, à condition de ne pas être abordés comme des ennemis publics. Ils tiennent un discours respectable, respecté et respectueux envers leurs patientEs, empli de compassion et d'empathie. Les décisions sont toujours de concert avec médecins, chirurgiens, parents, psychologues et l'enfant autant que faire se peut.

J'ai également rencontré des personnes intersexes, militantes ou non, ne tenant en aucun cas des discours sortant des sentiers battus, exposant leur mal de vie et leurs difficultés avec beaucoup de pudeur sans pour autant tenir des propos injurieux comme nous pouvons malheureusement rencontrer à l'heure actuelle.

Il faut souligner le fait qu'au-delà de la satisfaction de ces patients, ces derniers ne faisaient partie d'aucune association militante. <u>Qu'elle est alors la significativité du discours associatif prônant au nom des intersexes des revendications non retrouvées en dehors des associations ?</u> Comment prendre en compte alors leur discours alors que ce dernier n'est pas reçu et encore moins accepté de la part d'individus vivants la même situation ? Bien évidemment, la pluralité des étiologies responsables de DSD ne permet pas de conclure sur notre échantillon de patientes HCS au sujet de la concordance patients / associations. Cependant, il est intéressant de souligner ce fait.

Ainsi, on peut se demander si <u>les militants eux-mêmes, en quête d'une identité au sens large, ne voient pas cette dernière définie par leur militantisme lui-même au-delà de leurs revendications identitaires</u>. Dans ce sens, Charles Sowerwine décrit très bien le cas de Madeleine Pelletier qui a embrassé une carrière de militante féministe et dont la vie personnelle reflétait tous les problèmes rencontrés par une femme vivant dans un monde masculin. Son action ne pouvait se satisfaire à l'époque que dans un monde masculin, et une femme pour y réussir devait payer de sa personne. Malgré la lucidité de sa propre analyse concernant ce problème, elle trouva difficile la vie d'une femme face aux contraintes de l'époque et à « *la nature problématique, sinon impossible de l'identité sexuelle* » [118]. La construction de cette identité militante se retrouve également dans les écrits de Claire Sorin sur la construction de l'identité militante d'Alice Stone Blackwell, fille de la célèbre militante Lucy Stone, et son articulation avec les autres facettes de son existence [119].

S'immiscent alors dans ce mouvement qui s'est mis en place du côté des associations quelques préceptes philosophiques, applicables en matière d'éthique en pratique chirurgicale. Ainsi, Kant nous amène à la réflexion sur deux expressions : « *Pas d'obligation en cas d'impossible* » et « *à l'impossible nul n'est tenu* », soulignant ainsi le côté inacceptable de négliger le futur d'un enfant et de prendre une décision là où personne n'est certain de prendre la bonne. D'où la position libérale *versus* libertarianiste impliquant la philosophie politique prônant, au sein d'un système de propriété et de marché universel, la liberté individuelle en tant que droit naturel. Ainsi la liberté est conçue par le libertarianisme comme une valeur fondamentale des rapports sociaux, des échanges économiques et du système politique. Les libertariens se fondent sur le principe de non-agression qui affirme que nul ne peut prendre l'initiative de la force physique contre un individu, sa personne, sa liberté ou sa propriété. Ils pronent une coopération libre et volontaire entre les individus.

Il reste indéniable que des erreurs ont été commises par le passé, avec un impact irrémédiable et des conséquences désastreuses chez ces individus DSD à la naissance. Le courant actuel cependant prend en considération ces catastrophes afin d'accompagner l'enfant DSD au mieux dans sa vie.

On est ainsi frappé par l'incompétence dans certains cas, voire les fautes graves des médecins qu'ils ont rencontrés dans d'autres (les mêmes faits sont rapportés par Kessler aux Etats-Unis [120]) soulignant l'intérêt primordial d'équipes multidisciplinaires expérimentées [33].

La conséquence incontournable est l'horreur qu'ont les intersexes pour la communauté médico-chirurgicale, ce qui ne facilite pas le dialogue. Tous les mots employés apparaissent blessants (d'où le chapitre sus-cité : terminologie). Un intersexe écrit : « *Quel mot trouver qui nous rendrait notre fierté ?* ». « *La fierté hermaphrodite* », est-ce oser s'affirmer publiquement hermaphrodite, défiler dans une « Intersex Pride » ? C'est en tout cas surmonter la honte de soi. Comment permettre socialement l'expression de cette identité hermaphrodite ? Comment faire que l'intersexe ne soit ni l'objet d'une curiosité particulière, ni perçu et rejeté comme un monstre ? C'est ce dont traite le film de Lucia Puenzo « XXY ». Ce même film, tiré du livre de Sergio Bizzio « Chicos » [121] souligne la vision réductrice du chirurgien sur la binarité de l'identité de genre et de son homophobie notoire associée.

Ainsi, alors que l'héroïne (Alex) du film explore les limites d'une vie intersexuée assouvie et faisant l'expérience de la relation physique, cette dernière se heurte à l'incapacité des autres à concevoir cette vie intersexuée. La souffrance qui en découle est soulignée parallèlement par le protagoniste, le fils du chirurgien (Alvaro), qui fait de son côté l'expérience homosexuelle première avec Alex et qui reste prisonnier des normes sociales imposées par son père. Il se retrouve également captif de la loi du genre et de l'hétérosexualité normative au même titre que l'héroïne ayant un DSD.

# Identité de genre

L'identité de genre est justement le fondement même des interrogations parentales. Ainsi, comme nous avons pu le voir, il est significativement plus difficile pour les parents des enfants HCS-DSD d'intégrer leur rôle parental à la naissance. L'identité de genre de l'enfant et sa remise en question apparaissent alors au premier plan et non le DSD comme beaucoup le sous-entendent. Certes, il existe une tendance à l'augmentation de la difficulté à investir la relation parents-enfant à la naissance dans le groupe « Génitoplastie Tardive ± Précoce » pouvant être corrélée au stade de Prader. Il est alors licite d'envisager que le caractère plus masculinisé des organes génitaux externes aggrave la confusion quant à l'identité de genre. Ainsi, bon nombre de parents vivent la mise en adéquation du sexe anatomique avec l'identité de genre comme un soulagement et verbalisent explicitement une amélioration de la relation avec leur enfant à ce moment-là. Cependant, la capacité intellectuelle parentale à occulter l'anatomie génitale sans remettre en cause l'identité de genre apparaît nécessaire dans l'investissement du rapport à leur enfant.

<u>L'identité de genre et ses questionnements apparaissent alors récurrents comme causes des difficultés d'investissement du rôle parental, transitoire jusqu'à l'assignation du sexe civil. Cependant, pour certains parents ayant des difficultés à interagir avec le sexe DSD, l'anatomie génitale reste une entrave à l'instauration d'un rapport parents-enfant de qualité.</u>

Les résultats de cette étude quant à l'identité de genre mettent en avant un taux de concordance entre le sexe civil assigné, en l'occurrence féminin, cohérent avec la génitoplastie, qu'elle soit précoce ou précoce et tardive dans 85,7 % des cas. Seulement 3 patientes ressentent leur corps de façon androgyne en apparaissant morphotypiquement masculines aux yeux de notre culture occidentale dans 2 cas et intersexes dans 1 cas.

<u>L'identité de genre apparaît donc majoritairement cohérente avec le sexe assigné civilement à la naissance d'une part, et avec la génitoplastie féminisante d'autre part. Cette</u>

dernière d'ailleurs a été dans 89,5 % des cas recommandée par les patientes elles-mêmes précocement dans la première année de vie.

Des explications biologiques tentent de mettre en avant le fait que les androgènes prénataux semblent avoir moins d'effets sur l'identité de genre que sur d'autres caractéristiques. Ainsi, le morphotype masculin plus rencontré dans notre population HCS-DSD avec des comportements stéréotypés masculins est retrouvé et mis en évidence dans 46,2 % des cas. Malgré quelques cas rendus publics, l'évidence suggère que l'identité de genre soit plutôt prédite par l'élevage selon le sexe plutôt que par l'exposition aux androgènes prénataux [86]. D'où l'incidence de la génitoplastie précoce sur le développement de l'identité de genre, dans son impact relationnel avec les parents et l'entourage, permettant d'appréhender les différentes relations le plus sereinement.

On peut alors légitimement se demander :
- si c'est la génitoplastie, par l'intermédiaire de la transformation physique de l'enfant, qui oriente l'identité de genre.
- si c'est la confirmation physique de l'identité de genre assignée civilement qui a un impact sur les parents, leur permettant de mieux investir la relation parents-enfant.
    o En effet, selon le milieu socio-éducatif et culturel, certains parents ne comprennent pas qu'on puisse avoir une identité de genre définie indépendamment d'un statut et d'une anatomie génitale DSD.
    o Dans cette hypothèse, 57,1 % des parents ayant vu une modification de leurs rapports avec leur enfant évoquent une « *renaissance* » de l'enfant après génitoplastie, terme fort assez révélateur de l'impact sur eux de l'intervention et de la réorientation de la relation parents-enfant.
- Les deux hypothèses peuvent coexister, et sont sûrement imputables, avec un effet de renforcement sur la conviction parentale.

Il y a des preuves plus faibles pour les effets des androgènes prénataux sur d'autres aspects du comportement sexuel typé. Quelques problèmes de comportement (agression, caractéristiques autistiques) et de connaissances (capacités spatiales) semblent être masculinisés par des androgènes prénataux à un degré modéré [86]. Aucun trouble dans le développement social avec des troubles intégratifs n'est à noter dans notre étude.

Actuellement peu de preuves directes mettent en avant les effets permanents des hormones pubertaires. Elles auraient un impact sur la dépression, les troubles alimentaires et le système d'appétence. Des études suggèrent que des effets organisationnels dans la puberté soient conduits, au moins en partie, par des œstrogènes chez la fille et des androgènes chez le garçon. Il existe actuellement la notion que la puberté est une période organisationnelle séparée avec une période de sensibilité hormonale en baisse. Les études de variations normales dans le chronométrage pubertaire suggèrent que les conséquences psychologiques soient de courte durée et que l'effet principal de longue durée arrive par l'activité sexuelle précoce, probablement sans effet organisationnel.

Il est surprenant que l'identité de genre puisse toujours se former dans l'adolescence, parce que son développement précoce est une partie clef de beaucoup de théories qui a servi d'hypothèse et de déclencheur pour le développement de genre [122]. Il n'est pas aisé de savoir si le changement comportemental est dû à l'effet hormonal direct sur le cerveau ou en réponse aux changements physiques.

Certains intersexes, dans une proportion inconnue, se construisent une identité d'homme ou de femme même avec des organes génitaux non conformes à ce qu'on attend, non fonctionnels ; toutefois, même sans « dysphorie de genre », ils rencontrent souvent des difficultés à s'assumer dans leur vie amoureuse [33]. D'autres ne se sentent ni homme ni femme, et en même temps homme et femme ; ils ne peuvent alors se construire qu'une identité androgyne avec un parcours leur laissant un souvenir douloureux. Ainsi, deux patientes ont évoqué dans notre recherche un investissement psychique de genre comme androgyne alors que l'une a un morphotype masculin viril selon notre culture et la seconde androgyne.

<u>L'identité de genre adulte et le comportement de rôle de genre se développent progressivement au cours d'une longue période de temps et sont influencés par de multiples facteurs actifs interagissant aux différentes périodes liées au développement</u> [123-126].
Les parents de garçons avec GID (Gender Identity Disorders) rapportent souvent que, dès l'instant où leur fils pouvait parler, ils ont assisté au port des vêtements de leurs mères et des chaussures, ont été exclusivement intéressés par des jouets de filles et ont joué principalement avec des filles. De tels individus montrent souvent la détresse d'être un garçon ou d'avoir des organes génitaux masculins [127]. De tels comportements ont été observés chez une seule

patiente de notre service, investissant son corps comme celui d'un homme, réalisant des activités stéréotypées masculines à l'âge adulte (débiter du bois, faire de la musculation, jouer au rugby, *etc...*).

Ce comportement social avec trouble de l'identité de genre et sexualité homosexuelle a entraîné une rupture de la relation parents-enfant. Le film « Ma vie en rose » illustre très bien ce propos avec un garçon au comportement-type féminin et une fille au comportement-type masculin.

Plusieurs patientes (n=3) rapportent cependant, alors que leur identité de genre et leur morphotype arrivés à l'âge adulte sont féminins, un intérêt marqué pendant l'enfance pour les jeux stéréotypés masculins (voiture, bagarre, *etc...*) et l'absence de jeux connotés féminins (poupée, dinette, *etc...*). Aucune incidence n'est retrouvée *a posteriori* pouvant être expliquée par le fait que les filles ont une latitude beaucoup plus grande que les garçons pour s'approprier des pratiques étiquetées comme masculines. Ainsi, une fille jouant à la voiture sera beaucoup moins désapprouvée qu'un garçon jouant à coiffer une poupée.

La distinction entre sexe biologique et identité sexuelle, au centre de l'ouvrage de Stoller en 1968 (*Sexe et genre,* [67]) est aussi le thème principal du livre de Money et de sa collaboratrice Anke Ehrhardt (*Un homme et une femme ; un garçon et une fille,* [128]). Ce dernier analyse les recherches sur les enfants intersexes en s'appuyant sur la distinction entre sexe biologique et sexe social. Il fut vivement critiqué par les féministes pour sa vision stéréotypée de la masculinité et de la féminité. De leur côté, les défenseurs du déterminisme biologique se sentirent offusqués par la thèse de Money et Ehrhardt, selon laquelle il est possible, dans certaines circonstances, de dissocier le sexe biologique de l'identité sexuelle d'un individu. Les deux critiques, bien que diamétralement opposées, n'étaient pas sans fondement. Money et Ehrhardt analysent le comportement des enfants selon un schéma rigide de « masculinité » ou de « féminité ». Ils affirment, par exemple, que des filles HCS ont un « cerveau masculinisé » de par l'exposition prénatale à la testostérone de leur cerveau. Ce constat fut fondé sur l'observation chez ces filles d'une préférence pour les jeux d'extérieur et les sports, leur goût pour les vêtements simples et fonctionnels, le peu de préoccupation pour leur apparence et leur aspirations à faire des études et à avoir une profession.

Ainsi, les critiques féministes des travaux de Money et Ehrhardt, mettent en avant la confusion systématique de l'identité sexuelle (se sentir un garçon ou une fille), du rôle sexuel (jouer avec des camions ou avec des poupées ; aimer les robes ou les pantalons) et du désir sexuel (homo-, hétéro- ou bisexuel) [60, 61].

Des études rétrospectives chez les transsexuels adultes comparant les modèles d'élevage infantile (transsexuels *versus* témoins) ont rapporté des différences significatives. Les transsexuels masculins-à-femelles (MFs) ont ainsi caractérisé leurs pères comme moins émotionnels, plus rejetants et plus dirigistes. Les transsexuels féminins-à-mâles (FMs) évaluent les deux parents comme plus rejetants et moins émotionnels, mais seulement leurs mères comme étant plus protectrices que leurs équivalents de contrôle féminins [129, 130]. L'influence parentale comme facteur contribuant au développement de GID semble ainsi trouver un ancrage. L'environnement, l'élevage, la sphère familiale et les pathologies parentales environnementales peuvent probablement aboutir à certaines, mais sûrement pas à toutes sortes de troubles identitaires de genre. Pour le développement de certains (formes mineures de trouble du genre), ils représentent cependant des conditions suffisantes. Pour le développement d'autres par contre, les facteurs exogènes peuvent être nécessaires, mais non suffisants.

# Sexualité

L'augmentation prénatale des androgènes influence de façon évidente le comportement humain. Le cerveau humain présente deux périodes critiques où il est sensible aux hormones : la période précoce du développement périnatal et l'adolescence [131, 132] où il subit des changements structurels en conséquence.

Les deux périodes retrouvées pour l'organisation du comportement dépendent des stéroïdes. Les sécrétions de testostérone pendant la période périnatale et l'adolescence organisent le comportement adulte de reproduction. Dans la figure n°21, la ligne brisée reporte les sécrétions de testostérone à travers le développement et les zones ombrées dénotent le timing approximatif du développement périnatal et de l'adolescent chez le hamster syrien. Cette figure est basée sur les effets de la testostérone en début, pendant et en fin d'adolescence sur le comportement sexuel adulte. <u>Les données suggèrent que l'adolescence fasse partie d'une période sensible prolongée pour les actions organisationnelles de la</u>

testostérone (domaine sous la courbe grisée) et cette sensibilité aux actions organisationnelles diminue durant le développement postnatal. La ligne brisée rapporte les sécrétions de testostérone pendant le développement, tandis que la ligne continue rapporte la sensibilité diminuant aux actions organisationnelles de la testostérone.

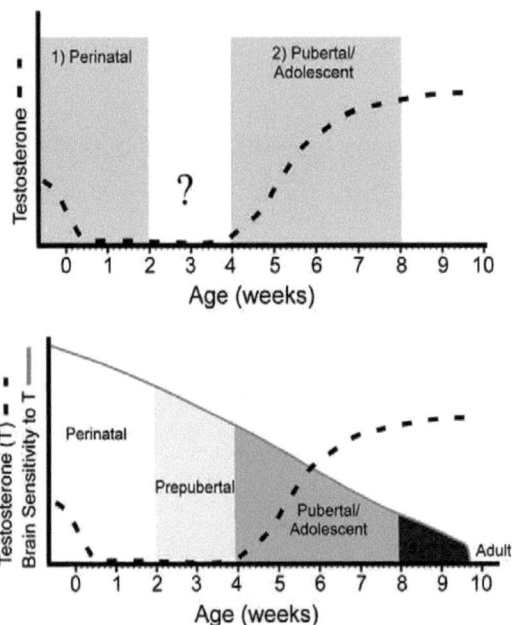

**Figure n°21** : Propositions de Sisk *et al.* de périodes sensibles pour les effets organisationnels d'hormones sexuelles, basées sur des travaux sur les hamsters syriens [132].

Cette idée initiale a été pondérée par les auteurs par l'existence d'un continuum de sensibilité avec des pics de sensibilité durant le début du développement et à l'adolescence déclinant durant la petite enfance et augmentant progressivement au décours de l'adolescence pour atteindre son paroxysme au début de l'âge adulte [132].

La période la plus tardive d'organisation cérébrale développe et affine les circuits neuronaux qui ont été initialement établis par les hormones sexuelles pendant le premier développement. Ainsi, la différenciation sexuelle commence tôt et est renforcée et terminée plus tard dans le développement. Ceci suggère que le comportement-type sexué humain dépend de l'exposition d'hormones appropriées à différents moments du développement.

Ensuite, les effets des androgènes influent sur un comportement-type masculin et tout particulièrement en matière de comportement sexuel. Plusieurs rapports concourent à un effet de féminisation actif des hormones ovariennes sur le comportement avec un comportement-type féminin particulièrement pendant la puberté. <u>Les effets des hormones durant la période prénatale auraient un rôle exclusivement de masculinisation</u> (et déféminisation) produit par les effets des hauts niveaux d'androgènes. Ce constat souligne que <u>la féminisation est un processus actif facilité par des hormones ovariennes dans l'adolescence.</u>

Il est important de souligner que <u>le morphotype masculin est ressenti par 25 % des patientes du groupe « Génitoplastie Tardif ± Précoce », aucune patiente du groupe « Génitoplastie Précoce Seule » ne perçoit son physique comme masculin</u>. Bien évidemment, ce jugement d'un point de vue extérieur comme on a pu le constater est différent puisqu'un morphotype féminin est retrouvé dans 66,7 % du groupe « Génitoplastie Tardif ± Précoce » et dans 53,8 % du groupe « Génitoplastie Précoce Seule ». Tout de même, la perception et le vécu masculin du corps pourraient être rattachés à l'ambiance androgénique de la grossesse, d'autant plus qu'il existe plus de formes virilisées dans le groupe « Génitoplastie Tardif ± Précoce » que dans le groupe « Génitoplastie Précoce Seule ».

Ce constat est-il imputable à une imprégnation en androgènes plus importante ? Si le reflet de cette imprégnation passe par l'importance du DSD, et donc par le stade de Prader, alors on peut extrapoler que ce morphotype dépend de l'importance du taux d'androgènes prénataux puisqu'il y a significativement plus de Prader V dans le groupe « Génitoplastie Tardif ± Précoce » en comparaison avec le groupe « Génitoplastie Précoce Seule ».
Cependant, la mise en évidence de morphotypes masculins dans le groupe ayant nécessité une génitoplastie tardive peut également être mise sur le compte d'une (re)virilisation secondaire à la mauvaise observance du traitement. Ainsi, <u>est-ce la mauvaise observance qui a entraîné une virilisation du comportement à une période (puberté) où l'identité de genre et la sexualité sont encore modelables ? Est-ce que cette inobservance est imputable à la virilisation et à la volonté de modifier inconsciemment le physique ?</u> A une période de vie où la rebellion et la non compliance sont souvent de rigueur, le passage pubertaire reste pour bon nombre de nos patientes une étape difficile ressentie par l'extérieur. Cependant, il est important de souligner

que l'observance adéquate est quasiment retrouvée chez les patientes du groupe « Génitoplastie Précoce Seule ».

Troisièmement, un continuum de sensibilités signifie que les variations dans le temps pubertaire - et les variations correspondantes dans la disponibilité d'hormones sexuelles aux points différents de sensibilité - ont des conséquences pour l'organisation cérébrale et le comportement ultérieur. Ceci a des implications pour comprendre les aspects clefs du développement psychologique adolescent humain, particulièrement les résultats comportementaux défavorables bien documentés de première puberté chez la fille.

Quatrièmement, les expériences sociales peuvent partiellement compenser des manques d'hormones à la puberté. Ceci complique la compréhension des changements comportementaux à la puberté reflétant les changements cérébraux directement créés par des hormones contre des expériences sociales.

L'activité testiculaire est également très importante durant la gestation tout comme dans la petite enfance. L' « ambiance» androgénique durant le développement fœtal joue un rôle certain dans la différentiation neurologique du comportement humain. Chez les mammifères non humains, la testostérone semble influencer les processus du développement neuronal au début précoce de la vie avec une incidence sur les comportements humains [133-135]. <u>L'hyperplasie congénitale des surrénales accroît typiquement un comportement à dominance masculin et diminue celui féminin même si un traitement tend à normaliser le taux hormonal post-natal</u> [89, 134], soulignant notre observation déjà sus-décrite. Après la naissance, il existe un pic transitoire de gonadotrophines et de stéroïdes sexuels appelé souvent « mini-puberté ». Chez le garçon, la testostérone apparaît comme un pic de un à trois mois de vie pour diminuer ensuite au taux basal pré-pubertaire [136-138]. Les surrénales produisent des androgènes dans les deux sexes en post-natal mais seul le garçon a une production gonadique de testostérone. Cette augmentation est nécessaire au développement normal du système génital masculin [139] avec augmentation de la taille de la verge et des testicules [137, 140].

Dans les cas d'anorchidie (« vasnishing syndrome ») où les testicules sont présents pendant la vie embryonnaire et absents à la naissance chez un individu de phénotype masculin, les testicules ne sont pas là en fin de gestation et au début de la vie post-natale [141, 142].

Les testicules ont-ils un rôle précoce dans la sexualisation du cerveau ? Des études ont rapporté la fonction psycho-sexuelle de 15 hommes avec anorchidie bilatérale avec défaut de pic de testostérone post-natal de ce fait. Ils ont tous été traités par testostérone tardivement dans l'enfance et avant la puberté. Le sexe de genre de ces hommes est identique ainsi que l'orientation sexuelle à la population témoin [143]. Cette observation va contre la nécessité du pic de testostérone pendant la jeune enfance mais ne remet pas en cause la sexualisation durant la vie fœtale et l'importance de l'environnement androgénique durant la grossesse [141, 142].

A noter que des hommes avec hypogonadisme hypogonadotrophique idiopathique avec altération de l'activation gonadique post-natale ont une identité sexuelle masculine mais certains ont une dysphorie de genre. Qui sécrète la testostérone pendant la grossesse ? [143]. D'autres aptitudes propres à l'imprégnation en testostérone comme la reconnaissance spatiale sont également significativement altérées dans les cas de défaut de pic de testostérone pendant la jeune enfance sans restitution après traitement substitutif [144]. Chez les femmes Turner (Caryotype XØ), déficitaires typiquement en hormones gonadiques stéroïdes dans l'enfance précoce, on observe une réduction de l'habilité spatiale masculine tout comme les comportements masculins caractéristiques psychologiques [145]. <u>Tout cela suggère qu'une dysfonction d'imprégnation hormonale précoce en post-partum influence le comportement lié au sexe mais dans la plupart des cas d'autres aspects du syndrome responsable des anomalies hormonales jouent un rôle.</u> (Possibilité de mesure du taux de testostérone salivaire ; association positive (si mesure entre 3 et 4 mois) avec le tempérament et les préférences visuelles masculines à âge similaire [146, 147] avec cependant aucune différence entre les garçons et les filles).

Enfin, il existe une relation entre la mesure de la testostérone urinaire pendant les 6 premiers mois et les comportements sexués objectivés à l'âge de 14 mois [148].

Il existe un effet du comportement humain dans les cas de taux hormonaux atypiques relatifs au DSD ou à l'ingestion de substances durant la grossesse. Le modèle expérimental naturel existant est l'HCS avec exposition à un haut niveau d'androgènes précoces durant la gestation par défect enzymatique sur la chaîne de production du cortisol [85]. Détecté généralement à la naissance, le taux d'androgènes est normalisé par substitution en cortisol. Les études réalisées en dehors de l'espèce humaine montrent un effet plus important de cet excès d'androgènes chez les femmes que chez les hommes. Même si la différenciation psychologique sexuelle humaine est affectée par la présence d'androgènes durant le développement précoce, les femmes avec HCS ont un profil sur-masculinisé et sous-féminisé comparé à un groupe de femmes témoins [77, 128].

## Troubles de l'identité de genre, homosexualité et transsexualité

Le timing de prise en charge est remis en cause dans notre étude par les témoins qui recommandent une génitoplastie en période pubertaire. Est mis alors en avant le fait que l'identité de genre serait affirmée à ce moment et que la mise en concordance anatomie-identité de genre serait complète. Or, si l'on se base sur l'identité de genre exprimée par les enfants (consciemment ou inconsciemment) et donc sur les attitudes, les fonctions sociales attribuées, et les représentations que l'on se fait de l'homme ou de la femme, on se rend compte que cela reste tout aussi difficile que précocement.

En effet, tous les enfants GID ne se révéleront pas être des transsexuels après la puberté. Les études prospectives de garçons GID [149-152] montrent que ce phénomène est plus étroitement lié à l'homosexualité qu'au transsexualisme. Ces découvertes conformes aux études rétrospectives mettent en avant le souvenir pour des homosexuels masculins et féminins de comportements transgenres pendant l'enfance *a contrario* des hétérosexuels masculins et féminins [153-155].

On pourrait expliquer les taux bas de transsexuels dans des études prospectives de plusieurs façons. Il est possible que les troubles d'identité de genre soient plus hétéroclites dans l'enfance d'un point de vue gravité, que les troubles de l'identité de genre à l'âge adulte [156]. Seulement très peu de cas extrêmes apparaîtraient alors comme transsexuels, tandis que les cas légers deviendraient homo- ou hétérosexuels.

Il est aussi possible que, dans un petit groupe d'enfants GID, le transsexualisme devienne manifeste peu de temps après la puberté, mais que, beaucoup plus tard dans la vie, un plus grand nombre se révéleront être transsexuels. Dans la plupart des enquêtes de suivi sur des enfants GID, ces derniers ont été étudiés dans l'adolescence tardive ou le jeune âge adulte, couverture temporelle insuffisante pour confirmer ou exclure cette possibilité.

On peut alors soulever plusieurs problématiques :

- Si jamais un enfant GID voit son devenir s'orienter minoritairement vers des troubles de l'identité de genre persistants, l'amenant à vivre un état de transsexualisme.
- Si jamais un enfant GID peut voir son identité de genre dans la plupart des cas devenir stable ET en accord avec son sexe anatomique, et développer un sexe érotique homosexuel, alors on est en mesure de se demander :

    1- S'il n'existe pas des erreurs d'étiquetage de ces enfants.
    
    a. Des enfants dit GID peuvent être tout simplement des enfants avec une identité de genre stable mais optant pour un comportement stéréotypé opposé ne les éloignant en rien de leur identité de genre propre. A l'heure où la métro-sexualité apparaît dans les mœurs, avec des pères présents à la maison et des mères remplissant un rôle social attribué auparavant aux hommes, les conventions dans les jeux de rôles et les faits sociaux représentés aux enfants changent.
    
    b. On s'inquiètera beaucoup moins de l'identité de genre d'un garçon développant une attitude virile, ne remettant en rien en cause selon l'image sociale son identité de genre et ne l'empêchant en rien d'avoir un sexe érotique à dominante active homosexuelle, à l'instar d'un garçon développant une sexualité homosexuelle à dominante passive avec un morphotype féminin l'exposant alors à la remise en question de son identité de genre.

    2- Si attribuer :
    
    a. Une identité de genre type GID *versus* transexuelle à un enfant DSD réassigné,
    
    b. Un sexe anatomique à un enfant DSD non réassigné chirurgicalement sur les simples constatations d'un comportement ou d'attitudes stéréotypées comme le demande certaines associations de malades,
    
    ne reviendrait pas en fin de compte à assigner à un homosexuel le sexe opposé à son anatomie et confondre ainsi identité de genre et sexe érotique.

    3- Si le risque dans l'étude comportementale des enfants ou adolescents n'est pas en fin de compte de donner un sexe opposé à un homosexuel et à prendre à tort l'orientation du sexe de rapport pour l'identité sexuelle de l'enfant ?

Ainsi, notre propos s'appliquant au groupe HCS-DSD s'illustre par les deux schémas suivants : l'identité de genre et le choix de l'objet sexuel, autrement dit bi-, hétéro- ou homosexualité, évoluent séparément pour *in fine* être en concordance selon la représentation stéréotypique que l'on se fait du rôle de genre et de la sexualité adaptée à ce rôle dans notre société (Figure n°22).

Cependant, au décours de la formation et de l'évolution de chacun d'eux, différents évènements extérieurs vont interférer soulignant (Figure n°23) :
- Des zones de recoupement quant à leur expression (comportement féminin d'un garçon, masculin d'une fille) ne permettant pas d'imputer à ce comportement son appartenance à l'identité de genre ou à la sexualité.
- Le glissement potentiel et l'évolution possible de ce dernier et donc de cette zone commune (ou *a contrario* des zones distinctes) par le biais de ces facteurs extérieurs « désynchronisant » l'identité de genre à la sexualité choisie et assumée.

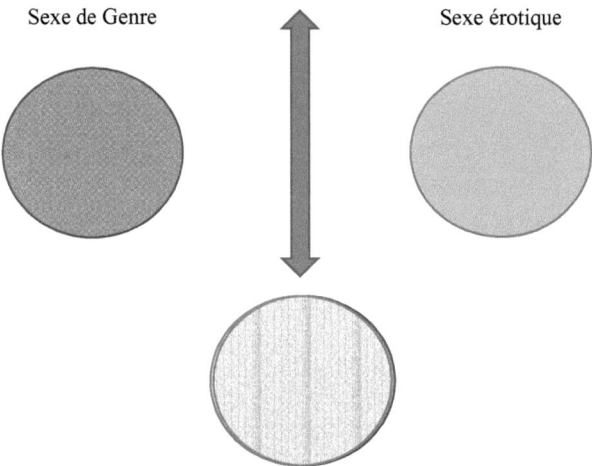

**Figure n°22** : **Evolution de l'identité de genre et de la sexualité reconnues et attendues par la société**

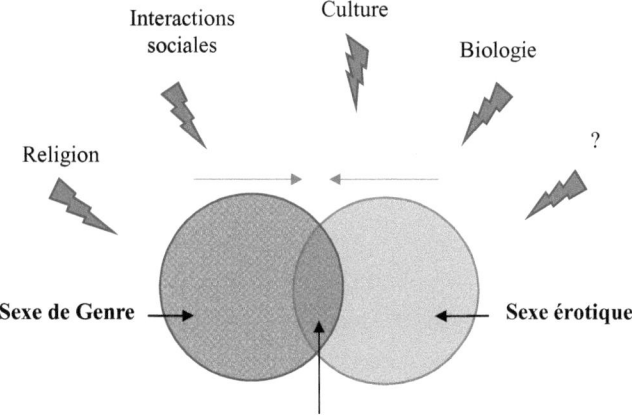

- Sexualité homosexuelle passive masculine ?
- Sexualité homosexuelle active féminine ?
- Transgenre MFs *versus* FMs ?

**Figure n°23** : **Influences et relations identité de genre – sexualité**

## DSD, (ré)assignation et génitoplastie

Le manque actuel d'études sur les conséquences et les répercussions d'assignation du sexe aboutit à l'absence de recommandations clairement établies quant à la prise en charge néonatale de ces enfants.

Plusieurs articles faisant le point sont actuellement retrouvés [21, 55, 157-160]. Une étude rétrospective portant sur 47 patients nés avec un DSD et à qui un sexe a été assigné a été menée afin d'établir la corrélation entre le sexe assigné, le génotype et le phénotype [160]. Le sexe assigné était ainsi concordant avec le génotype à la naissance dans 63,8 % des cas et dans 76 % des cas après la prise en charge médico-chirurgicale. Le phénotype était concordant dans 86,6 % des cas à la naissance contre 97,7 % après prise en charge. Aucune concordance n'a pu être mise en évidence entre le phénotype et le génotype.

Les lignes de conduite résultant des récentes conférences de consensus sur la gestion clinique des DSD [55, 158, 161] tirent leurs conclusions d'observations rétrospectives et d'études cliniques de ces patients plutôt que de faits solidement prouvés par des recherches cliniques avec randomisation et méthodologie rigoureuse. Dans ces circonstances, les recommandations pour des options de traitements spécifiques doivent être provisoires, et plus d'incertitude qu'il n'est désirable pèsera sur la décision non seulement des professionnels, mais aussi des parents et quand ils ont atteint un âge suffisant, des patients eux-mêmes [109].

La composition variera selon la catégorie de DSD, l'âge du patient et les ressources locales. Une communication continue du spécialiste de santé mentale avec les autres membres pertinents de l'équipe et le médecin traitant est importante. Il est typique que les parents de nouveau-nés intersexes soient dans un état de grand stress tant que le genre de leur enfant reste incertain et que la plupart ne soit pas en position de décider entre des opinions professionnelles conflictuelles. Pour minimiser le fardeau pesant sur les patients intersexes et leurs familles, les professionnels impliqués doivent renforcer la cohésion de l'équipe et suivre une politique commune, autant que possible, notamment quant aux critères de décision pour le genre et la chirurgie [109].

Avoir un nouveau-né de genre indéterminé est un stress pour la plupart des parents. Les situations amenant à réassigner un sexe anatomique en rapport avec le sexe de genre de manière certaine doit alors amener rapidement à procéder aux tests médicaux nécessaires pour une évaluation complète et une prompte prise de décision. Cependant, il n'est pas rare que les périodes d'exploration avec suspension d'assignation fassent courir le risque d'une attribution de sexe inconsistante par la famille, ou même du rejet de l'enfant [56]. De telles conséquences peuvent bien entendu être prévenues par des contacts fréquents avec la famille, la surveillance de l'adaptation de la famille et le conseil.

Les facteurs médicaux pris en compte pour l'assignation du genre sont multiples. Parmi eux, le diagnostic de la condition, ses implications putatives pour la différenciation sexuelle du cerveau et du comportement ultérieur, le statut génital, les options de chirurgie génitale, la substitution d'hormones sexuelles tout au long de la vie, la fertilité potentielle et la capacité du fonctionnement sexuel. Les études à long terme sur le devenir du genre ont montré des différences spectaculaires entre les syndromes dans les taux de dysphorie de genre et de réassignation du genre demandée par le patient [162].

Étant donné les facteurs divers qui influencent le développement de l'identité de genre chez les patients intersexes [85, 122], la décision quant au genre d'assignation demande aussi de prendre en compte le pronostic différentiel pour le fonctionnement psychique dans chaque rôle de genre – spécialement en termes d'ajustement au rôle de genre, de sexualité et de qualité de vie dans son ensemble, et d'impact de la chirurgie génitale et du traitement hormonal sur ces fonctions – aussi bien que le pronostic sur la manière dont la famille sera capable de faire face à l'une ou l'autre décision. Les questions légales doivent aussi être prises en considération [163]. Comme les valeurs relatives au genre diffèrent dans des sociétés variées, les facteurs culturels ont aussi un impact important sur les décisions d'assignation de genre. Dans de nombreux pays d'Asie, par exemple, l'assignation en mâle est fortement favorisée et l'infertilité chez la femelle plus stigmatisée que dans les sociétés post-industrielles occidentales [164].

Le conseil intersexe à ce stade devrait impliquer les deux parents et l'inclusion d'autres membres de la famille devrait aussi être envisagée. Légalement, l'assignation du genre est la décision des parents, mais ils sont susceptibles de s'appuyer sur un avis médical expert. En plus de l'éducation médicale au sujet de la nature et de l'origine du problème et les tests médicaux impliqués, les parents doivent être adéquatement informés par les cliniciens de la diversité des évolutions à long terme, sans leur donner d'assurances trop optimistes. Selon leurs capacités cognitives, les parents ont besoin qu'on leur fasse prendre conscience des lacunes importantes dans notre connaissance et des controverses majeures parmi les professionnels au sujet des décisions de la gestion. Un tel conseil parental requiert un équilibre soigneux entre une hyper simplification grossière d'un côté et une surabondance de détails de l'autre côté, avec pour résultat une paralysie de la prise de décision. Si l'un ou l'autre parent n'est pas convaincu que la décision concernant le genre est correcte, la cohérence de l'éducation est en péril.

Certains intersexes veulent être des hommes ou des femmes, d'autres ne le peuvent pas et ne le veulent pas. Dans quelles proportions ? Cela reste impossible à déterminer. Les militants intersexes veulent être des « intersexes », avec une identité intersexe et une « visibilité intersexe », « une reconnaissance administrative » sans constituer un troisième sexe [33]. Mais, en dehors de la suppression de la binarité des sexes, ils ne proposent aucune mesure par laquelle on pourrait les aider.

Les militants demandent la suppression de toute intervention chirurgicale et hormonale précoce et qu'il n'y ait d'interventions que lorsque le sujet est en âge de les demander lui-même et de choisir son sexe. Cependant, il faut impérativement s'accorder sur les cas où les interventions sont nécessaires pour la santé de l'enfant.

Pour les interventions purement « esthétiques », les militants rapportent que des intersexes adultes souffrent de ce qu'on leur a fait, en dehors de toute demande et de tout consentement de leur part. Certains témoignages restent poignants [112]. Les biais inhérants aux milieux associatifs et militantistes restent l'impossibilité à déterminer le nombre des mécontents et le nombre de ceux qui ne se plaignent pas. Milton Diamond avait suggéré un moratoire : suspendre les interventions et étudier ce que sont devenus tous les patients. Tous les médecins sont maintenant convaincus de l'importance des études de suivi, rétrospectives et mieux prospectives, permettant de constater les résultats de ce qu'on a fait ou n'a pas fait [33].

En France, la prise en charge médicale à la naissance des enfants présentant un DSD, s'inaugure par de multiples examens médicaux (caryotype, stimulations hormonales, *etc...*) aidant à l'orientation de l'assignation du sexe du nourrisson. Une fois cette assignation posée, nous procédons à une intervention, de façon plus ou moins précoce, visant à construire une anatomie génitale en rapport avec le sexe assigné. Bien qu'il soit peu aisé de repérer, dans les préconisations actuelles, les études sur lesquelles reposent ces pratiques, il semble cependant qu'on trouve ici les applications des premiers travaux sur le devenir des enfants intersexes, menés dans les années 50 par J. Money au John's Hopkins Hospital de Baltimore [65, 69]. Ce dernier préconise en effet que l'anatomie génitale soit, le plus rapidement possible, en cohérence avec le sexe assigné, condition qui serait, selon lui, indispensable aux parents pour éduquer au mieux leur enfant dans le sexe d'assignation, ce qui favoriserait son intégration sociale.

A cet égard, les recommandations éditées par l'HAS (Haute Autorité de Santé) en 2011, en rapport avec la prise en charge des enfants présentant une hyperplasie congénitale des surrénales qui provoque une virilisation de l'anatomie génitale du bébé, préconisent que *« les chirurgiens français opèrent les petites filles lorsque la situation métabolique et endocrinienne est stable, le plus souvent dans les premiers mois de vie. Les raisons essentielles de ce choix d'âge sont la disponibilité des tissus génitaux lorsque la réparation est faite précocement dans son intégralité et la minimisation des conséquences psychologiques pour l'enfant et son entourage.* » [26]. En parallèle, on ne trouve dans l'Encyclopédie Médico-Chirurgicale de 2009 que peu de choses codifiées sur la prise en charge chirurgicale de réassignation [165]. Ainsi, faisant référence à la conférence de consensus de la Lawson Wilkins Pediatric Endocrine Society et de l'European Society for Paediatric Endocrinology en 2002, il est relaté que pour *« la plupart des équipes l'intervention se fait vers le 6ème mois de vie et le plus souvent en un seul temps chirurgical* [161]. *Cependant, l'âge auquel doit être faite la chirurgie est l'objet de discussions, en particulier dans les pays anglo-saxons* [158]. *».*

La conférence de consensus la plus récente et traitant directement du sujet de la prise en charge des DSD réalise une revue de la littérature en 2010 [166]. Le dernier séminaire annuel de chirurgie pédiatrique français a traité le sujet le 30 novembre 2013. A la question *« quelle est la prise en charge chirurgicale la plus appropriée pour les enfants avec hyperplasie congénitale des surrénales ? »*, il est alors établi qu'une chirurgie féminisante en un temps est recommandée précocement avec un niveau de preuve faible. Cependant à la question *« quelle est la prise en charge appropriée en matière de chirurgie féminisante pour les patients avec DSD ? »*, la réponse est *« Nous recommandons que les cas soient individualisés en raison du spectre dans la présentation et que la chirurgie soit retardée jusqu'à ce qu'une attribution de genre définitive puisse être établie (Recommandation Forte, Niveau de preuve faible). »*

Depuis près d'une vingtaine d'années, les chirurgies précoces sont remises en question outre-Atlantique notamment, par les chirurgiens et gynécologues eux-mêmes [167-170]. Le biologiste et psychologue Milton Diamond, fervent critique des travaux de Money [171], plaide même pour un moratoire des interventions précoces [75]. L'Allemagne a voté le 7 mai 2013 une loi permettant aux enfants nés intersexués d'être enregistrés comme de sexe indéterminé pendant que la France adoptait le mariage pour tous. Ce sont là autant d'éléments qui signent que les préoccupations sociales actuelles interrogent la question de l'identité sexuelle et ses liens avec la détermination anatomique.

<u>Notre étude, cantonnée au DSD secondaire d'une HCS reflète cependant l'intérêt certain d'une prise en charge chirurgicale précoce du DSD. Cependant, il ne faut absolument pas tirer de conclusions sur l'ensemble des DSD dont les étiologies sont variées. Cette étude rétrospective permet cependant d'avoir un retour positif quant à l'identité de genre, la sexualité et l'épanouissement personnel de ces patientes HCS.</u>

Aussi, il apparaît que les questions suscitées par la prise en charge médicale précoce des enfants intersexués et les préconisations actuelles ne semblant pas apporter de réponse tout à fait satisfaisante viennent en résonnance directe avec ces questions sociales. En effet, les lignes de conduite résultant des récentes conférences de consensus sur la gestion clinique des DSD [55, 161, 172] tirent leurs conclusions d'observations rétrospectives et d'études cliniques de ces patients plutôt que de faits solidement prouvés par des recherches cliniques. Les recommandations pour des options de traitements spécifiques sont considérées alors comme provisoires avec des incertitudes jugées comme néfastes à la prise de décisions pour les professionnels, les parents et, quand ils ont atteint un âge suffisant, les patients eux-mêmes.

La théorie que les hormones prénatales *in utero* organisent les cerveaux pour les traits type de genre ne peut pas être expérimentalement examinée chez les humains. Les seules études humaines réalisées ne sont pas d'accord, préférant une explication générale du développement cognitif et psychosexuel humain [173].

Dans l'HCS classique, les niveaux d'androgènes sont hauts pendant le développement fœtal, responsables d'individus femelles génétiquement nés avec des organes génitaux atypiques ou de type masculin [53]. Les filles et les femmes avec HCS diffèrent des groupes témoins de comparaison sur les traits qui incluent les préférences de jouets typiques de genre [174-176] et l'orientation sexuelle [15, 177]. L'explication presque universellement acceptée pour cette psychosexualitée atypique dans le HCS est le taux d'androgènes élevé masculinisant le cerveau précocement dans le développement.

Des études actuelles ne supportent pas la théorie d'organisation cérébrale. Les partisans et les opposants de cette dernière donnent une explication alternative quant aux différences psychosexuelles observées entre les femmes HCS et non-HCS. <u>Les effets indirects des organes génitaux masculinisés sur la socialisation de genre précoce</u> sont ainsi mis en avant [178, 179].

Des organes génitaux atypiques affectent sûrement les stades du développement dans un champ important incluant l'anxiété parentale ou l'incertitude du sexe de l'enfant et il est prouvé qu'un traitement précoce n'élimine pas ces préoccupations [180]. Les chirurgies et les traitements comme la dilatation vaginale peuvent amplifier, plutôt qu'éliminer, les conséquences d'organes génitaux atypiques [173], quoique les partisans de théorie d'organisation cérébrale ignorent cette possibilité [117]. Ceci est juste un des nombreux facteurs de développement postnatal, y compris des effets physiologiques aussi bien que le contrôle médical intensif, qui affecte plausiblement la psychosexualité des filles et des femmes avec HCS.

Les études sur l'HCS sont invoquées comme la preuve soutenant la théorie que les hormones stéroïdes forment *in utero* « le genre cérébral » chez l'humain. Les différences sexuelles dans les centres d'intérêts, les rôles domestiques, les styles d'apprentissage, la sexualité, les modèles-types sexués de santé mentale et les maladies sont justifiées à un certain degré (variant selon l'auteur) comme « naturel » [117, 181, 182]. Cependant ce point est caractérisé par des vues étroites et les chercheurs se concentrent sur des expositions androgènes prénatales, mais ignorent les différences morphologiques et métaboliques entre des groupes HCS-affectés et non affectés, l'intervention médicale intensive et la surveillance, les effets directs et indirects d'organes génitaux atypiques et les conséquences qu'a un diagnostic d'HCS sur les cliniciens principaux, les parents et les patients eux-mêmes quant à l'attente et la perception de la masculinisation.

Comme « un cadre » interprétatif, la théorie d'organisation cérébrale encourage des chercheurs à pousser à l'écart des facteurs plus observables et proches (biologiques, sociaux et interactions itératives) qui empiètent sur le développement du genre et la fonction sexuelle, en faveur de la présomption de première influence hormonale. Ce cadre couvre des écarts et des incohérences dans les données qui indiquent vraisemblablement l'organisation cérébrale par des hormones prénatales dans le cas des femmes avec HCS, obscurcissant des renversements dans des définitions clefs et des incohérences entre des cohortes de traitement.

De nombreuses incohérences empiriques déstabilisent la théorie d'organisation cérébrale. Ces études se focalisant sur les premiers effets hormonaux, contribuent à un mépris systématique de toute intervention médicale. Elles instaurent un environnement dans lequel parents et patientes HCS sont soumis à des préoccupations intensifiées de la féminité inadéquate. Une pression est alors perceptible quant aux vues démodées et douteuses sur le genre et la sexualité « normaux ».

Il existe ainsi des difficultés à évaluer le genre ou la sexualité. Morland indique que *« d'un point de vue féministe qui considère le genre comme un fait social, on ne peut pas assumer que le genre soit présent chez un nouveau-né et sensible au changement chirurgical, la diminution, ou la perte »* [183]. De même, la perspective que la sexualité (comme le genre) est émergente et transactionnelle plutôt qu'une propriété « innée » du corps ou du psychisme individuel, entraîne le risque d'explorer la manière dont les caractéristiques physiques comme la morphologie génitale pourraient affecter l'orientation sexuelle ou des activités, sans pathologie physique ou psychosexualité atypiques [173]. Ainsi, Jordan-Young [173] n'a pas soutenu que le genre « naturel » ou « inné » et la sexualité des individus avec HCS soient endommagés par des chirurgies et autres interventions.

# Conclusions

*« Le descendant d'Atlas persiste à refuser à la nymphe les joies espérées;
elle le presse, le serre de tout son corps comme si elle collait à lui.
Elle lui dit : " Libre à toi de te débattre, méchant;
mais tu ne m'échapperas pas. Ainsi, ô dieux, ordonnez,
que nous ne soyons jamais séparés, lui de moi, moi de lui. "
Les dieux qu'elle pria entendirent ses voeux : leurs deux corps
sont mêlés, soudés, et se présentent sous une figure unique. »*

OVIDE

*Métamorphoses,* Livre IV

Historiquement, la crise des identités sexuées (homme *versus* femme) ne concerne pas seulement les caractères sexuels « secondaires » (seins, poils, corpulence, *etc...*), mais le sexe lui-même avec le prétendu fondement naturel de la « bi-catégorisation sexuée » des individus [184]. En témoignent la technicité permettant l'obtention d'une anatomie telle qu'elle puisse se subsumer sous deux uniques catégories de sexe d'une part, mais également les efforts théoriques déployés pour trouver un critère infaillible à la division sexuée de l'humanité [184]. Ainsi, ce qui définit l'essence de l'homme ou de la femme : c'est l'anatomie génitale ? Le statut hormonal ? Le sexe chromosomique ? La fonction sociale ?

La communauté médico-chirurgicale s'est historiquement employée à répondre aux divergences, paradoxes et désaccords théoriques mettant à mal le modèle de la bi-sexuation. Ainsi, les cas de DSD avec assignation du sexe de genre civil équivoque ont induit une crise historique durable dans la pensée médicale et les théories de la différenciation sexuelle.

Même si les associations militantes intersexes réclament l'arrêt de tout débat chirurgical infantile, en ce sens où la question de la génitoplastie n'aurait plus à être posée en pédiatrie, l'existence d'un continuum sexuel avec des états génitaux intermédiaires était déjà évoqué dans le *Corpus Hippocraticum*. Hippocrate, relayé par Thomas Laqueur [185], met en avant l'existence entre le mâle parfait et la femelle imparfaite, d'une myriade d'intermédiaires à l'identité ambiguë [184]. Les intersexes ont alors entraîné, dans la volonté de leur assigner une des deux catégories binaires, une réelle crise théorique sur la définition des corps sexués.

En 1949, la parution du *Deuxième Sexe* de Simone De Beauvoir révolutionne par la prise en compte par les Féministes de l'impossibilité de transformer une situation naturelle : la différence avec les hommes est perçue non comme la conséquence inévitable du biologique mais comme une construction sociale hiérarchique anticipant le concept de « genre ».

Ainsi, le débat lancé sur l'intégration possible dans le troisième sexe des enfants XX HCS présentant un DSD à la naissance, l'indication à la réalisation d'une génitoplastie et son timing, l'intégration sociale de ces individus et leur épanouissement personnel apparaît de résolution compliquée. En effet, comme nous avons pu le constater, les aspirations et les vécus sont opposés en fonction de leurs sources, que ce soit des patientes elles-mêmes ou que ce soit des associations intersexes militantes.

La prise en charge actuelle des DSD XX HCS, pour la communauté médico-chirurgicale qui se remet en cause au vu des débats, apparaît avec ces résultats plutôt cohérente en matière de satisfaction, de critiques et d'épanouissement de l'enfant devenu adulte.

La réalisation d'une génitoplastie féminisante chez les enfants HCS-DSD précocement apparaît licite, nécessaire et présente un intérêt non négligeable dans l'épanouissement de l'enfant, son développement personnel et son intégration sociale. Ce dernier point reste cependant le plus délicat puisque la génitoplastie apparaît alors comme « conformatrice sociale » mettant en exergue la rigidité du cadre social dans lequel nous évoluons.

Bien évidemment, ce travail ne peut en aucun cas se transposer aux autres DSD différant foncièrement de par l'étiologie et pour lesquels l'investigation de la genèse et du développement de l'identité de genre reste primordiale.

Ce travail fera l'objet prochainement de deux communications orales (Colloque pluridisciplinaire norm-corpo-2014 : Les normes corporelles comme enjeu d'altérité ; Nice – 9-10 octobre 2014 et 1ères journées AIUS / SEXOGYN ; Marseille – 10-11 octobre 2014). Sa publication et les perspectives de recherches fondamentales permettront de poursuivre la compréhension de la genèse et du développement de l'identité sexuelle tout comme l'amélioration de nos pratiques.

# Bibliographie

*« Du langage français bizarre hermaphrodite,*
*De quel genre te faire, équivoque maudite,*
*Ou maudit? Car sans peine aux rimeurs hasardeux,*
*L'usage encore, je crois, laisse le choix des deux. »*

Nicolas Boileau-Despréaux
*Satires* (1660-1711), XII

1. Alizai, N.K., et al., *Feminizing genitoplasty for congenital adrenal hyperplasia: what happens at puberty?* J Urol, 1999. **161**(5): p. 1588-91.
2. Mure, P.Y., et al., *[Surgical management of congenital adrenal hyperplasia in young girls].* Prog Urol, 2003. **13**(6): p. 1381-91.
3. Krege, S., et al., *Long-term follow-up of female patients with congenital adrenal hyperplasia from 21-hydroxylase deficiency, with special emphasis on the results of vaginoplasty.* BJU Int, 2000. **86**(3): p. 253-8; discussion 258-9.
4. Creighton, S., *Surgery for intersex.* J R Soc Med, 2001. **94**(5): p. 218-20.
5. Vates, T.S., et al., *Functional, social and psychosexual adjustment after vaginal reconstruction.* J Urol, 1999. **162**(1): p. 182-7.
6. Mulaikal, R.M., C.J. Migeon, and J.A. Rock, *Fertility rates in female patients with congenital adrenal hyperplasia due to 21-hydroxylase deficiency.* N Engl J Med, 1987. **316**(4): p. 178-82.
7. Kuhnle, U., M. Bullinger, and H.P. Schwarz, *The quality of life in adult female patients with congenital adrenal hyperplasia: a comprehensive study of the impact of genital malformations and chronic disease on female patients life.* Eur J Pediatr, 1995. **154**(9): p. 708-16.
8. Kuhnle, U., et al., *Partnership and sexuality in adult female patients with congenital adrenal hyperplasia. First results of a cross-sectional quality-of-life evaluation.* J Steroid Biochem Mol Biol, 1993. **45**(1-3): p. 123-6.
9. Dittmann, R.W., M.E. Kappes, and M.H. Kappes, *Sexual behavior in adolescent and adult females with congenital adrenal hyperplasia.* Psychoneuroendocrinology, 1992. **17**(2-3): p. 153-70.
10. Ehrhardt., A., *Psychosocial adjustment in adolescence in patients with congenital abnormalities of their sex organs*, in *Genetic mechanisms of sexual development*, P.I. Vallet HL, Editor 1974, Wiley: New York. p. 33-51.
11. Ehrhardt., A., Evers. K., M%oney. J., *Influence of androgen and some aspects of sexually dimorphic behavior in women with the late-treated adrenogenital syndrome.* Johns Hopkins Medical Journal, 1968. **123**: p. 115-122.
12. Horn., P. *Sexualverhalten, psychosexuelle Orientierung und Orgasmuserleben junger Frauen mit kongenitalem adrenogenitalem Syndrom.* 1997; Available from: http://www.worldcat.org/title/sexualverhalten-psychosexuelle-orientierung-und-orgasmuserleben-junger-frauen-mit-kongenitalem-adrenogenitalem-syndrom/oclc/64630918.
13. Meyer-Bahlburg, H.F.L., Gidwani S, Dittmann RW, et al, *Psychosexual quality of life in adult intersexuality: The example of congenital adrenal hyperplasia (CAH).* in *Therapeutic Outcome of Endocrine Disorders: Efficacy, Innovation and Quality of Life.*, Stabler and B.B. B, Editors. 2000, Springer-Verlag: New York.
14. Money, J., M. Schwartz, and V.G. Lewis, *Adult erotosexual status and fetal hormonal masculinization and demasculinization: 46,XX congenital virilizing adrenal hyperplasia and 46,XY androgen-insensitivity syndrome compared.* Psychoneuroendocrinology, 1984. **9**(4): p. 405-14.
15. Zucker, K.J., et al., *Psychosexual development of women with congenital adrenal hyperplasia.* Horm Behav, 1996. **30**(4): p. 300-18.
16. Kuhnle, U. and M. Bullinger, *Outcome of congenital adrenal hyperplasia.* Pediatr Surg Int, 1997. **12**(7): p. 511-5.
17. Lev-Ran, A., *Sexuality and educational levels of women with the late-treated adrenogenital syndrome.* Arch Sex Behav, 1974. **3**(1): p. 27-32.
18. Müller, M., Bidlingmaier F, Forster C, *Psychosexuelles Verhalten von Frauen mit adrenogenitalem Syndrom.* Helv Paediatr Acta, 1982. **37**: p. 571-580.

19. Slijper, F., van der Kamp HJ, Brandenburg H, *Evaluation of psychosexual development of young women with congenital adrenal hyperplasia: A pilot study.* Journal of Sex Education and Therapy, 1992. **18**: p. 200-207.
20. Meyer-Bahlburg, H.F., *Gender and sexuality in classic congenital adrenal hyperplasia.* Endocrinol Metab Clin North Am, 2001. **30**(1): p. 155-71, viii.
21. Axelrad, M.E., et al., *The gender medicine team: "it takes a village".* Adv Pediatr, 2009. **56**: p. 145-64.
22. Hughes, I.A., *Disorders of sex development: a new definition and classification.* Best Pract Res Clin Endocrinol Metab, 2008. **22**(1): p. 119-34.
23. MacLaughlin, D.T. and P.K. Donahoe, *Sex determination and differentiation.* N Engl J Med, 2004. **350**(4): p. 367-78.
24. Sultan, C., et al., *Ambiguous genitalia in the newborn: diagnosis, etiology and sex assignment.* Endocr Dev, 2004. **7**: p. 23-38.
25. Pang, S.Y., et al., *Worldwide experience in newborn screening for classical congenital adrenal hyperplasia due to 21-hydroxylase deficiency.* Pediatrics, 1988. **81**(6): p. 866-74.
26. HAS. *Hyperplasie congénitale des surrénale par déficit en 21-hydroxylase Protocole national de diagnostic et de soins pour les maladies rares.* 2011; Available from: http://www.has-sante.fr/portail/upload/docs/application/pdf/2011-05/ald_hors_liste_-_pnds_sur_lhyperplasie_congenitale_des_surrenales.pdf.
27. Turgeon, J., Bernard-Bonin. A.-C., Gervais, P., Ovetchkine, P., Gauthier, M., *Ambiguïté sexuelle*, in *Dictionnaire de thérapeutique pédiatrique Weber*, G. Morin, Editor 2007.
28. Skakkebaek, N.E., E. Rajpert-De Meyts, and K.M. Main, *Testicular dysgenesis syndrome: an increasingly common developmental disorder with environmental aspects.* Hum Reprod, 2001. **16**(5): p. 972-8.
29. Cools, M., et al., *Gonadal pathology and tumor risk in relation to clinical characteristics in patients with 45,X/46,XY mosaicism.* J Clin Endocrinol Metab. **96**(7): p. E1171-80.
30. El Moussaif, N., et al., *45,X/46,XY mosaicisme: report of five cases and clinical review.* Ann Endocrinol (Paris). **72**(3): p. 239-43.
31. Chau, P.L. and J. Herring, *Defining, assigning and designing sex.* Int J Law Policy Family, 2002. **16**(3): p. 63-85.
32. Fausto-Sterling, A., *Sexing the body, gender politics and the construction of sexuality*2000, New York: Perseus Books Group.
33. Chiland, C., *La problématique de l'identité sexuée*, in *Neuropsychiatrie de l'enfance et de l'adolescence*2008. p. 328-334.
34. Hughes, I.A., et al., *Consequences of the ESPE/LWPES guidelines for diagnosis and treatment of disorders of sex development.* Best Pract Res Clin Endocrinol Metab, 2007. **21**(3): p. 351-65.
35. Crecchio. L., *Apparences viriles chez une femme.* Ann. Hyg. Publ., 1866. **25**(2): p. 178.
36. David, M. *Historique des ambiguïtés sexuelles et de leurs traitements.* Available from: http://spiral.univ-lyon1.fr.
37. Pellerin, D., *[Reimplantation of the clitoris. Plastic reconstruction of female pseudohermaphroditism].* Mem Acad Chir (Paris), 1965. **91**(30): p. 965-9.
38. Randolph, J.G. and W. Hung, *Reduction clitoroplasty in females with hypertrophied clitoris.* J Pediatr Surg, 1970. **5**(2): p. 224-31.
39. Kumar, H., et al., *Clitoroplasty: experience during a 19-year period.* J Urol, 1974. **111**(1): p. 81-4.

40. Mollard, P., S. Juskiewenski, and J. Sarkissian, *Clitoroplasty in intersex: a new technique.* Br J Urol, 1981. **53**(4): p. 371-3.
41. Rajfer, J., R.M. Ehrlich, and W.E. Goodwin, *Reduction clitoroplasty via ventral approach.* J Urol, 1982. **128**(2): p. 341-3.
42. Kogan, S.J., P. Smey, and S.B. Levitt, *Subtunical total reduction clitoroplasty: a safe modification of existing techniques.* J Urol, 1983. **130**(4): p. 746-8.
43. Addison., T., *On the constitutional and local effects of disease of the supra-renal capsules*1855, London: Highley.
44. Brown-Sequard., C.E., *Recherches expérimentales sur la physiologie des capsules surrénales.* arch Gen Med, 1856. **8**.
45. Bariety. M., C.C., *Apert et Gallais*, in *Histoire de la médecine*1963. p. 557.
46. Hazard. J., *Découvertes des hormones surrénales.* Histoire des sciences médicales. Vol. 4. 2004.
47. Wilkins, L., et al., *The suppression of androgen secretion by cortisone in a case of congenital adrenal hyperplasia.* Bull Johns Hopkins Hosp, 1950. **86**(4): p. 249-52.
48. Bongiovanni, A.M., W.R. Eberlein, and J. Cara, *Studies on the metabolism of adrenal steroids in the adrenogenital syndrome.* J Clin Endocrinol Metab, 1954. **14**(4): p. 409-22.
49. Childs, B., M.M. Grumbach, and J.J. Van Wyk, *Virilizing adrenal hyperplasia; a genetic and hormonal study.* J Clin Invest, 1956. **35**(2): p. 213-22.
50. Decourt, J., M.F. Jayle, and E. Baulieu, *[Clinically late virilism with excretion of pregnanetriol and insufficiency of cortisol production].* Ann Endocrinol (Paris), 1957. **18**(3): p. 416-22.
51. Binoux, M., et al., *[Hypophyseal-adrenal regulation in congenital adrenal hyperplasia (study of plasma corticotropic activity in 24 patients)].* Arch Fr Pediatr, 1967. **24**(4): p. 369-97.
52. White, P.C., et al., *Two steroid 21-hydroxylase genes are located in the murine S region.* Nature, 1984. **312**(5993): p. 465-7.
53. White, P.C. and P.W. Speiser, *Congenital adrenal hyperplasia due to 21-hydroxylase deficiency.* Endocr Rev, 2000. **21**(3): p. 245-91.
54. Morel, Y., et al., *[21 hydroxylase deficiency: new strategies emerging from molecular studies].* Ann Endocrinol (Paris), 2003. **64**(6): p. 456-70.
55. Hughes, I.A., et al., *Consensus statement on management of intersex disorders.* Arch Dis Child, 2006. **91**(7): p. 554-63.
56. Meyer-Bahlburg, *Lignes de conduite pour le traitement des enfants ayant des troubles du développement du sexe*, in *Neuropsychiatrie de l'Enfance et de l'Adolescence*2008.
57. Chiland, C., *Changer de sexe : illusion et réalité*, ed. O. Jacob2011, Paris.
58. Jaubert, F., et al., *[Hermaphroditism pathology].* Ann Pathol, 2004. **24**(6): p. 499-509.
59. *Dictionnaire de français.* 2013; Available from: http://www.larousse.fr/dictionnaires/francais/Action.
60. Bleier, R., *Sex differences research: Science or Belief ?*, in *Feminist approaches to science*, B. Ruth, Editor 1986, Pergamon Press: New York.
61. Fried, B., *Boys will be boys: The language of sex and gender*, in *Women look at biology looking at women*1979, G.K. Hall: Boston.
62. Fausto-Sterling, A., *Les cinq sexes - Pourquoi mâle et femelle ne sont pas suffisants.* Petite bibliothèque payot ed2013.
63. Money, J., *Man and Women, boy and girl : gender odentoty from conception to maturity.* Northval, N.J ; Jason Aronson ed1996.
64. Castel, P.-H. *Philosophie de l'esprit, psychopathologie, psychanalyse.*; Available from: http://pierrehenri.castel.free.fr/.

65. Money, J.H., J.-G. ; Hampson, J.-L., *Hermaphroditism: Recommandations concerning assignment of sex, change of sex, and psychologie managment.* Bulletin of Johns Hopkins Hospital, 1955. **97**: p. 284-300.
66. Money, J., *The conceptual neutering of gender and the criminalization of sex.* Arch Sex Behav, 1985. **14**(3): p. 279-90.
67. Stoller, R.J., *Sex and gender: on the development of masculinity and feminity*1968, New York: Science House.
68. Stoller, R.J., *Sex and gender. Volume 2: The transexual experiment.* Vol. 2. 1975, London: Hogarth Press.
69. Money, J., J.G. Hampson, and J.L. Hampson, *Imprinting and the establishment of gender role.* AMA Arch Neurol Psychiatry, 1957. **77**(3): p. 333-6.
70. Money, J.H., J.-G. ; Hampson, J.-L., *Hermaphrodism, gender and precocity in hyperadrenocorticism: psychologic findings.* Bulletin of Johns Hopkins Hospital, 1955. **97**: p. 253-264.
71. Money, J.H., J.-G. ; Hampson, J.-L., *An examination of some basic sexual concepts: the evidence of human hermaphroditism.* Bulletin of Johns Hopkins Hospital, 1955. **97**: p. 301-319.
72. Garfinkel, H., *Passing and the management achievement of sex status in an "intersexual" person*, in *Studies in Ethnomethodology*, E. Cliffs, Editor 1967, Prentice Hall: NJ.
73. Diamond, M., *A Critical Evaluation of the Ontogeny of Human Sexual Behavior.* Q Rev Biol, 1965. **40**: p. 147-75.
74. Diamond, M., *Sexual identity, monozygotic twins reared in discordant sex roles and a BBC follow-up.* Arch Sex Behav, 1982. **11**(2): p. 181-6.
75. Diamond, M. and H.K. Sigmundson, *Sex reassignment at birth. Long-term review and clinical implications.* Arch Pediatr Adolesc Med, 1997. **151**(3): p. 298-304.
76. Blakemore, B., Liben, *Gender Development*, in *Psychology Press*, T.a. Francis, Editor 2009: New York.
77. Phoenix, C.H., et al., *Organizing action of prenatally administered testosterone propionate on the tissues mediating mating behavior in the female guinea pig.* Endocrinology, 1959. **65**: p. 369-82.
78. Becker, B., Geary, Hampson, Herman, Young, *Sex Differences in the Brain: From Genes to Behavior*, ed. O.U. Press2008, New York.
79. Becker, B., Crews, McCarthy, *Behavioral Endocrinology*, ed. M. Press2002, Cambridge.
80. Goy, M., *Sexual Differentiation of the Brain*, ed. M. Press1980, Cambridge.
81. Ryan, B.C. and J.G. Vandenbergh, *Intrauterine position effects.* Neurosci Biobehav Rev, 2002. **26**(6): p. 665-78.
82. Thornton, J., J.L. Zehr, and M.D. Loose, *Effects of prenatal androgens on rhesus monkeys: a model system to explore the organizational hypothesis in primates.* Horm Behav, 2009. **55**(5): p. 633-45.
83. Wallen, K., *Hormonal influences on sexually differentiated behavior in nonhuman primates.* Front Neuroendocrinol, 2005. **26**(1): p. 7-26.
84. Wallen, K., *The Organizational Hypothesis: Reflections on the 50th anniversary of the publication of Phoenix, Goy, Gerall, and Young (1959).* Horm Behav, 2009. **55**(5): p. 561-5.
85. Grumbach, H., Conte, *Disorders of sex differentiation* 2003, Philadelphia: W.B. Saunders.

86. Berenbaum, S.A. and A.M. Beltz, *Sexual differentiation of human behavior: effects of prenatal and pubertal organizational hormones.* Front Neuroendocrinol. **32**(2): p. 183-200.
87. Finegan, J.A., B. Bartleman, and P.Y. Wong, *A window for the study of prenatal sex hormone influences on postnatal development.* J Genet Psychol, 1989. **150**(1): p. 101-12.
88. Berenbaum, S.A., et al., *Fingers as a marker of prenatal androgen exposure.* Endocrinology, 2009. **150**(11): p. 5119-24.
89. Hines, M., C. Brook, and G.S. Conway, *Androgen and psychosexual development: core gender identity, sexual orientation and recalled childhood gender role behavior in women and men with congenital adrenal hyperplasia (CAH).* J Sex Res, 2004. **41**(1): p. 75-81.
90. Medecine, I.o., *Exploring the biological contributions to human health: Does sex matter?* 2001, Washington, DC: National Academy Press.
91. Pinker, *Sex*, ed. I.t.S. difference2005: The New Republic.
92. Bailey. A., H.P., *Depression in men is associated with more feminine finger length ratios.* Personality and Individual Differences, 2005. **39**(4): p. 829-836.
93. Knickmeyer, R., et al., *Androgens and autistic traits: A study of individuals with congenital adrenal hyperplasia.* Horm Behav, 2006. **50**(1): p. 148-53.
94. Meyer-Bahlburg, H.F., *Gender assignment and reassignment in intersexuality: controversies, data, and guidelines for research.* Adv Exp Med Biol, 2002. **511**: p. 199-223.
95. Zucker, K.J., *Intersexuality and gender identity differentiation.* Annu Rev Sex Res, 1999. **10**: p. 1-69.
96. Reiner, W.G. and J.P. Gearhart, *Discordant sexual identity in some genetic males with cloacal exstrophy assigned to female sex at birth.* N Engl J Med, 2004. **350**(4): p. 333-41.
97. Kreisler, L., *Les intersexuels avec ambiguïté génitale. Etude psychopédiatrique.* Vol. 13. 1970.
98. Stoller, R.J., *Masculin ou féminin ?*, ed. P.U.d. France1989, Paris.
99. Anatrella, T., *Gender: La controverse*, ed. P. Tequi2011.
100. Le Maner-Idrissi, G., *L'identité sexuée*1997, Paris: Dunod.
101. Zaouche-Gaudron, C., *Influence de la différenciation paternelle sur la construction de l'identité sexuée de l'enfant de 20 mois.* Enfance, 1997: p. 425-434.
102. Granié, M.-A., *Pratiques éducatives familiales et développement de l'identité sexuée chez l'enfant*, in *ANRT*1997: Lille.
103. Le Camus, J., *Le père et l'enfant*, in *Enfance n°31*1997, PUF: Paris.
104. Le Camus, J., *Le vrai rôle du père*, O. Jacob, Editor 2004, Poches: Paris.
105. Zaouche-Gaudron, C.R.V., *L'identité sexuée du jeune enfant : actualisation des modèles théoriques et analuse de la contribution paternelle.* L'orientation scolaire et professionnelle, 2002. **31**(4): p. 523-533.
106. Jacquot, M.L., A., *L'identité sexuelle*, in *Le dictionnaire de l'adolescence et de la jeunesse*2010, Presse Universitaire Française: Paris. p. 414-417.
107. Laplanche, J., *Le genre, le sexe, le sexual*, in *Sexual. La sexualité élargie au sens freudien.*2003, Presse Universitaire Française: Paris. p. 153-193.
108. Rajon, A.-M., *Répercussions du diagnostic périnatal de malformation sur l'enfant et ses parents*, in *Psychiatrie de l'enfant* PUF, Editor 2006. p. 349-404.
109. Gueniche, K.J., M. ; Thibaud, E. ; Polak, M., *L'identité sexuée en impasse... A porpos de jeunes adultes au caryotype XY nées avec une anomalie du développement des*

*organes génitaux et élevées en fille.* Neuropsychiatrie de l'enfance et de l'adolescences, 2008. **56**(6): p. 377-385.
110. Jacquot, M., *Intersexuation, identité sexuelle et famille : Du défaut d'assignation au défaut d'affiliation.* Recherches familiales, 2013.
111. Adolescences, F. *Résultats de l'étude quantitative 2012 Ipsos Santé pour la Fondation Pfizer* 2012; Available from: http://www.fondation-pfizer.org/Portals/0/Accueil/IpsosSynth%C3%A8seForumado2012.pdf.
112. Picquart. J., *Ni homme, ni femme. Enquête sur l'intersexuation*2009: La Musardine.
113. Trans, L.c.d. *M,F ou vierge : «troisième genre» officiel en Allemagne à partir de Novembre.* 2013; Available from: http://www.txy.fr/blog/2013/08/17/m-f-ou-blanc-troisieme-genre-officielle-en-allemagne-a-partir-de-novembre/.
114. Roiphe, H., Galenson, E., *Infantile origins of sexual identity.*1981, New York: International Universities Press.
115. Naouri, A., *Les belles-mères, les beaux-pères, leurs brus et leurs gendres*, ed. O. Jacob2011, Paris.
116. Brown. P.L., *Supporting boys and girls who claim the ther gender.* The new york times., 2006.
117. Hines, *Sex-related variation in human behavior and the brain.* Trends in Cognitive Sciences2010.
118. Sowerwine, C., *Militantisme et identité sexuelle: la carrière politique et l'oeuvre théorique de Madeleine Pelletier (1874-1939)*1991: Association Le Mouvement Social.
119. Sorin, C., *Du personnel au politique : construction d'une identité militante dans le journal d'Alice Stone Blackwell (1872-1874).* Amnis. Revue de civilisation contemporaire Europes/Amériques, 2008. **8**.
120. Kessler. S., *Lessons from the Intersexed*, ed. Piscataway1998, NJ: Rutgers University Press.
121. Bizzio, S., *Chicos*2004: Interzona.
122. Ruble, M., Berenbaum, , *Social, Emotional and Personality Development.* Handbook of Child Psychology, ed. R.M.L. W. Damon. Vol. 3. 2006, New York: Wiley.
123. Golombok, F., *Gender development*1994, New York: Cambridge University Press.
124. Fagot, *Changes in thinking about early sex role development.* Dev Rev, 1985(5): p. 83-98.
125. Maccoby, *Gender as a social category.* Dev Psychol, 1988(24): p. 755-765.
126. Maccoby, J., *Gender segregation in childhood*, in *Advances i nchild development and behavior*, Reese, Editor 1987, Academic Press: New York.
127. Zucker, K.J., et al., *Gender constancy judgments in children with gender identity disorder: evidence for a developmental lag.* Arch Sex Behav, 1999. **28**(6): p. 475-502.
128. Money, E., *Man and Woman, Boy and Girl*, ed. J.H.U. Press1972.
129. Cohen-Kettenis, P.T. and W.A. Arrindell, *Perceived parental rearing style, parental divorce and transsexualism: a controlled study.* Psychol Med, 1990. **20**(3): p. 613-20.
130. Parker, G. and R. Barr, *Parental representations of transsexuals.* Arch Sex Behav, 1982. **11**(3): p. 221-30.
131. Schulz, K.M., H.A. Molenda-Figueira, and C.L. Sisk, *Back to the future: The organizational-activational hypothesis adapted to puberty and adolescence.* Horm Behav, 2009. **55**(5): p. 597-604.
132. Sisk, C.L. and J.L. Zehr, *Pubertal hormones organize the adolescent brain and behavior.* Front Neuroendocrinol, 2005. **26**(3-4): p. 163-74.

133. Cohen-Bendahan, C.C., C. van de Beek, and S.A. Berenbaum, *Prenatal sex hormone effects on child and adult sex-typed behavior: methods and findings.* Neurosci Biobehav Rev, 2005. **29**(2): p. 353-84.
134. Hines, M., *Gender development and the human brain.* Annu Rev Neurosci. **34**: p. 69-88.
135. McCarthy, M.M., et al., *The epigenetics of sex differences in the brain.* J Neurosci, 2009. **29**(41): p. 12815-23.
136. Forest, M.G., A.M. Cathiard, and J.A. Bertrand, *Evidence of testicular activity in early infancy.* J Clin Endocrinol Metab, 1973. **37**(1): p. 148-51.
137. Kuiri-Hanninen, T., et al., *Increased activity of the hypothalamic-pituitary-testicular axis in infancy results in increased androgen action in premature boys.* J Clin Endocrinol Metab. **96**(1): p. 98-105.
138. Winter, J.S., et al., *Pituitary-gonadal relations in infancy: 2. Patterns of serum gonadal steroid concentrations in man from birth to two years of age.* J Clin Endocrinol Metab, 1976. **42**(4): p. 679-86.
139. Main, K.M., I.M. Schmidt, and N.E. Skakkebaek, *A possible role for reproductive hormones in newborn boys: progressive hypogonadism without the postnatal testosterone peak.* J Clin Endocrinol Metab, 2000. **85**(12): p. 4905-7.
140. Boas, M., et al., *Postnatal penile length and growth rate correlate to serum testosterone levels: a longitudinal study of 1962 normal boys.* Eur J Endocrinol, 2006. **154**(1): p. 125-9.
141. Brauner, R., et al., *Clinical, biological and genetic analysis of anorchia in 26 boys.* PLoS One. **6**(8): p. e23292.
142. Zenaty, D., et al., *Bilateral anorchia in infancy: occurence of micropenis and the effect of testosterone treatment.* J Pediatr, 2006. **149**(5): p. 687-91.
143. Poomthavorn, P., R. Stargatt, and M. Zacharin, *Psychosexual and psychosocial functions of anorchid young adults.* J Clin Endocrinol Metab, 2009. **94**(7): p. 2502-5.
144. Hier, D.B. and W.F. Crowley, Jr., *Spatial ability in androgen-deficient men.* N Engl J Med, 1982. **306**(20): p. 1202-5.
145. Collaer, M.L., et al., *Cognitive and behavioral characteristics of turner syndrome: exploring a role for ovarian hormones in female sexual differentiation.* Horm Behav, 2002. **41**(2): p. 139-55.
146. Alexander, G.M. and N. Charles, *Sex differences in adults' relative visual interest in female and male faces, toys, and play styles.* Arch Sex Behav, 2009. **38**(3): p. 434-41.
147. Alexander, G.M. and J. Saenz, *Postnatal testosterone levels and temperament in early infancy.* Arch Sex Behav. **40**(6): p. 1287-92.
148. Lamminmaki, A., et al., *Testosterone measured in infancy predicts subsequent sex-typed behavior in boys and in girls.* Horm Behav. **61**(4): p. 611-6.
149. Zucker, B., *Gender identity disorder and psychosexual problems in children and adolescents*1995, New York: Guilford Press.
150. Green, *The "sissy boy syndrome" and the development of homosexuality*1987, New Haven, Connecticut: Yale University Press.
151. Money, R., *Homosexual outcome of discordant gender identity/role: longitudinal follow-up.* J Ped Psychol, 1979(4): p. 29-41.
152. Zuger, B., *Early effeminate behavior in boys. Outcome and significance for homosexuality.* J Nerv Ment Dis, 1984. **172**(2): p. 90-7.
153. Bell, W., Hammersmith, *Sexual preference: its development in men and women*1981, Bloomington, Indiana: Indiana University Press.
154. Harry, *Gay children grow up: gender culture and gender deviance*1982, New York: Praeger.

155. Whitam, M., *Male homosexuality in four societies: Brazil, Guatemala, the Philippines and the United States.*1986, New York: Praeger.
156. Lowry Sullivan, B., Zucker, *Gender identity disorder (transsexualism) and transvestic fetishism*, in *Handbook of adolescent psychopathology*, H. Van Hasselt, Editor 1995, Lexington Books: New York.
157. Houk, C.P., et al., *Summary of consensus statement on intersex disorders and their management. International Intersex Consensus Conference.* Pediatrics, 2006. **118**(2): p. 753-7.
158. Hughes, I.A., et al., *Consensus statement on management of intersex disorders.* J Pediatr Urol, 2006. **2**(3): p. 148-62.
159. Lee, P.A., et al., *Consensus statement on management of intersex disorders. International Consensus Conference on Intersex.* Pediatrics, 2006. **118**(2): p. e488-500.
160. Suresh, D., et al., *Assessing sex assignment concordance with genotype and phenotype.* Int J Pediatr Endocrinol. **2013**(1): p. 7.
161. *Consensus statement on 21-hydroxylase deficiency from the Lawson Wilkins Pediatric Endocrine Society and the European Society for Paediatric Endocrinology.* J Clin Endocrinol Metab, 2002. **87**(9): p. 4048-53.
162. Meyer-Bahlburg, H.F., *Introduction: gender dysphoria and gender change in persons with intersexuality.* Arch Sex Behav, 2005. **34**(4): p. 371-3.
163. Greenberg, J., *Legal aspects of gender assignment.* The endocrinologist, 2003. **13**(3): p. 277-286.
164. Warme, G.L., Bahtia, V., *Intersex, East and West*, in *Ethics and intersex*, S. Sytsma, Editor 2006, Springer: Berlin. p. 183-205.
165. Samara-Boustani, D.B., A. ; Pinto, G. ; Thibaud, E. ; Touraine, P. ; Polak, M., *Hyperplasie congénitale des surrénales : les formes précoces*, in *Encyclopédie Médico-Chirurgicale*, Masson, Editor 2009, Elsevier.
166. Douglas, G., et al., *Consensus in Guidelines for Evaluation of DSD by the Texas Children's Hospital Multidisciplinary Gender Medicine Team.* Int J Pediatr Endocrinol. **2010**: p. 919707.
167. Creighton, S. and C. Minto, *Managing intersex.* BMJ, 2001. **323**(7324): p. 1264-5.
168. Creighton, S.M., C.L. Minto, and S.J. Steele, *Objective cosmetic and anatomical outcomes at adolescence of feminising surgery for ambiguous genitalia done in childhood.* Lancet, 2001. **358**(9276): p. 124-5.
169. Crouch, N.S. and S.M. Creighton, *Long-term functional outcomes of female genital reconstruction in childhood.* BJU Int, 2007. **100**(2): p. 403-7.
170. Crouch, N.S., et al., *Genital sensation after feminizing genitoplasty for congenital adrenal hyperplasia: a pilot study.* BJU Int, 2004. **93**(1): p. 135-8.
171. Diamond, M. and H.K. Sigmundson, *Management of intersexuality. Guidelines for dealing with persons with ambiguous genitalia.* Arch Pediatr Adolesc Med, 1997. **151**(10): p. 1046-50.
172. Clayton, P.E., et al., *Consensus statement on 21-hydroxylase deficiency from the European Society for Paediatric Endocrinology and the Lawson Wilkins Pediatric Endocrine Society.* Horm Res, 2002. **58**(4): p. 188-95.
173. Jordan-Young, *Brain Storm: The flaws in the science of sex differences*2010, Cambridge: Havard University Press.
174. Beauvais, C., et al., *Early diagnosis of vertebral osteomyelitis due to a rare pathogen: Haemophilus parainfluenzae.* J Rheumatol, 1992. **19**(3): p. 491-3.

175. Pasterski, V.L., et al., *Prenatal hormones and postnatal socialization by parents as determinants of male-typical toy play in girls with congenital adrenal hyperplasia.* Child Dev, 2005. **76**(1): p. 264-78.
176. Servin, A., et al., *Prenatal androgens and gender-typed behavior: a study of girls with mild and severe forms of congenital adrenal hyperplasia.* Dev Psychol, 2003. **39**(3): p. 440-50.
177. Meyer-Bahlburg, H.F., et al., *Sexual orientation in women with classical or non-classical congenital adrenal hyperplasia as a function of degree of prenatal androgen excess.* Arch Sex Behav, 2008. **37**(1): p. 85-99.
178. Bleier, *A critique of biology and its theories on women.*1984, New York: Pergamon Press.
179. Longino, D., *Body, bias and behavior: a comparative analysis of reasoning in two areas of biological science*, ed. J.o.W.i.C.a. Society1983.
180. Karkazis, *Fixing sex: Intersex, medical authority, ans lived experience*2008, Durham, NC: Duke University Press.
181. Berenbaum, R., *The seeds of career Choices: prenatal sex-types toy preferences.* American Psychological Association, ed. W. Ceci2007, Washington.
182. Sax, *Why gender matters: What parents and teachers need to know about the emerging science of sex-differences*2005, New York: Doubleday.
183. Morland, *Intersex treatment and the promise of trauma.* Gender and the science of difference: Cultural politics of contemporary science and medicine., ed. I.J. Fisher2011, New Brunswick: Rutgers University Press.
184. Dorlin, E., *Sexe, genre et intersexualité : la crise comme régime théorique.*, in *Raisons politiques*2005, Presses de Sciences Po. p. 117-137.
185. Laqueur, T., *La fabrique du sexe. essai sur le corps et le genre en Occident.*, ed. N. Essais1992.

# Table des matières

Introduction ............................................................................................................. 1
   Problématique ...................................................................................................... 2
   Généralités ........................................................................................................... 5
      Epidémiologie ................................................................................................. 5
      Historique de l'hyperplasie congénitale des surrénales et de la génitoplastie ............. 6
      Terminologie .................................................................................................. 9
      Concept d'identité ......................................................................................... 11
         Théories sur le développement psycho-somatique sexuel ........................... 12
            Théorie de la flexibilité de l'identité de genre ....................................... 12
            Théorie organisationnelle du cerveau .................................................... 13
         Assignation sexuelle .................................................................................. 16
   Contexte actuel et état de la question ................................................................... 19
      Insertion socio-politique ............................................................................... 19
      Intersexe et genre ........................................................................................ 22
Objectifs et hypothèses de recherche ........................................................................ 25
   Objectifs ............................................................................................................ 26
      Objectif principal ......................................................................................... 26
      Objectifs secondaires ................................................................................... 26
   Hypothèses ........................................................................................................ 27
      Hypothèse générale ..................................................................................... 27
      Hypothèses de travail .................................................................................. 27
Matériel et Méthodes ............................................................................................... 28
   Méthodologie de la recherche ............................................................................ 29
      Schéma de la recherche ............................................................................... 29
      Plan d'investigation ..................................................................................... 29
   Critères d'inclusion et d'exclusion ....................................................................... 32
      Couples Patiente-Parents Cas ...................................................................... 32
         Critères d'inclusion .................................................................................. 32

Critères d'exclusion .................................................................................................... 32
Couples Enfant-Parents Témoins ................................................................................... 33
Critères d'inclusion ..................................................................................................... 33
Critères d'exclusion .................................................................................................... 33
Recueil des données, logistique de la recherche ............................................................. 33
Autorisation de la CNIL ............................................................................................. 33
Recueil des données, logistique de la recherche ........................................................... 34
Analyse statistique ..................................................................................................... 34
Résultats attendus ...................................................................................................... 35
Résultats ........................................................................................................................ 36
Population ...................................................................................................................... 37
Groupe HCS-DSD ...................................................................................................... 37
Groupe Témoin .......................................................................................................... 37
Analyse de l'échantillon HCS-DSD ................................................................................ 39
Analyse quantitative ...................................................................................................... 42
Identité de genre ........................................................................................................ 42
Sexualité / Choix de l'objet de rapport ....................................................................... 43
Groupe HCS – « Génitoplastie Précoce Seule » et « Génitoplastie Tardive ± Précoce » ................................................................................................................. 43
Groupe témoin ....................................................................................................... 44
Phénotype / Morphotype ........................................................................................... 46
Groupe HCS – « Génitoplastie Précoce Seule » et « Génitoplastie Tardive ± Précoce » ................................................................................................................. 46
Groupe témoin ....................................................................................................... 48
Timing optimal de la prise en charge chirurgicale ..................................................... 49
Groupe HCS – « Génitoplastie Précoce Seule » et « Génitoplastie Tardive ± Précoce » ................................................................................................................. 49
Patientes ................................................................................................................ 49
Parents ................................................................................................................... 49
Groupe témoin ....................................................................................................... 50
Enfants ................................................................................................................... 50

    Parents .................................................................................................................. 50

Analyse qualitative ......................................................................................................... 53

    Relation interpersonnelle familiale – Groupe HCS (« Génitoplastie Précoce Seule » et
    « Génitoplastie Tardive ± Précoce ») ......................................................................... 53

        Appréciation durant la petite enfance par les patientes ................................................ 53

        Appréciation durant la petite enfance par les parents.................................................. 54

        Appréciation durant l'adolescence par les patientes ..................................................... 55

        Appréciation durant l'adolescence par les parents ....................................................... 56

    Relation interpersonnelle familiale – Groupe Témoin ................................................. 58

        Appréciation durant la petite enfance par les patientes ................................................ 58

        Appréciation durant la petite enfance par les parents.................................................. 59

        Appréciation durant l'adolescence par les patientes ..................................................... 60

        Appréciation durant l'adolescence par les parents ....................................................... 61

    Relation interpersonnelle avec la société ................................................................... 62

        Appréciation durant l'enfance et l'adolescence par les patientes.................................. 62

        Appréciation durant l'enfance et l'adolescence par les témoins ................................... 63

    Impact psychologique après génitoplastie tardive ...................................................... 64

    Intégration du rôle parental à l'annonce du DSD ....................................................... 65

    Perception de la communauté médicale ..................................................................... 67

    Epanouissement sexuel ................................................................................................ 68

    Timing de la prise en charge chirurgicale .................................................................. 69

    Perception et implication du milieu associatif ............................................................ 72

Discussion ........................................................................................................................ 74

    Relations interpersonnelles .......................................................................................... 75

    Identité de genre .......................................................................................................... 89

    Sexualité ...................................................................................................................... 93

    Troubles de l'identité de genre, homosexualité et transsexualité............................... 98

    DSD, (ré)assignation et génitoplastie ....................................................................... 101

Conclusions ................................................................................................................... 109

Bibliographie ................................................................................................................. 113

Table des matières ......................................................................................................... 123

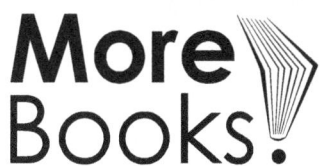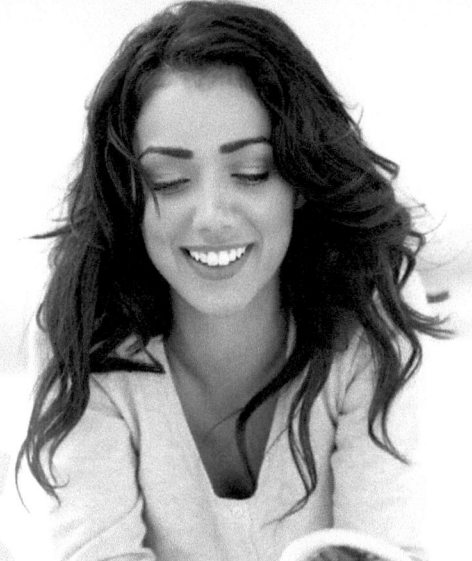

Oui, je veux morebooks!

# I want morebooks!

Buy your books fast and straightforward online - at one of the world's fastest growing online book stores! Environmentally sound due to Print-on-Demand technologies.

Buy your books online at
## www.get-morebooks.com

Achetez vos livres en ligne, vite et bien, sur l'une des librairies en ligne les plus performantes au monde!
En protégeant nos ressources et notre environnement grâce à l'impression à la demande.

La librairie en ligne pour acheter plus vite
## www.morebooks.fr

VDM Verlagsservicegesellschaft mbH
Heinrich-Böcking-Str. 6-8
D - 66121 Saarbrücken
Telefax: +49 681 93 81 567-9
info@vdm-vsg.de
www.vdm-vsg.de

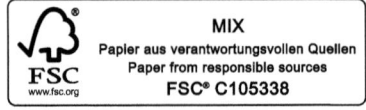

Printed by Books on Demand GmbH, Norderstedt / Germany

# FERNANDO ALCALÁ

## Carlos, Paula y compañía

Editado por Harlequin Ibérica.
Una división de HarperCollins Ibérica, S.A.
Núñez de Balboa, 56
28001 Madrid

© 2013 Fernando Alcalá Suárez
© 2015 Harlequin Ibérica, una división de HarperCollins Ibérica, S.A.
Carlos, Paula y compañía, n.º 193

Todos los derechos están reservados incluidos los de reproducción, total o parcial.
Esta edición ha sido publicada con autorización de Harlequin Books S.A.
Esta es una obra de ficción. Nombres, caracteres, lugares, y situaciones son producto de la imaginación del autor o son utilizados ficticiamente, y cualquier parecido con personas, vivas o muertas, establecimientos de negocios (comerciales), hechos o situaciones son pura coincidencia.
® Harlequin, TOP NOVEL y logotipo Harlequin son marcas registradas por Harlequin Enterprises Limited.
® y ™ son marcas registradas por Harlequin Enterprises Limited y sus filiales, utilizadas con licencia. Las marcas que lleven ® están registradas en la Oficina Española de Patentes y Marcas y en otros países.
Imagen de cubierta utilizada con permiso de Dreamstime.com.

I.S.B.N.: 978-84-687-6162-6
Depósito legal: M-9748-2015

*Para Ana. Porque siempre habrá cosas que el mundo no comprenda,
pero es más que suficiente que solo las entendamos tú y yo.*

*What's the deal with my brain?*
*Why am I so obviously insane?*
*In a perfect situation*
*I let love down the drain.*
*There's the pitch, slow and straight.*
*All I have to do is swing*
*and I'm a hero, but I'm a zero.*

*Perfect Situation* – Weezer

## 01. Episodio piloto

Si alguien decidiera transformar mi vida en una serie de televisión, estoy seguro de que no empezaría con una imagen de mí mismo sentado en el sofá, vestido con un chándal pasado de moda, con la tele de fondo mientras selecciona cuidadosamente qué llevarse a la boca y aparta las pasas en un cenicero lleno de colillas.

A pesar de todo, si esto fuera una serie de televisión, no sería necesario que diera información de mi preferencia por las pipas sobre las pasas. Y supuesto el caso en que mi imagen como adicto a los frutos secos fuera importante, seguro que el programa que ve mi personaje en el hipotético episodio piloto de la serie de mi vida, no sería una tertulia vespertina de mala muerte, llena de gente rara que intenta ser menos patética, por lo menos, mientras dura el programa; que ya es más que lo que hago yo diariamente.

En mi defensa tengo que decir que, en realidad, yo no debería estar delante de la televisión. Yo debería estar en mi cuarto, reformando un currículum que ya ha quedado atrasado. No porque sea experto en hacer cursos de formación y no haya añadido mis numerosas y nuevas titulaciones, sino porque probablemente haya salido una nueva versión del

Word y, bueno, ponerle colorines seguramente me haría sentir mejor y más útil en la vida. Porque sí, señoras y señores, tengo el noble y poco reconocido oficio de parado.

Acabé la carrera hace dos años. Una carrera de letras, para más inri. Supongo que, desde mi más romántica adolescencia, he pecado un poco de idealista y creía que podría llegar lejos si me dedicaba en cuerpo y alma a las artes, las letras y las humanidades. De mi tierna infancia, casi prefiero no hablar. De todas maneras, imagino que tampoco tienen demasiado interés doscientas treinta y siete heridas (calculo que una cada dos semanas), una cicatriz sobre el labio, dos veces el brazo roto, un esguince, una novia duradera, unos cuantos rollos pasajeros y un expediente académico justo en el punto en el que la media cobra sentido: ni por encima, ni por debajo. Exactamente igual que el resto de campos que conforman y han cimentado mi vida.

Soy Carlos Martínez. No soporto que toquen mis gafas de sol. Odio que mis compañeros de piso aprieten el tubo de pasta de dientes por el medio y las pasas, como ya he dicho, no son precisamente mi perdición. Tengo veintiocho años, un máster en «cómo conseguir trabajos basura y perderlos al día siguiente por falta de motivación», me mantengo gracias a clases particulares, que doy dos tardes por semana a un grupo de niños que detesto, vivo de alquiler en un piso de apenas cincuenta metros cuadrados con mis dos mejores amigos y, si mi vida fuera una serie de televisión, acabaría yéndose a pique.

Aunque me encantaría empezar cada día con una sintonía alegre y pegadiza en lugar de con el horrible pitido del despertador digital, o que se escucharan risas enlatadas cada vez que me ocurriera algo gracioso, o que incluso sonara una tensa melodía a piano cada vez que mi vida estuviera a punto de cambiar. Si a esta le diera la gana de hacerlo, todo sea dicho.

Lo que nunca he tenido tan claro es el género al que podría pertenecer mi supuesta serie. Pongamos como ejemplo la vida de mi amigo Marcos: la vida de mi amigo Marcos podría contarse a través de una serie como *Sensación de vivir*: no des un palo al agua, sé el tío con más suerte del mundo y te irá bien. En su caso está claro. El caso de mi otro amigo, Óscar, podría ser el lado opuesto. Su vida podría contarse a través de cualquier serie mala de ciencia ficción.

Óscar y Marcos, por cierto, son mis compañeros de piso.

Conocí a Óscar cuando estaba en segundo de preescolar y decidí que prefería morderle el cuello a meterme en la boca aquel trozo insípido de plastilina roja. Por lo visto, le dejé la marca de mis dientes y aquella tarde su madre se presentó con el herido para ver a la mía y pedir explicaciones. Mientras ellas discutían, convencí a Óscar para que admirara mi flamante fuerte de Playmobil y, cuando nuestras madres quisieron darse cuenta, ya habíamos decidido que era absurdo discutir por una cicatriz de lo más molona.

Marcos llegó a nuestras vidas cuando ya teníamos ocho años y Cobi y Curro eran lo más de lo más. En aquella época pensábamos que decir «follar», decir «puta» y decir «coño» podría llevarnos directamente al infierno. Por eso, simplemente nos limitábamos a deletrear las tan temidas palabras cuando queríamos insultarnos. Óscar y yo, sin embargo, teníamos nuestra propia versión del infierno, situado en casa de su tía abuela Ramona, cuyo pasatiempo preferido era invitarnos a merendar una tarde al mes, darnos café con pastas (cuando nosotros lo que tomábamos era Cola Cao y pan con Nocilla) y decirnos lo adorables que éramos, mientras intentaba drenarnos la vida a base de besos peludos y babosos que nos dejaban las mejillas escocidas durante unos cuantos días. El castigo preferido de nuestros padres cuando llegábamos a casa con un suspenso o se rompía algún cristal misteriosamente, era llevarnos a casa de la tía abuela, por supuesto. Con eso se aseguraban de que nos portáramos bien, por lo menos, durante una semana.

Cuando Marcos hizo su aparición como nuevo alumno de tercero de EGB y decidió que Óscar y yo éramos lo suficientemente guays como para compartir sus cromos de la liga del 92, nos enseñó que, si nos limpiábamos la cara con la mano y poníamos gesto de asco cada vez que la tía abuela se nos acercaba, en lugar de resistir estoicamente las embestidas cariñosas de aquella dulce ancianita, esta acabaría cejando en sus intentos y dejaría nuestras suaves mejillas pulcras e impolutas.

Esa fue la primera de muchas lecciones de sabiduría que Marcos nos impartiría a lo largo de los años.

A los diez, Marcos ya nos había enseñado el agujero en la pared que daba al vestuario de las chicas de la clase. A los doce, decidió que era hora de quitarse aquel reguero de hormigas que crecía sobre sus labios y cogió la maquinilla de afeitar de su padre. Óscar y yo decidimos imitarle al día siguiente, pero acabé en el hospital por culpa de una herida que no se cerraba y que, finalmente, me dejó una cicatriz. Por aquel entonces, yo no sabía que no se podía utilizar la navaja del campamento para aquellos menesteres.

A los trece, nos convenció para comprar nuestra primera revista pornográfica, que escondimos celosamente en el trastero de Óscar y, en dos meses, montó la red más grande de contrabando de porno que se hubiera conocido nunca en el colegio San José.

A los catorce, nos enseñó a fumar. A los quince, besó a una

chica por primera vez y Óscar y yo solo tardamos tres meses en seguir sus pasos. A los diecisiete, tuvo la maravillosa idea de sacarnos de nuestra pequeña ciudad para ir a la universidad en otra más grande. A los dieciocho, compró su primera caja de preservativos. No los estrenó hasta los diecinueve, Óscar hasta los veinte y yo hasta los veintiuno; edad a la que se nos ocurrió vivir juntos en un piso de alquiler, piso que seguimos ocupando y compartiendo con tres pelusas que nos reciben cada vez que abrimos la puerta, una familia de cucarachas a las que alimentamos religiosamente y suponemos que también con un fantasma que ocupa el cuarto de baño por las noches y hace un ruido del demonio con la cisterna del váter. Nosotros lo llamamos cariñosamente el Señor Meón.

Podría decir que Marcos siempre ha sido el más avanzado de los tres. E imagino que el más práctico también; por eso se decantó por el Derecho y ahora trabaja como asesor fiscal en uno de los bancos más importantes de la ciudad, mientras yo, por utópico, me dediqué a las artes. Por llamar de alguna manera a lo que hago.

Óscar se quedó a medio camino entre ambos. Orientado por el pragmatismo de Marcos, se decantó por las Ciencias Empresariales. Influido por mi filosofía de vida, decidió que esta era demasiado corta como para desperdiciarla estudiando y aún le quedan, por lo menos, dos años de carrera, cuando debería haberla terminado hace otros dos.

No debería ser tan duro conmigo mismo, me lo han dicho muchas veces. Al fin y al cabo, aunque la vida no me sonría tan ampliamente como yo quisiera, no se carcajea de mí, que ya es algo. Pero de todas maneras, eso no quita para que crea firmemente que, si hicieran una serie sobre mi vida, tendríamos que inventarnos el guión porque no sería lo suficientemente interesante.

Aunque, claro, en las series de televisión, muchas veces la vida cambia con una llamada de teléfono. Y precisamente el teléfono está sonando en este mismo momento, mientras veo la tele comiendo frutos secos, vestido con un chándal pasado de moda.

Quizá ha llegado el momento de ser el protagonista de mi propia historia.

## Episodio 02: El del teatro

Al otro lado de la línea, escucho una carcajada. Una carcajada fácilmente reconocible porque puede escucharse igual de alto por mucho que se retire el teléfono del oído unos kilómetros. Es la carcajada de Rey.

Rey es mi mejor amiga. Es mi vía de escape, mi ventana al mundo femenino prohibido y toda una maestra en las artes del ligoteo y la seducción.

Conocí a Rey a los dieciséis años y desde entonces somos inseparables. Se puede mantener la conversación más profunda con ella para acabar, justo en un segundo, riendo a carcajada limpia sin saber por qué. Estar con ella es como estar de borrachera continua sin que queden secuelas negativas, a excepción de las agujetas que le acompañan siempre a uno después de pasar las horas haciendo el tonto, riendo sin parar.

—Una de dos, Carlos. O no querías coger el teléfono o he interrumpido algo muy interesante e íntimo y por eso has tardado tanto.

—No estaba haciendo nada, Rey. Estaba rehaciendo mi currículum.

Mentiroso. Soy un mentiroso pero tengo que mantener

la compostura y hacerle creer que me va a salvar de una tarde de tedio absoluto. A ella le gustan estas cosas.
—Esta noche una amiga estrena su obra de teatro, ¿te apuntas?
No hace falta que lo piense dos veces. Que Rey tenga amigos que se creen intelectuales y modernillos es algo que me encanta. Cuando uno está con ellos, siente que también lo es, y lo de mirar al mundo por encima del hombro tiene sus compensaciones para subir unos puntos la autoestima.
Además, tengo la necesidad imperiosa de salir de casa para que, cuando llegue Marcos con el ligue de turno, no me pille en pijama haciendo zapping, mientras me presenta a la tercera tía despampanante que entra en casa esta semana y no se mete en mi cuarto.
Sí, aun no teniendo quince años, este tipo de situaciones me siguen resultando de lo más incómodas.
—Dime dónde y allí estaré.
Me visto entonces como se espera que haga y salgo acompañado de la mejor de mis sonrisas, lo suficientemente bien disfrazado como para pasar desapercibido dentro del grupo en el que me voy a sumergir esta noche porque, si hay algo que me ha quedado claro después de muchos años de ostracismo y voyeurismo chabacano de biblioteca y discoteca, a través de la observación y el análisis exhaustivo del material a consumir en las noches de busca y captura, es precisamente eso: que uno nunca sabe si va a haber alguien en quien fijar la mirada o alguien que fije su mirada en uno. Siempre y en todo lugar, uno ha de hacer juego con lo que le rodea.
Por eso considero completamente lógico que me vista como se espera que lo haga. Es todo una cuestión de ahorro. De ahorro de tiempo, se entiende. Mejor aparentar ser otra

cosa y gustar que no gustar siendo uno mismo. Ahorro de tiempo, luego Polvo Express.

Supongo que será por eso por lo que siempre acabo robándole la ropa a Marcos. No hay nada que una C de Calvin y una K de Klein juntas no puedan conseguir.

Tampoco me molesto en llegar excesivamente puntual. Las entradas triunfales son mi especialidad y, cuando llego, Rey está con la entrada en la mano rodeada por su grupo de amigos, sacados todos del mismo patrón: pantalones pitillo, gafas de pasta, cortes de pelo imposibles, ropa de marca que solo conocen en Noruega... toda una panda de pseudointelectuales más allá de la modernez que alardean de ello y se corren creyendo que son los únicos capaces de entender los secretos más intrincados de la obra de un autor chino al que no conoce ni su propia madre. Exactamente el grupo de gente que yo me esperaba antes de venir.

Rey por su parte está espectacular y no puedo evitar mirarla de arriba abajo cuando llego a la puerta del teatro y me pongo a su altura. He de admitir que tiene un estilo inconfundible, que es innegablemente atractiva y que todo el mundo, incluida por supuesto mi propia familia, se ha preguntado alguna vez por qué no estoy ni he estado nunca con ella.

A todo el mundo le parece que hacemos buena pareja.

A todo el mundo menos a nosotros, que jamás se nos pasaría por la cabeza algo tan grotesco.

La sala del teatro está en silencio cuando entramos después de los saludos y los dos besos de rigor. La obra ya ha empezado y, tal y como me temía, se trata de teatro experimental: una chica con el pelo azul y pechos pequeños pero al aire recita un poema que no rima en absoluto y hace gestos lascivos con su cuerpo, agitando algo parecido a una hoz, mientras suelta algún que otro gemidito.

Una delicia.

Y no es que yo me haya distraído mirando los pechos de la chica, por supuesto que no, pero el caso es que, cuando vuelvo a dirigir mis ojos al pasillo por el que se suponía que Rey y sus amigos iban caminando, resulta que ya no están, que se han esfumado, que han desaparecido y no ha quedado ni rastro de sus huesos, lo que hace que me sienta abandonado en medio de la oscuridad más absoluta de un teatro decimonónico.

Me quedo en medio del pasillo, como un tonto sin saber hacia dónde ir. Instintivamente, entorno los ojos para ver si adivino dónde están, mientras me pregunto por qué, cada vez que vemos mal, lo hacemos. Como si cerrándolos fuéramos a ver mejor. Pero al mismo tiempo, otra voz me martillea la cabeza con la conciencia evidente de la poca conveniencia de ese tipo de pensamientos en un momento tan crítico como este.

No hay manera de saber dónde se han sentado. Todo el mundo parece la misma persona ahora que no hay luz. Sigo pasillo adelante, esperando que Rey se percate de que esa sombra que anda cabizbaja soy yo y levante la mano, pero debe de estar muy oscuro o mi sombra debe de ser muy pequeña porque nadie me hace señas...

Hasta que se enciende una luz que me hace verlo todo con más claridad.

Poco me falta para ponerme a llorar de la emoción cuando imagino que la luz proviene de la linterna de algún acomodador que ha corrido raudo a alumbrar un asiento libre. Pero no, no es el acomodador. Y no, la luz no alumbra ningún asiento libre.

La luz me alumbra a mí.

No puedo evitar que me venga a la cabeza aquella escena de cinta de terror adolescente en la que se cargan a dos personas en medio de un cine, mientras el resto está absorto mirando a la pantalla.

Y así es como mi enorme capacidad de sugestión me deja paralizado en medio del pasillo, a la espera de que el asesino me dé un hachazo bajo el foco.

Sin embargo, lo que a continuación cae sobre mí no es un hacha, sino un jarro de agua fría, porque la luz viene, ni más ni menos, que del escenario y veo que todo el público me mira en lugar de estar mirando a la chica de pelo azul que, por cierto, me apunta con la famosa hoz.

De la sorpresa ni parpadeo. ¿Qué hago? ¿Salgo corriendo? Lo intento, pero mis piernas están agarrotadas. Dicen que cuanto menos usas una parte de tu cuerpo, peor te responde y espero que no sea verdad, porque me gustaría tener descendencia algún día. Así que, en este dramático momento, hago la firme promesa de salir a correr cada mañana el resto de mis días. Si salgo vivo de esta, claro.

—¿A qué esperas para subir, compañero en la batalla?

Con un tímido gesto, me apunto a mí mismo, como si conmigo no fuera la cosa, como si la chica del escenario continuase hablando sola y yo solo fuese una persona más de las que andan por el teatro bajo la luz del escenario.

Pero, evidentemente, no hay nadie más y me están alumbrando. ¡Claro que se dirige a mí!

Le lanzo una de mis mejores sonrisas mientras hago un gesto de desaprobación con la mano. Que se note que no quiero salir al escenario.

Nada.

La chica debe de estar ciega porque me sigue apuntando con la hoz y me repite que suba al escenario. El público se anima y me grita que suba, que me una a la causa. ¿Qué causa?

A la chica le da igual que mis piernas no quieran moverse. Ella se baja del escenario y me arrastra, literalmente, hacia él, mientras reprimo un gemido de vergüenza. El público también cumple su función y grita animándome a subir, rompiendo en aplausos y vítores cuando finalmente me planto arriba, frente a ellos.

¿Ahora qué? ¿Qué humillaciones me esperan?

En el momento en que me hago esa pregunta, deseo fervientemente no habérmela planteado jamás.

—¡Este compañero —grita la chica olvidándose de que mi oído está al lado y que puede hacerse añicos—, voluntariamente y sin ningún tipo de presión —(¡lo que hay que oír!)—, ha decidido unirse a nosotros en nuestra reivindicación!

La miro y veo que se aparta dejándome a mí el protagonismo y una «compañera», desde una de las filas de atrás, grita a todo pulmón:

—¡Que se la quite!

¿Quitarme qué? A lo mejor he oído mal y me chillan que me quite de en medio, a lo mejor tan solo tenía que subir al escenario y ya me puedo ir a esconder debajo de las sábanas, no sea que si salgo a la calle me reconozca alguien.

¿Quitarme qué? Pero no tardo mucho tiempo en descubrirlo, porque la chica del pelo azul se acerca a mí por detrás, y me desabrocha los botones de la camisa al compás del vocerío del público.

Y ahí estoy yo. Sin camisa después de haberme atracado de los primeros polvorones de la cercana temporada navideña y, seguramente, con un par de michelines colgando sobre los pantalones.

Pero los michelines dejan de interesarme de pronto, ya que mi atención se desvía inmediatamente hacia mi camisa que, en este mismo instante, vuela por los aires hacia el público. Al mismo tiempo lamento no haber hecho el servicio militar, a pesar de ser objetor de conciencia (a conciencia), y no haber recibido entrenamiento en artes marciales. El motivo es muy simple: descubro a la famosa chica de pelo azul acercándose a mí, con la hoz dentro de un bote de pintura roja.

Cuando mi cerebro deduce que ese armatoste teñido de rojo va directo a mi estómago, me da un ataque de pánico y correteo por el escenario.

El público, por su parte, estalla en carcajadas.

¡Qué más da! Me queda tan poca dignidad que ya ni siquiera me importa llevar sobre mis espaldas una porción más de ridículo. Porque, eso sí, una cosa tengo clara: a mí no van a mancharme con esa cosa en un rito sexual público o lo que sea esto.

Pero mi carrera dura poco. Supongo que también la artística, porque, después de esto, nunca más volveré a subirme a un escenario.

Si es que acaso hay un después.

Cuando estoy a punto de saltar al patio de butacas, la chica de pelo azul, junto al resto de la compañía, logra reducirme y me ata a una silla, justo en el momento en que escuchamos un portazo en el patio de butacas y se hace un silencio atronador, durante el que yo redacto mentalmente mi documento de últimas voluntades.

Contengo un gemido. Quiero irme a mi casa.

El portazo cambia el foco de atención y todo el mundo, incluidos los actores, miran a la puerta. Respiro algo más tranquilo. Por lo menos, no me harán el haraquiri en un rato. Esto me da tiempo para analizar mi situación, darme cuenta de que no estoy en uno de mis mejores momentos y reconocer que, quizá, estar en casa en pijama muerto de aburrimiento era definitivamente una idea mejor que morir de ridículo.

Los actores bajan del escenario. Me dejan solo y yo me quedo en la silla (estoy atado, así que no me queda más remedio) esperando que no vayan a dejarme aquí para que todo el mundo contemple mi desdicha. Se oyen gritos. Son los gritos que yo debería haber dado cuando me «invitaron» a subir al escenario y formar parte de «esta maravillosa superproducción» digna del mejor teatro de Broadway.

Tampoco hay que esperar mucho para que el público participe y entre cuatro empujen a una desgraciada actriz en potencia. Cosa que he deducido por sus alaridos, dignos de la más terrorífica escena de una película gore.

Vuelvo a reprenderme por la poca conveniencia de mis pensamientos, mientras un escalofrío recorre mi espalda. ¿Y si estamos en una obra gore?

Aunque, de pronto, todo eso me da igual ante el espectáculo que contemplan mis ojos, ya que las piernas más bonitas que he visto jamás suben por las escaleras. Dada mi situación de maniatado, lamento no poder arrodillarme sobre el escenario y agradecerle a Dios el buen gusto de haber creado algo así; por lo que tengo que conformarme con mirar cómo se colocan delante de mí, dejándome intuir que lo que tapa el abrigo puede ser aún mejor que lo que me deja ver.

Y resulta que, al cabo del rato, lo que más me fastidia del cuadro que estoy contemplando una vez que me he acostumbrado a ser el invitado especial al espectáculo de Tortura-y-extorsiona-al-espectador-tanto-como-puedas es que a ella no le obligan a quitarse la camisa. ¿No demandan igualdad sexual? ¡Pues que se vea en todas las situaciones! Más que nada, porque solo le hacen repetir una especie de juramento que no llego a entender, para después atarla a mi espalda y dejarnos ahí durante el resto de la obra.

—Qué divertido, ¿verdad? —Es lo único que atino a decirle esperando que note mi tono sarcástico y no piense que me refiera al hecho de estar atados y que me vaya el sadomasoquismo, porque ya sería lo último que me podría pasar esta noche.

Ella no me responde. Supongo que tiene que estar tan avergonzada, tan enfadada o tan alucinada que no le sale ni media palabra. Espero que sea eso y no que me ignore hasta el punto de no hablarme. Pero, por si acaso es esta última posibilidad y estoy perdiendo el tiempo con una persona que ni se va a molestar en lanzarme un bufido, no vuelvo a dirigirle la palabra durante lo que queda de obra.

## Episodio 03: El del bar

Me sorprende lo digno que puedo llegar a ser a pesar de estar casi desnudo delante de unas cuantas personas. Tal es la dignidad que campa a sus anchas por mi cuerpo, que no vuelvo a hablar a mi compañera de escenario. ¡No vuelvo a dirigirle la palabra! Y así, atados, en silencio y espalda contra espalda, la obra llega a su fin y se produce nuestra ansiada liberación.

Después, busco mi camisa entre las butacas y Rey se carcajea en mi cara diciéndome que ha pasado el rato más divertido de su vida. Cosa que no me hace ninguna gracia, todo sea dicho, así que decido irme a casa, tal y como había pensado en mi fugaz carrera sobre el escenario, a esconderme bajo las sábanas. Sin embargo, parece que los demás tienen otros planes y, como soy el hazmerreír de la noche, me invitan a tomar unas copas, simple y llanamente porque quieren pasarlo bien un rato a mi costa, aunque no lo digan.

El bar en que entramos, La Belle, es oscuro, deprimente y opresivo. Lo ideal para estos intelectuales modernillos que se creen capaces de descifrar el «sentimiento trágico de la vida», pero que no quieren cambiarlo y se empeñan en ser todavía más trágicos, rodeados de oscuridad.

Y el caso es que no me molesta especialmente la oscuridad en los bares. De hecho, en según qué circunstancia, la considero bastante favorecedora. Entre la oscuridad y el alcohol puedes acabar resultando el tío más atractivo del mundo.

Así que aquí estoy, ejerciendo como un componente más de la simbiosis social, mientras me aprovecho de la compañía de toda esta gente a la que casi no conozco, como si les estuviese utilizando para pasar el rato.

De acuerdo, es eso.

Y hace unas horas, cuando Rey me llamó para proponerme el plan, no me importaba aprovecharme de quien hiciese falta. Pero aquí, ahora, en este momento y con estas personas, me siento fuera de lugar, a miles de años luz de donde están ellos, como si fueran personajes planos al servicio de mi propia historia.

Me apoyo en la barra, con la única compañía de un vaso sucio, lleno de alcohol, que me sumerge todavía más en mis pensamientos. Coloco mi espalda y mis brazos sobre la polvorienta barra y cierro los ojos mientras me dejo llevar por el conocido sabor de la nicotina.

—¿Qué? ¿Está aburrida la noche?

La voz me trae de vuelta al mundo real, y encendiendo en mi cabeza el pilotito rojo de «hombre buscando carne», ya que, indudablemente, la voz que me habla es femenina.

Disimuladamente, a la vez que me giro, compruebo la calidad del material que tengo enfrente. Unos zapatos planos que sostienen unas piernas preciosas que ya he visto antes, una falda lisa, una camisa a rayas, con un par de botones desabrochados de regalo, y un cuello desnudo, sobre el que dan ganas de posar los labios aunque uno no sea un vampiro.

Cuando llega el momento de mirarlo a la cara, ya no tengo

dudas. Es ella. Es la chica que me ha hecho compañía en el escenario. Sí, la misma que, a pesar de estar atada a mi espalda, no me ha dirigido la palabra.

Sin embargo, tengo que reconocer que ahora todo eso no me importa, mi pilotito rojo ha comenzado a parpadear ante la aproximación de un objetivo apetecible y me he vuelto incapaz de pensar con otra cosa que no sean los cinco sentidos: vista, olfato, tacto, gusto y sexo. Los hay que no tienen dignidad, como yo. Aunque se jacten de tenerla.

Irguiéndome para parecer no solo más alto de lo que en realidad soy, sino también para darle a mi postura cierto aire de desgana y apatía que disimule mi repentino interés por lo que me rodea, la miro a los ojos y abro la boca para decir algo interesante.

O algo, lo que sea.

—Después de mi momento de gloria, me apetece pasar desapercibido. Aunque es difícil cuando has sido la estrella del espectáculo —le digo como si efectivamente me sintiese orgulloso de lo de esta noche—. Uno no se desnuda delante de tanta gente muy a menudo que digamos...

Ella suelta una carcajada. Vamos por buen camino, amigo Carlos. Vamos directo donde debemos.

—Sí, yo tampoco es que me sienta muy a gusto. Verás, en realidad he venido porque me ha invitado mi compañera de piso, no porque realmente conozca a esta gente. De hecho, es como si no conociera a nadie porque la he perdido...

—Únete al club —le digo levantando mi copa—. ¿Quieres tomar algo?

Así comienza el ritual de apareamiento del siglo XXI y así debería haber comenzado mi conversación con ella.

Como era de esperar, no es así. La música está tan alta que, apenas la escucho y nuestro sucedáneo de charla está lleno de «¿Eh?», «¿Ah?», «¿Cómo?» y demás onomatopeyas varias.

Lo que se llama una comunicación perfecta.

Me resigno a ver cómo se pierde de vista porque no tenemos ningún otro sonido gutural que intercambiarnos justo en el momento en que se acaba la música y alguien del grupo de teatro comienza a soltar un discurso. Ella se queda a mi lado, escuchando.

Mi oportunidad. Ahora. Este es el momento en que se va a producir nuestra conversación. Este es mi momento. Ahora o nunca. ¡Venga, decídete ya, Carlos, y deja de pensar chorradas!

Objetivo avistado.

Recibida la orden.

Cuerpo a punto de reaccionar.

Iniciando la conversación.

…………

¡Houston, tenemos un problema!

No he pronunciado una sola palabra cuando se le acerca una chica. Viene corriendo hacia ella con aire preocupado. En cámara lenta compruebo cómo la atención de mi objetivo cambia y dejo de estar en su campo de visión. Es la otra chica quien lo está. No yo. Así que, evidentemente, acabo cerrando la boca y vuelvo a mi copa, que me quiere más que ella. De todos modos, mi antena sigue funcionando para captar cualquier tipo de información. Yo no estaré en su punto de mira, pero ella en el mío sí que lo está.

—¡Paula! —Así que se llama Paula—. ¡Llevo buscándote horas! ¡Te necesito desesperadamente! ¡Mírame las tetas! —Que no sea lesbiana, que no sea lesbiana. Por favor, Dios, que no sea lesbiana.

Paula, porque creo que ya tengo la suficiente confianza

después de nuestra conversación imaginaria como para llamarla por su nombre, se queda mirando fijamente a las tetas de su amiga sin decir nada. Y yo, desde mi sitio estratégico hago lo propio. No es una escena que pueda ver todos los días.

—No veo nada, Marta.

—¿Ves? De eso se trata. Llevo el DNI dentro del sujetador y no quería que se notase, así que he puesto un poco de papel higiénico, ¿se nota?

Dejo escapar un suspiro mientras desconecto de la conversación. No es que no me interesen las tetas como tema, pero me siento invadiendo su intimidad. Al menos, en este primer round no parece que sea lesbiana, y el solo hecho de no haber herido mi sentido arácnido ya me reconforta.

Es hora de planear la segunda vuelta.

Analicemos la situación. Chica guapa que ha pasado una experiencia traumática a mi lado. Ya hay tema de conversación. Ella ya ha dado el primer paso y me ha hablado. Resquebrajado el hielo entonces. Creo que es mi turno de ataque. Chica guapa mirándole las tetas a su amiga. Chica guapa colocándoselas. Chica guapa observando cómo ha quedado su obra. Chica guapa con una mueca de desaprobación. Chica guapa metiendo la mano por el escote de su amiga y sacando un trozo de papel higiénico. Amiga escotada sonriendo. Chica guapa mete el trozo de papel higiénico en el escote de su amiga de nuevo. Chica guapa volviendo a manosear las tetas de su amiga. Erección. Chico inteligente y atractivo gira en redondo y da la espalda a chica guapa. No entra dentro del plan mostrarle su arma tan pronto.

Pido otra copa y me la bebo de un trago. No sé si es por el alcohol o por la escena, pero noto cómo enrojezco al instante. No puedo arriesgarme a actuar sin ningún plan, que es lo que ocurre cuando dejas al cerebro secundario que actúe solo. Que no piensa, actúa por sí mismo y puede meterte en las peores situaciones.

Como cuando estabas en clase, en el instituto, que justo después de que la tía más buena se pasease por la pizarra mostrando su redondo culito, cuando ella todavía ni se ha sentado, escuchabas tu nombre. Al principio haces como si no lo hubieras oído. Giras la cabeza y te pones a mirar por la ventana. Como si la cosa no fuera contigo. Pero la profesora lo repite. La miras, asientes y la sonríes esperando que con eso sea suficiente y te deje en paz. No, no es suficiente. Te pide que salgas al estrado a escribir y tú te planteas por unos segundos negar que hayas hecho los deberes, aunque te hayas pasado la tarde entera haciéndolos. Lo que sea con tal de no salir con la tienda de campaña levantada. Miras a tu compañero de al lado. Sabe lo que te pasa, porque seguramente también le pase a él, pero no te dice nada, simplemente deja escapar una carcajada. La profesora insiste (y es que las mujeres son a veces muy insistentes) y tienes que levantarte lentamente del sitio pensando en granos llenos de pus, abuelas con bigote y en la madre que parió a la tía buena por hacerte pasar ese mal rato mientras sujetas el jersey, alargándolo en intentos vanos por tapar esa protuberancia que escapa de tu cuerpo.

Está claro que no puedo dejar que me pase algo así. Cuando uno crece y madura descubre que siempre hay que actuar con un plan. Ya sea el plan A o, en su defecto, el plan B. Incluso el plan de huida sin dejar número de teléfono es válido.

Así que una vez aplacada la sed del cerebro secundario vuelvo a girarme para buscar mi presa.

Pero no está.

Recorro el antro con la mirada desde mi posición estratégica a los pies de la barra. No está. Se ha ido.

Avanzo dando pesadas zancadas hacia Rey para decirle que me marcho mientras suena irremediable e irónicamente Bruce Springsteen con su *Because the Night*, lo que hace que me den ganas de lanzarle el vaso al pinchadiscos, porque el muy cabrón seguramente ha estado observándome toda la noche para reírse a mi costa, y pone precisamente esta canción en este momento.

## Episodio 04: El de la resaca

Cuando uno tiene resaca, deberían despertarle los pajaritos de la Disney y no el atronador pitido de los coches en la calle, varios pisos más abajo, que hace retumbar los cristales de mi cuchitril. Cubierto hasta la cabeza, levanto un poco las mantas, abro un ojo y miro el reloj. Son poco más de las nueve. Debería haberme levantado hace una hora. Genial. De todos modos, ya que objetivamente es tarde y que aunque me levante dentro de un par de horas seguirá siendo tarde, decido darme la vuelta para tratar de no sentir la sequedad de garganta y la pastosidad de mi boca.

Anoche, cuando llegué a casa también era demasiado tarde. Demasiado incluso para un sábado o viernes cualquiera. Me quité la ropa, y tal y como estaba me tumbé en la cama. No hizo falta la última revista de *Playboy* para tener dulces ensoñaciones. Paula las ocupaba todas. Sus piernas subiendo por el escenario. Su cascada castaña cayendo sobre sus hombros. Su cara mientras trataba de entender mis palabras en la barra. Sus manos tocando las tetas de su amiga. Me dormí con una sonrisa después de experimentar la maravillosa sensación del placer autoservido.

Sin embargo, aquello fue anoche y, aunque mis fantasías

se empeñen en lo contrario, ni Paula ni otra mujer se encuentra a mi lado compartiendo un cigarrillo. Un nudo de mantas tan opresivo como mi remordimiento es lo único que me acompaña esta mañana y me apremia a levantarme. Pero se está tan bien aquí, fingiendo que el tiempo no pasa...

—¡Cariño, despierta que ya es la hora! —Con la cabeza bajo la almohada, oigo una voz profunda con un fingido tono de falsete que se aproxima desde la puerta hacia mi cama. Por supuesto, mis amigos. Otra vez.

Desde que teníamos catorce años, durante nuestras particulares fiestas del pijama, Marcos y Óscar siempre han hecho lo mismo. Lo reconozco. Soy culpable del delito: me gusta dormir. Me gusta demasiado dormir y soy propenso a quedarme en la cama más de la cuenta, pero no es de recibo que cada vez que lo haga mis dos mejores amigos entren en la habitación fingiendo ser mis amantes y traten de levantarme a rastras y meterme en la ducha mientras me aferro como un poseso a la cama.

—Ya me levanto. ¿Tenéis que hacer el numerito todos los jodidos días?

Voy directo a la ducha, como un autómata, chocándome contra las paredes. Cualquier cosa con tal de evitar que se metan en la cama y me hagan cosquillas. Uno tiene su dignidad. Además, no hay nada que una ducha a primera hora de la mañana no pueda hacer. No mienten cuando dicen que el agua da vida. Mucho más durante la mayor resaca del siglo. O de la semana, mejor dicho.

Huelo el café. Estoy resucitando.

Poco a poco voy regresando a la vida y a la consciencia. Con el pelo aún mojado, me siento en el sofá, extiendo las piernas sobre la mesa y me despierezo como un último paso para ser persona de nuevo.

—Anoche llegaste tarde, ¿eh, pillín? —Marcos no puede esconder una sonrisita de superioridad mientras se sienta a mi lado y me da una humeante taza de café bien cargado.
—Sí. —Óscar levanta un dedo y pone el semblante serio, como si fuera un presentador de telediario dando la noticia de su vida—. Pero vino solo.
—Gracias por recordármelo, Óscar —le digo con sorna mientras le robo el cigarrillo para darle una calada. Empieza la competición—. Lo que no quiere decir que no conociera a nadie...
—Ya, pero aquí lo que cuenta es que la conozcas... —Hace un gesto adelantando su entrepierna un par de veces mientras tira de sus manos hacia atrás, fingiendo que está haciéndole el amor al aire, para después robarme el cigarrillo— carnalmente. ¿Qué? ¿Hubo éxito?
Bien. Siempre llegamos a este punto. Ante esta tesitura, todo hombre que se precie tiene dos posibilidades. O mentir como un bellaco o ser tan sincero como un angelito.
Primera opción, por supuesto.
—Relativamente...
—¡Ya estamos! —Marcos se cruza de piernas y se une a la fiesta. El que faltaba. Óscar siempre lo ha dicho, Marcos es el Hombre Tetris, es capaz de hacer encajar todas las piezas, hacer línea, nunca estar vacío y siempre, siempre hacer recuento. Para que te jodas—. Esto es una guerra, Carlitos. No se trata de tener éxito relativo. Luchamos nosotros contra ellas. Palitos contra rajitas. Aquí no se vence ganando solo la batalla. Hay que ganar la guerra. Así que ¿mojaste o no mojaste?
—No.
¿Para qué negar la evidencia?
—Pues entonces ni éxito relativo ni ocho cuartos. Admite

que perdiste como un campeón —me dice Óscar tendiéndome lo que queda de su cigarro a modo de premio de consolación.

—Pero...

—No hay peros que valgan. —Marcos suelta una carcajada y comienza a hablar como si nos estuviese haciendo una confesión secreta—. Anoche vosotros tuvisteis que conformaros con vuestras propias manos mientras yo me dejaba hacer por las manos expertas de una sabrosa gambita.

Una gamba. Les quitas la cabeza y te las comes. Todo un término que acuñamos en los tiempos de instituto y que seguimos utilizando para referirnos a la típica tontita sin cerebro. Algunas cosas no cambian.

—Nombre. Edad. Familia. ¿Alguna hermana gemela con el mismo coeficiente intelectual? —Óscar se sube en el sofá para levantarle un brazo a Marcos y hacerle vencedor, como si estuviéramos en un combate de boxeo.

—Un caballero nunca habla de sus conquistas —dice saludando a un público invisible.

—Si tú eres un caballero, Marcos, yo soy Caperucita Roja.

—Pues entonces, este lobo caballeroso va a ir preparándose porque tiene una cita con otra preciosa señorita esta mañana.

—¿La de todas las semanas? ¿La de los miércoles a las doce?

—La misma.

—Macho, algún día nos vas a tener que decir quién es ese milagro de la naturaleza con el que quedas todas las semanas. Y por la mañana, sin nocturnidad ni alevosía. —Óscar le guiña un ojo—. Bueno, con un poco bastante de alevosía.

—Ya os lo he dicho. Un caballero jamás habla de sus conquistas —murmura finalmente mientras desaparece por la puerta del salón.

—Sí, pero tampoco apunta en un diario las veces que triunfa. ¡Y tú lo haces! —logro gritarle en un vano intento de ser ingenioso y quedar dialécticamente por encima de él. Porque somos hombres y no podemos dejarnos pisotear por nuestros congéneres. Está en nuestra naturaleza.

—¡Qué cabrón! —Óscar se tira en el sofá, me ofrece otro cigarrillo y trato de quitarme el letrero de «perdedor» que acaba de aparecerme en la frente pintado con rotulador indeleble.

—Pues la chica de anoche estaba buena... —susurro tratando de hacer un aro en el aire con el humo.

—Cuando logres hablar más de dos palabras con ella me lo cuentas, Carlos.

Esto es lo malo de vivir con dos personas que te conocen desde siempre: que te conocen. Se saben de memoria tu historial clínico, académico y sexual. No hay quien pueda engañarles.

Cierro los ojos y me dejo llevar por el humo. Todavía me dura la resaca, aunque es peor la sensación de haber sido humillado una vez más.

—¿Cómo coño lo hará? —Me sorprendo pensando en alto.

—¿El qué?

—Lo de lograr las mejores tías sin pestañear.

—Ah, hermano, ese es uno de los mayores secretos de la humanidad, solo unos pocos afortunados lo saben y Marcos tiene suficiente dinero para comprar el secreto. Eso o vendió su cuerpo y su alma a la madama que controla a todas las tías buenas del planeta.

—Pues que nos diga por dónde anda esa madama, que nosotros también tenemos carne que vender, ¿no?

—Sobre todo tú —me dice mientras me da un pellizco en el estómago—. Rey ha etiquetado una foto tuya en Facebook. Ya me he enterado de tu gran debut teatral. Enhorabuena. Estabas muy guapo sin camisa.

Genial. Lo que me faltaba para terminar de amargarme la mañana: recordar mi noche de éxito, mi carrera artística y mi recién adquirida fobia a los escenarios. Pero de todas maneras se lo cuento todo con pelos y señales. Y no me importa tanto. Supongo que por algo lo llaman amistad.

## Episodio 05: El del calentón

Ya casi es de noche cuando salgo de la casa de mi alumno de los miércoles, el hijo del demonio. Cuando cojo el móvil y marco su número.
—Un café. Pues lo que sea. Ahora. En el Victoria. No. No hay peros que valgan.
Cuelgo.
Llevo toda la tarde dándole vueltas a la cabeza y sé que solo hay una persona en el mundo que pueda solucionarlo: Rey.
No he dejado de pensar en Paula, Miss Piernas 2012. Me siento como cuando tenía catorce años y me enamoraba por cuarta vez en un mismo día. La nueva profesora, la panadera, esa chica que se había cruzado conmigo por la mañana, la chica de la parada del autobús, Leticia Sabater.
Las hormonas hirviendo en mi entrepierna, una falta de concentración digna de la edad del pavo más acuciante y unas ganas enormes de volver a verla son los síntomas que me dicen que algo no anda bien. Me siento completamente gilipollas por pensar en ella. No es más que una chica que he conocido una noche. Un posible polvo fallido. Nada más.
Tienes que concentrarte, Carlos.

En otra.
En otras.
O en su defecto, en tu currículum, que también te haría falta.
Pero ¿qué más da una tarde perdida entre otras cien también perdidas?
Quiero saber cosas de ella. Quién es exactamente. Qué hace. Qué le gusta. En quién tengo que convertirme para gustarle o a quién coño tengo que vender mi alma para tirármela.
Detengo mis ensoñaciones a medio vestir, al ser consciente del ínfimo nivel de dignidad al que han llegado mis pensamientos.
Eres un salido, Carlos. Un jodido y triste salido.

—Por primera vez en tu vida llegas puntual. Algo te pasa y, por el tono de tu llamada, deduzco que me lo vas a contar.
—Rey entra en el Victoria en cabeza, dando un empujón a la puerta, que se cierra delante de mis narices.
Cuando entro ya está sentada en nuestro sitio preferido, delante de la ventana, y está cantando para sí el tema que está sonando.
—Me encanta esta canción —dice justo antes de ponerse a cantar y mover sus brazos al ritmo de la música—: *And if you don't love me now, you will never love me again...* No, Carlos, no te sientes todavía. Ya sabes lo que quiero.
Me sumerjo en la atmósfera cargada mientras me llegan trozos de conversaciones repartidas por todo el local mezcladas con *The Chain* de Fleetwood Mac, que suena por los altavoces. Me acerco a la barra y pido dos cervezas. Rey me mira divertida y yo me pregunto qué es lo que estará pen-

sando en ese momento. Es imposible saberlo. Le encanta ser misteriosa y no puede evitarlo. Si quiere decir algo, lo deja caer, da pistas, pero jamás dice lo que le pasa o lo que siente. Es complicada. Es una mujer.

La primera vez que tomé café en mi vida fue con ella. Teníamos dieciséis años y apenas nos conocíamos. Ambos sufríamos un esguince e hicimos el acuerdo tácito de escaquearnos de la clase de Educación Física. Caminando como pudimos con nuestras muletas, acabamos en la primera cafetería decente que vimos. Comenzamos a hablar, y aquellas reuniones en la hora de Educación Física acabaron siendo cada vez más frecuentes. Incluso cuando nos habíamos recuperado de nuestras respectivas lesiones hacíamos pellas para tomar un café. Así, sin darme cuenta, acabó siendo mi mejor amiga.

Mientras espero a que me sirva el camarero, que nos conoce de sobra, que sabe qué vamos a pedir incluso antes de que lo hagamos y que lleva demasiado tiempo pensando que somos pareja, miro a mi alrededor y no puedo evitar sonreír al ver a Rey completamente sumergida en la canción.

Aquí me siento un poco como en casa. El Victoria no es muy grande, pero siempre está lleno. La música no suele estar muy alta y está decorado como una mansión victoriana. Todo un hallazgo.

Con un sonoro golpe, dejo las dos cañas sobre la mesa.

—Quiero saberlo todo.

—¡Lo sabía! —grita sin hacer el esfuerzo de contener una sonrisilla que me desespera, porque no sé lo que significa—. ¿Qué te crees? ¿Que ayer no me di cuenta de que te marchaste cuando se te jodió el plan con tu compañera de escenario? Y no, no me mires con esa cara, que no me estoy refiriendo a la que te desnudó en directo, sino a la otra. ¿Te olvidas de que yo estaba de espectadora, que te conozco mejor que tu propia madre y que vi los ojitos con los que la mirabas? —Hace una pausa dramática—. Pero has tardado. Esperaba tu llamada esta mañana.

Es increíble cómo me conoce. Siempre acierta.

—¿Entonces? Ya que crees conocerme tan bien, estarás al tanto de lo que quiero saber, ¿verdad? Datos. ¡Quiero datos!

—Pues te vas a quedar con las ganas porque lo único que sé es que se llama Paula, que es la nueva compañera de piso de mi amiga Marta. —¿Marta? ¡La de las tetas descolocadas!—. Trabaja en el hospital. Por lo visto es psicóloga. Y... *c'est fini!*

—¿Psicóloga? —Arrugo la nariz.

—Sí, psicóloga, ¿pasa algo?

No. No pasa nada pero no me gusta la idea de que interprete todo lo que yo diga y piense que tengo uno o dos traumas sexuales. O que tengo un problema de obsesión. Con las mujeres. O que tengo la edad mental de un niño. O que odio a mi padre. O que...

—Carlos. —Rey me mira a los ojos, con ese gesto de superioridad que pone cada vez que cree estar leyéndome el pensamiento—. Que sea psicóloga no quiere decir que ejerza de psicóloga por cada sitio que vaya. Y mucho menos que le diga a la gente cómo es o interprete lo que dice. Es psicóloga, no telépata.

—Nunca se sabe. Nunca se sabe... —le digo con el tono más erudito que tengo, cogiendo una patata frita y gesticulando sin mirarla.

—Desde luego, no se puede ser más cerrado. —Me encanta sacarla de quicio. ¡Se lo toma todo tan a pecho!—. ¿Tantos años siendo tu amiga y sigues pensando como un neandertal? ¿Dónde se ve mi influencia sobre ti?

—En el estilo. —Extiendo los brazos sobre mi cuerpo, mostrando mi sonrisa más seductora.

—No tienes remedio —susurra brindando conmigo, mientras termina de un trago su cerveza y yo hago esfuerzos por volver al tema interesante de la noche: Paula. No puedo creer que Rey, la gran Rey, mi-agenda-de-contactos-Rey, me haya fallado esta vez.

—¿Entonces no sabemos nada más de ella? —Volvamos al tema importante, por favor.

—Perdona, pero yo sabía más que tú, que te habrás limitado a imaginártela durante toda la noche, señor Profundo.

Mi gozo en un pozo.

En teoría tampoco debería importarme tanto y no soy tan tonto como para obsesionarme con una desconocida, inventándome su personalidad y cómo se comporta para que se adapte a mi ideal, como cualquier quinceañera ávida de *Ragazzas* y *SuperPops*. Pero me jode. Y me da rabia que me joda.

Rey se echa a reír mientras da una sonora palmada. ¿Tanto se me notará la cara de amargado que se me ha puesto?

—Si me invitas a otra —dice levantando la botella—, te cuento una cosa. Tengo un plan.

Y ya empezamos con los misterios de nuevo. Pero me da igual. Tengo que saberlo. Niego con la cabeza y miro a Rey desafiante por el chantaje mientras me levanto, y al instante vuelvo con otras dos cervezas

—Gracias, Carlitos, pero yo solo te había pedido una.

Me saca la lengua y da un trago largo.

—Ahí tiene su cerveza, señorita Marple, y ahora, por favor, antes de que te emborraches, ¿puedes decirme cuál es el gran plan?

—Estás ansioso, ¿verdad? —Me mira divertida—. Voy a empezar a ponerme celosa...

—No te preocupes. —Le sigo el juego, sin que ella sepa que está jugando con el mejor jugador del mundo—. Tú siempre serás mi polvo preferido.

—¡Tendrás morro! ¡Si tú y yo nunca nos hemos acostado!

—¿Estás segura? —le digo con los ojos cerrados—. Mi mente dice lo contrario. De hecho, ahora mismo, en mi cabeza, menudas imágenes tengo de ti, pidiéndome que te haga cada cosa...

—¡Eres un gilipollas! —grita mientras me lanza una patata frita.

—Sí, pero me quieres. —Y ahora arqueo las cejas un par de veces. El juego de siempre—. Venga, dispara.

—Carlos, no puedo creerme que todavía no hayas caído.

Y se queda muda, con una sonrisa de satisfacción tratando de aparecer por la comisura de sus labios, a la espera del momento en que yo me dé por vencido y la deje hablar. Piensa, Carlos, piensa. No va a decir nada hasta que aciertes o hasta que te equivoques unas cuantas veces y acabes con su paciencia.

Pero esta es fácil. No va a quedarse conmigo esta vez.

—Si te refieres a tu cumpleaños, no te voy a decir lo que tengo pensado regalarte.

—Has tardado mucho tiempo en caer. Estás perdiendo facultades. Pero, sí, me refiero a mi cumpleaños. Voy a celebrar una fiesta en casa y ayer invité a Marta. Paula estaba delante, así que la invité también a ella y me aseguró que vendría.

—¡Gracias! ¡Muchísimas gracias! —Me levanto para darle un sonoro beso en la mejilla—. Sabía que podía contar contigo.

—Por supuesto. ¿Qué harías tú sin mí?

—Pues morirme por falta de ligues.

—No exageres, anda, que no te pega el cartel de modesto.

Sabes perfectamente que estás hecho todo un donjuán. Puedes decirle a Óscar que venga si quiere. Te diría que se lo dijeses a Marcos, pero va a venir Sandra y no sé si le haría mucha gracia verle.

Sandra Ortega: amiga de Rey. Capricho de Marcos. Se acostaron juntos y, como de costumbre, no quiso volver a saber de ella. Sin embargo, ella le acosó con llamadas perdidas al móvil hasta que al final le envió un único mensaje: «cabrón».

—No creo que Marcos quiera verla a ella tampoco. Después de que le llamara por decimoquinta vez consecutiva en una tarde, decidió no volver a cogerle el teléfono en la vida. Supongo que la pobre chica no entendió aquello de «rollo de una sola noche».

—Es que Marcos es un cabrón, Carlos. No se puede ser así. Si entendieseis que para nosotras, las mujeres, el sexo a veces es algo más, seguro que tendríais menos problemas.

Sí, pero yo puedo darte una lista de por lo menos cien tías que no actúan de esa manera, pero dicen que piensan como tú. Si fueseis vosotras las que actuarais como pensáis, seguro, seguro que tendríamos muchos menos problemas. Y de esta manera, ganábamos todos.

Pero por supuesto, aunque lo piense, no le digo lo que pienso y me limito a asentir con la cabeza. No soy tan kamikaze como para no saber que estoy en terreno peligroso. Además, hay una fiesta que preparar y una estrategia de caza y captura que organizar.

# Episodio 06: El de la fiesta (primera parte)

La perspectiva ante una fiesta casera cambia por completo una vez que sales de la Universidad. Cuando uno es estudiante, una fiesta en el horizonte es la excusa perfecta para no ir a clase al día siguiente, para fumarte un canuto sin remordimiento de conciencia o para desfasar sin temor a los vecinos.

Es lo que tiene el creer que la Universidad dura para siempre, y que lo más duro a lo que puedes enfrentarte son los exámenes. Cuando sales de allí y descubres que todo lo que has estudiado entre fiesta y fiesta puede que no sirva para nada, la concepción de las mismas cambia, y acaban por convertirse en una reunión de personas demasiado mayores como para desfasar como universitarios, pero demasiado jóvenes como para hablar de viejas batallitas.

Ni ahora ni cuando era universitario me importaban esas cosas. Una fiesta siempre te saca de la rutina y es un motivo más para celebrar que llevamos una vida desastrosa y para comparar, con una copa en la mano, qué vida es más triste que la tuya, mientras uno se esfuerza por aparentar que todo va sobre ruedas, que además tiene las cosas clarísimas y que está siendo el exitoso adulto que se espera que sea.

Una juerga, vamos.

Aunque esta fiesta ni siquiera significa eso. Esta fiesta está planeada y concebida, aunque Rey se piense que celebramos su cumpleaños, para que yo vuelva a ver a Paula.

Paso la semana planeando estrategias de ataque y derribo con Marcos, que es el de la experiencia, y con Óscar, que es el original. Cada uno se cree con la autoridad suficiente como para darme consejos aun sabiendo que acabaré haciendo lo que me dé la gana.

Lo primero: la apariencia. La primera impresión es importante, por muy superficial que pueda parecer. Depende de la primera impresión quién se va a acercar a ti y quién no. Si vas con camisa rosa y gomina, evidentemente se acercarán a ti las chicas más pijas, y si vas con camiseta y sin peinar serán las más alternativas las que lo hagan.

Primer problema entonces. ¿De qué pie cojea Paula? ¿Qué le gustaría? ¿Cómo conseguir el aspecto ideal?

Hay que elegir qué ponerse. Para eso hay que saber primero qué tipo de chicas van a ir. No es lo mismo ir a una fiesta organizada por algún compañero del banco de Marcos, llena de niñas de papá con bolsos y zapatos de marca, que a una fiesta organizada por Rey y sus amigas bohemias.

Mi vida es definitivamente difícil; está siempre entre dos aguas, sin ser una cosa ni otra. Así que los vaqueros de todos los días, las Converse de Marcos y una camisa por fuera acabarán por ser la solución ideal.

Porque el día D y la hora F de Fiesta han llegado. Y tanto que han llegado.

Ducha. Desodorante. Ropa. Colonia. Estaba casi listo. Regalo. Abrigo. Mirada de complicidad a Óscar. Ascensor. Último vistazo en el espejo. Visto bueno de Óscar. Visto bueno a Óscar. Marcos despidiéndonos con un pañuelo blanco desde la ventana. Autobús. Timbre. Música de fondo y una puerta que se abre.

La función está a punto de comenzar.

## Episodio 07: El de la fiesta (segunda parte)

Como imaginaba, la fiesta fue un batiburrillo de posuniversitarios que no sabían muy bien dónde encuadrarse. Cuando llegamos, unos cuantos estaban sentados en un sofá que Rey había arrimado contra la pared pasándose un porro. Otros, los menos, estaban de pie copa en mano, charlando animadamente. No había rastro de Paula, sin embargo, que era lo que realmente me importaba.

No te preocupes, Carlos, por lo que sabes, lo poco que sabes, la puntualidad no es uno de sus fuertes, me repetía como un mantra hindú de relajación.

Una vez echado el primer vistazo, Óscar se acercó a la minicadena y cambió la música sin pedirle permiso a nadie. Típico de Óscar, si quiere estar a gusto, tiene que ser a su modo. Empezó a sonar U2. Se sentó en el sofá y se unió al grupo de los que todavía creían que eran universitarios; aunque es cierto que en el caso de Óscar realmente fuera así.

Dejé a mi amigo y seguí adentrándome en las profundidades de la casa de Rey sin saber exactamente qué buscar, porque era evidente que por aquella zona solo estarían las parejitas, y mi subconsciente negaba de plano la posibilidad de que Paula estuviese por ahí. Si tenía que caerme encima un jarro de agua fría que, al menos, estuviera tan borracho que no me importara.

Alguien se acercó por detrás y me tapó los ojos. Paula, tenía que ser Paula.

—¿Quién soy?

Era Rey, claro.

Me sentí idiota. Evidentemente, Paula y yo tendríamos tal confianza después de apenas habernos dirigido la palabra que lo normal era que nada más verme hiciera aquello. Estúpido e inmaduro por mi parte.

Subconsciente: uno. Carlos consciente, cero.

Toqué sus manos, me deshice de ellas y me di la vuelta para felicitar a mi amiga, haciendo caso a un arrebato de cariño, fruto de la culpabilidad por no haber ido a buscarla en cuanto entré.

Me separé unos centímetros de ella, la miré de arriba abajo y solté un silbido mientras le pedía que girara para poder contemplarla en todo su esplendor. El negro siempre le había sentado muy bien. Estaba genial con aquel minivestido, sus mitones y aquella estrella negra pintada en la mejilla.

—Estás buenísima —le dije dándole un pequeño mordisco en la oreja—. ¡Felicidades!

Rey me dio la mano y me llevó a la mesa de las bebidas. No sabía ella que aquel inocente gesto fue como darme el pico y la pala para cavar mi propia tumba. Me sirvió un gintonic, se sirvió otro y brindamos. Por muchos cumpleaños, por que yo mojara aquella noche, por que ella mojara siempre y por infinidad de cosas más, hasta que cuando quisimos darnos cuenta ya no era una copa lo que nos habíamos tomado, sino dos.

—No ha venido Paula —le dije poniendo morritos.

—No te preocupes. Conozco a Marta y no es capaz ni de venir ni de irse sola de ningún sitio —me miró desafiante—. Pero no seas tonto, por favor, que estamos en una fiesta, no en una reunión para solteros desesperados. Relájate y disfruta.

Guiñándome el ojo, me dejó allí plantado con la excusa de que era su fiesta y tenía que atender a sus invitados. Se detuvo a medio camino para decirme algo pero parece que lo pensó mejor y se fue hacia un grupo de chicas.

Respiré tranquilo. Por un momento temí que dijera aquello de «vendrá cuando menos te lo esperes», porque no iba a dejar de esperarla. Mucho menos cuando tenía en mi cabeza una visión perfecta de lo que tenía que pasar aquella noche.

Paula vendría, guapísima por supuesto. Echaría un vistazo, me vería. Nuestras miradas se cruzarían y yo le lanzaría tanto un guiño como mi ensayada sonrisa seductora, reservada para estos casos. Después, cada uno estaría a lo suyo, allanando el terreno. Ella se arrimaría a un grupo de chicos, yo haría lo mismo con un grupo de chicas. Simple muestra de hombría, porque mi vista no dejaría de estar sobre ella.

Pasado un rato, me acercaría casualmente y le ofrecería una copa. Comentaríamos cuatro chorradas del tipo «tendría que haberme afeitado de saber que vendrían chicas tan guapas como tú» o algo así. Esa clase de comentarios nunca fallaba. Seguro que haría que se sonrojase. Me daría una señal de que la cosa marchaba.

Volveríamos a separarnos, pero ya todo el mundo habría visto que había marcado mi terreno, como un vulgar chucho meando en una esquina, pero con estilo, siempre con estilo. Entonces, cuando la fiesta estuviese a punto de terminar, nos reuniríamos de nuevo, siendo ella esta vez la que se acercara a mí. Ambos estaríamos algo bebidos para ese punto y no tendríamos ninguna vergüenza. Me daría una copa y propondría que saliéramos al balcón.

Pero eso solo ocurriría si Paula viniera. Y no había rastro de ella.

Me serví otra copa y me tiré en el sofá junto a Óscar, que ya estaba algo fumado.

—Vendrá, ¿verdad?

—¿Por qué tienes tanto interés en que venga? —me dijo mientras le pasaba el porro a la chica que tenía al lado, sin dejar de mirarle las tetas—. Fíjate qué panorama, Carlitos. Siempre he dicho que Rey hace las mejores fiestas. Relájate y disfruta.

Ya era la segunda vez que me proponían aquello esa noche y tenía que reconocer que el consejo no era tan malo. ¿Por qué coño me había obsesionado con una tía a la que no conocía de nada? ¿Por sus piernas? ¡Como si no hubiese piernas en la fiesta! ¡Si cada chica tenía dos, ni más ni menos! ¿Por sus pechos redondos y prietos? ¡Ídem! ¡Un par de tetas por cada par de piernas! ¿Alguien daba más? ¿Por su sonrisa? Si contaba un buen chiste, seguro que cualquier chica se reiría. ¿Por aquel lunar en su mejilla derecha? ¿Por sus ojos? ¿Por sus pestañas? ¿Por su pelo? ¿Por...?

Vale. Lo admito. Estaba colado. Como un gilipollas.

Pero aquello no cambiaba que Paula no había llegado.

Jodido, me enfurruñé en el sofá mostrándole a Óscar que no iba a seguir su consejo.

—Muy bien, haz lo que quieras, pero al menos bebe. —Se levantó haciendo amago de estar cantando para mí y al instante me trajo otra copa (¡Otra!)—. Bebe para olvidar.

—Lo que más me jode —le dije encendiendo un cigarro y pasándole el mechero para que él hiciera lo propio— es que me joda, ¿sabes? Que soy consciente de que estoy gilipollas por comportarme así, y que no puedo evitarlo, que...

Llamaron al timbre.

Óscar y yo nos miramos expectantes y me dio un apretón seco sobre la rodilla.

Nadie abría. ¡Que alguien abriese esa jodida puerta que yo tenía las piernas entumecidas!

Volvieron a llamar. Yo ya no sabía si la música se había parado o si yo ya no la escuchaba.

Rey fue corriendo a abrir y en el camino me sacó la lengua. Rey era un ángel caído del cielo. Rey me comprendía.

Contuve la respiración y...

Y me sentí algo mareado. Las copas estaban haciendo su efecto, pero aquello no iba a evitar que yo dejase de mirar a la puerta, no, señor.

Cerré los ojos e imaginé por unos segundos que Paula entraba majestuosamente, a cámara lenta, sonriendo con música celestial. Pero cuando volví a abrirlos... no, no era Paula quien entraba en el salón. Eran los componentes del grupo de teatro del otro día. Sentí deseos de esconderme, pero estaba demasiado mareado para hacerlo.

Rey se encogió de hombros. Ante mi semblante triste, sacó la cabeza fuera y negó, girándola de un lado a otro. Comenzó a empujar la puerta lentamente y yo sentí que me estaba empujando a mí. Al vacío. Pero, sí, la puerta se detuvo antes de cerrarse. Rey dudó y volvió a intentarlo. No pudo. Mi corazón volvió a latir con fuerza y la lucecita verde de la esperanza volvió a encenderse.

La puerta se abrió entonces de par en par y yo descansé.

Eran Paula y Marta.

Carraspeé, me atusé la camisa y me acomodé en el sofá colocando una pierna sobre la otra. Extendí los brazos a lo largo del respaldo sin dejar de mirarla. Estaba seguro de que todo iba a ir sobre ruedas.

Rey le dio un par de besos a cada una y las hizo pasar al salón. Exacto, Rey, sírvemela en bandeja. Reprimí una sonrisa de satisfacción. No me estaba permitido sonreír antes de mostrarle mi sonrisa seductora. Lo decían las reglas implícitas del ligoteo.

Parecía que Paula daba los pasos al compás de mis latidos. Estaba preciosa y yo aproveché para mirarla de arriba abajo descaradamente. Al fin y al cabo, estábamos en una fiesta y esas cosas estaban tácitamente permitidas, ¿por qué, si no, uno iba a arreglarse tanto? Una fiesta era un escaparate en vivo.

Llevaba el pelo recogido con una pinza dejando su cuello al descubierto. Quise morderlo al dar una fuerte calada al cigarro, que casi se me había consumido mientras la admiraba. En aquellos momentos, a juego con mis pensamientos, comenzó a sonar por toda la casa *Wicked Game*. Sí, Chris Isaak y yo teníamos los mismos calientes, enfermizos y pervertidos pensamientos al mismo tiempo.

De pronto, una copa me ocultó la hermosa visión. Aparté la cabeza para seguir contemplando a Paula. La copa volvió a situarse delante de mí. Levanté la mirada y descubrí que la copa no estaba sola. La sostenía una mano. Y un brazo. También había unos hombros y un cuerpo coronado por una cresta de pelo azul.

Quise gritar.

## Episodio 08: El de la fiesta (tercera parte)

No. Otra vez no. La chica del pelo azul delante de mí otra vez no.

—¡Hola!

Devolví el saludo sin ganas mientras la chica se sentaba a mi lado, Óscar se levantó para dejarme solo con la nueva compañía.

Sí, vete. Vete, no sea que te desnude a ti también, le dije con la mirada acompañando el mensaje de un C-A-B-R-Ó-N telepático.

—¿Quieres un chicle?

No.

No era así como tenía que comenzar la noche, me dije. Pero, a pesar de todo, cogí un par de bolas de la caja y decidí utilizar las circunstancias para comenzar el juego que tan claro tenía en mi mente.

—Sí, gracias.

—Te acuerdas de mí, ¿no?

—Por supuesto, tú eres...

—Clara. Soy Clara. Tú eres Carlos, ¿no? Amigo de Rey.

—Y también tu víctima el otro día —le dije tratando de parecer simpático, pero sin apartar la vista de Paula. Estaba junto a la mesa de las bebidas charlando animadamente con Marta y otras chicas. Óscar estaba cerca de ella, le echó una ojeada a su trasero con descaro y me levantó el pulgar. Óscar conocía mis gustos, claro. Por eso no había hecho falta que le dijese quién era Paula. Él la habría descubierto entre mil.

—Muchas gracias por ayudarnos con la obra —dijo una voz demasiado aguda que me trajo de vuelta a la realidad—. Para nosotros era muy importante que el público participase.

Claro, por eso nos sacasteis a rastras. Por supuesto, no se lo dije y me limité a asentir, sonriendo como un tonto.

—Es que, verás —Clara se acercó a mí arrimando su trasero al mío—, la obra en sí tenía un concepto tan trasgresor que no sabíamos si iba a ser muy aceptado y... —Movió su mano de un lado a otro delante de mis ojos—. ¿Me estás escuchando?

—Sí, claro. Perdona, se me fue un momento la cabeza.

Mentira.

Estaba tratando de captar lo que hablaban Paula y Marta, aunque la música estuviese demasiado alta y ellas demasiado lejos. Menos mal que Óscar, mis orejas andantes, se había situado en un punto estratégico y me miraba. Me miraba con los ojos cada vez más abiertos y sonreía. No, se estaba riendo y me señalaba con disimulo mientras me miraba. Me señalé a mí mismo. ¿Estaban hablando de mí? ¿Era eso? Él negó con la cabeza y comenzó a inclinarla hacia la derecha como señalándome algo.

Miré a mi derecha y no vi nada fuera de lo común. Comprendí al instante que había cometido un error. Nunca se me dio bien aquello de la lateralidad.

Óscar se dio un golpe en la frente y volvió a mirarme fijamente, sin parpadear. Estaba... ¡lanzándome besitos desde la distancia? Le miré extrañado y parpadeé un par de veces. ¿Qué coño se había fumado este tío? Se empezó a reír y aumentó la intensidad de sus cabeceos. A ver, si él señalaba a su derecha yo tenía que girar la cabeza a la izquierda. Así que lo hice.

¡Madre mía!

Me pegué un susto enorme al ver las tetas de Clara a la altura de mi cara cada vez más cerca hasta que me estampé contra ellas, coyuntura que Clara aprovechó para abrazarme la cabeza.

—Sabía que te gustaba. Noté la tensión sexual que existía entre nosotros en el escenario.

¿Qué? ¿Qué? ¿QUÉ? La sorpresa me tenía paralizado.

Bueno, la sorpresa y la misma Clara que se había sentado sobre mí dándome una espectacular visión de su escote. No era capaz de articular palabra. Pero ¿de dónde coño se había sacado esa loca que a mí me gustaba? ¿Había hecho algo? ¿Había dicho algo? ¡Pero si no le había hecho caso en toda la noche!

De todos modos, tenía que reconocer que en otras circunstancias la situación no me habría molestado en absoluto. Una chica dispuesta, a horcajadas sobre mis rodillas, a mi entera disposición.

Sin embargo, no era lo que tenía que pasar aquella noche. O sí. Pero no con Clara.

No tenía ni idea de qué hacer. Por una parte, mi cerebro secundario estaba empezando a reaccionar; y era plenamente consciente de que a veces luchar contra él es una tarea imposible. Por otra, no podía quitarme de la cabeza a Paula. Estaba allí y si yo me enrollaba con Clara perdería todas las oportunidades que podría tener con ella. Aquello del más vale pájaro en mano no servía en aquel caso.

Aunque Clara estaba ahí, delante, mirándome y...

No. Tenía que ser fuerte.

Giré el cuello a un lado, evitando su mirada. Óscar nos observaba y le lancé una mueca solicitando ayuda. Se limitó a encogerse de hombros. Mierda. Tenía que arreglármelas solo. Clara me miraba fijamente. Parecía completamente segura de lo que iba a pasar, pero yo iba convenciéndome a cada segundo de lo contrario. Iba a ser un caballero. No me iba a enrollar con ella. Tenía que rechazarla como lo haría un caballero.

¿Y eso cómo leches se hacía?

Acercó su cara dispuesta a besarme. Giré la mía para evitar sus labios. Volvió a intentarlo. Giré de nuevo. A la tercera, ella me cogió de la barbilla y volvió a acercarme su boca bien hambrienta. Inconscientemente apreté los labios. Aquello era como una tortura. Tenía la cabeza sujeta por sus manos y ella venía hacia mí, directa, con el piloto automático encendido dispuesta a dar en el blanco. O hacía algo o no podría responder de mis actos. Rechiné los dientes. Apreté todavía más los labios, contuve un gemido y levanté los brazos para quitar sus manos de mi cara. Fue poco sutil, pero es que solo tuve media décima de segundo para pensarlo y nunca se me dio bien pensar bajo presión. Mucho menos cuando la presión se estaba produciendo sobre y bajo mis pantalones.

—¿Qué pasa? —preguntó sorprendida separándose unos centímetros—. Me he lavado los dientes. Mira —dijo abriendo la boca y dándole unos golpecitos a su dentadura que, efectivamente, estaba inmaculada.

—No, no es eso —me atreví a decirle. Seguramente ahora deduciría que era gay o que tenía novia y Santas Pascuas. Pero no, siguió sentada delante de mí cruzada de brazos esperando una respuesta.

—¿Y bien?

—Es que... —no pude evitar sonrojarme. Notaba cómo los colores me iban subiendo por la garganta hasta la cara unidos a la conocida sensación asfixiante de ansiedad—. Es que...

—¡Ay, qué mono! ¡Te estás poniendo colorado! —Volvió a agarrarme la cara acercando la suya peligrosamente a mi boca—. ¿Qué pasa? ¿Que te da vergüenza besarme sin apenas conocerme? No te preocupes que yo no me voy a escandalizar. —Se rió exageradamente antes de intentar besarme de nuevo—. Como si fueses el primero. No te cortes y...

Me levanté.

Me levanté de golpe.

Me levanté de golpe tirándola al suelo.

Me levanté de golpe tirándola al suelo haciendo que todo el mundo nos mirara.

Estupendo.

La miré desde arriba. Clara estaba sentada en el suelo y ella me miraba a mí desde abajo sin saber muy bien qué había pasado. Yo tampoco lo sabía. Había saltado como un resorte. Estaba inmóvil, recto como una vela y tenso, muy tenso. Miré alrededor y comprobé que todo el mundo había dejado de hacer lo que fuera que estuviese haciendo y nos observaba con cara de guasa.

No era fácil rechazar a alguien, eso lo sabía, pero una cosa muy distinta era tirar a ese alguien al suelo mientras lo rechazabas.

Volví a mirar a Clara visiblemente avergonzado, no solo por lo que había hecho, sino también por haber captado la atención de todo el mundo. Nuestras miradas se cruzaron. Clara tenía los ojos vidriosos y le temblaba el labio inferior. Iba a llorar. Recé a Dios para que no lo hiciera. Su boca se torció en un espasmo y sus ojos se llenaron de lágrimas. Sentí deseos de desaparecer sin dejar rastro. ¿Por qué siempre tenía esa sensación cada vez que Clara estaba cerca?

Le tendí una mano y pareció no verla, porque no dejaba de mirarme a la cara.

Comenzó a llorar.

Le cayeron dos lágrimas enormes, sus hombros se retorcieron en un espasmo y gimoteó de golpe como una niña pequeña. Hipaba estruendosamente y quien no se había dado cuenta de lo que había pasado ya lo comentaba con el de al lado.

Me estaba muriendo de la vergüenza.

Volví a tenderle la mano, ella la apretó con fuerza y se levantó con dificultad sin dejar de mirarme.

Tomé aire.

—Lo siento —le susurré.

—¿Cómo que lo sientes?

Antes de salir corriendo de la habitación me dio una sonora bofetada y me dejó allí plantado, a la vista de todos. La maldita casualidad hizo que en aquel momento dejase de sonar la música. Todo el mundo, si ya no era suficiente con el ruido del golpetazo que se había metido Clara, pudo bailar al son de mi vergüenza y del precioso sopapo que le hacía compañía.

Genial.

La habitación me dio vueltas cuando traté de seguirla y

no fui capaz de dar un paso, así que me tiré en el sofá y cerré los ojos.
 Doblemente genial.

## Episodio 09: El de la fiesta (cuarta parte)

La situación no es que fuera la ideal, la verdad. No solo era un cabrón por haber tirado a una chica al suelo mientras la rechazaba, sino que también lo era por haber dejado que se fuera sin ir detrás de ella. Podía imaginar las caras de todo el mundo, sus gritos de «¡insensible!», podía ver hasta cómo se preparaban para tirarme tomates, y cómo Rey acababa echándome de su fiesta por habérsela fastidiado.

Abrí los ojos y, aunque veía borroso, comprobé que seguía siendo el centro de atención. En aquel momento, una sombra difusa se acercó a mí y me puso una copa en la mano, como si no estuviera ya suficientemente borracho.

—Anda, que la has liado buena, macho. —Óscar se sentó a mi lado intentando aguantarse las carcajadas—. Tú no te muevas y quédate aquí quietecito, no vaya a ser que acabes vomitando, y te conviertas oficialmente en el centro de la fiesta.

Me dio unas palmaditas en la espalda, sin darse cuenta de que, en cuanto el concepto «vómito» se formó en mi cerebro, ya me había puesto pálido: Mi cuerpo consideraba seriamente aquella manera de dar salida a mi vergüenza.

—No te preocupes, Carlitos, que ya me encargo yo de la del pelo azul. ¿No te das cuenta de que me has allanado el terreno, tío? Después de vérselas con el malvado más malvado de la fiesta, llegaré yo, su caballero andante y me la llevaré al huerto. —Me puso el brazo sobre el hombro y me habló al oído—. Si tú lo único que has hecho ha sido hacerle un favor a este amigo tuyo que te lo agradece en el alma. —Se levantó y encendió un cigarro—. No te amargues, que tampoco es para tanto, ahora llegará Óscar y con un par de meneos lo soluciona. ¡Deséame suerte!

Dicho y hecho, Óscar se fue a buscar a Clara. Que no me amargara. Claro, era muy fácil decirlo cuando él seguramente acabara siendo el héroe de la fiesta, salvando a la damisela en apuros para tirársela después. Me cabreé. Conmigo, claro. Había sido un hijo de puta con una persona solo por llamar la atención de una chica a la que no conocía de nada. Si eso no era ser un gilipollas, que viniera Dios y lo viera. Me sentía ridículo, como si hubiese vuelto a la adolescencia y hubiera vuelto a hacer las tonterías que hacía por aquella época.

Rey se sentó a mi lado y me dio otra copa.

¿Qué pasaba? ¿Por qué todos se habían empeñado en emborracharme?

—¿Quieres hacer el favor de dejar de comportarte como un niño y disfrutar de la fiesta?

—Justo lo que estaba pensando —le dije secamente tras dar un trago largo de lo que fuera que me había llevado. Si querían emborracharme no iba a ser yo el que les dijera que no.

—Te doy media hora de plazo para que se te pase la tontería y vuelvas a ser el Carlos de siempre, que no me gusta verte así, por favor.

Asentí con decisión, a pesar de no estar realmente convencido, antes de apurar la copa, dejarla en el suelo e ir a por otra más. Muy bien. Pues, si eso era lo que querían, me emborracharía, la vergüenza se acabaría y sería el rey de la fiesta, al menos hasta que me levantase al día siguiente con la peor resaca de mi vida. Pero eso sería mañana, ahora tenía que emborracharme.

Era curioso cómo estaba convencido de que, haciéndome daño, también estaba haciendo daño a los demás, que no tenían ni zorra de cómo lo estaba pasando. Y también era muy consciente de que estaba dramatizando y exagerando la cosa hasta límites insospechados. Pero es lo que tiene esto del alcohol y la mala leche, que cuando uno empieza ya no puede parar, y la bola de nieve se va haciendo cada vez más grande.

Me serví una copa bien cargada. Me la bebí de un solo trago. Estaba deliciosa. Me serví otra, no recuerdo de qué era. Mezclé dos o tres cosas. Aquello era como ser químico pero a lo nocturno. Otro trago y el alcohol caería en mi estómago listo para ser sintetizado. ¡Sería Carlos, la aleación andante!

Me carcajeé con mi propio chiste mental. Aquello estaba empezando a hacerme efecto. Sentía un cosquilleo extraño entre las piernas y unas ganas horribles de reírme de todo, aunque bien es cierto que estaba haciendo esfuerzos sobrehumanos para olvidarme de lo que había pasado.

No hice caso de cómo vibraban mis oídos ante la música, ni de cómo vibraba mi estómago a cada paso que daba cuando regresé al sofá con la primera botella que vi sobre la mesa. ¿Quién necesitaba un vaso? Desde luego, yo no.

Debía de tener un aspecto patético, pero no me importaba. Eso era lo bueno del alcohol, que las cosas toman su verdadera importancia.

A mi alrededor, la gente ya se había olvidado de que estaba allí y bailaba o charlaba animadamente. Encendí un cigarro y pensé que así, de esa guisa sobre el sofá, fumando y con una botella como única compañía, ya me habría transformado en el borracho solitario de cada fiesta. Sin embargo, dejé que aquel pensamiento se fuera volando rápidamente atajándolo con otro trago. Y otro más.

A mi lado, una pareja se estaba dando el lote y me puse a mirarles durante un rato. Aquello debería estar pasándome a mí, no a ellos. Pero ese no era un pensamiento positivo así que di otro trago para que se fuera por donde había venido. La cosa funcionaba. Del pálido mortal había pasado a tener un color rosado de lo más sanote. Me miré la punta de la nariz. Estaba a punto de ponerse roja.

Cuando fui a dar otro trago, me llevé la desagradable sorpresa de que no quedaba ni gota, pero, al ir a levantarme para suplir mis reservas de felicidad-inducida-por-el-alcohol, me llevé la todavía más desagradable sorpresa de que había un terremoto y nadie me había avisado.

El suelo se movía bajo mis pies y nadie parecía darse cuenta. Solté un hipido cuando mi estómago amenazó con hacer el salto del tigre y decidí quedarme donde estaba. En el sofá, al menos, los únicos que se movían eran la pareja de al lado, que ahora me usaban a mí como respaldo.

No sé cuánto tiempo estuve observando el panorama de mal humor. A estas alturas quedaba menos gente en la fiesta. Estuve tentado de irme más de una vez. Si no lo hice fue por Rey, que se me había acercado unas cuantas veces hasta que me dio por imposible y no volvió. No pasaba nada, me conoce y sabe que me vuelvo un gilipollas cuando algo no sale como espero. Además, tampoco podía irme si no era capaz de dar ni un paso.

También estaba Paula, por supuesto. No podía quitarme de la cabeza el ridículo que había hecho delante de ella. Otra vez. Había estado deambulando de un sitio a otro toda la noche, bailando, hablando con todo el mundo, sonriéndoles. A todos menos a mí. Lo máximo que pude observar fue alguna mirada furtiva, seguro que de desaprobación. Podía intuir perfectamente que en su mente ya me había catalogado como uno de esos casos típicos de «intolerancia a la frustración con alta tendencia a depender del alcohol». Estaba convencido de que le daba pena y de que lo había comentado con la zorra de su amiga Marta. Sí, seguramente le habría dicho «fíjate en ese. Sí, en el que ha tirado a esa pobre chica al suelo. Da pena lo cocido que está».

Mi dramatismo en aquellos momentos no tenía el aspecto de una bola de nieve, era todo un alud persiguiéndome por la pendiente de la montaña de la desesperación.

¡Sí! ¿Qué pasaba? Estaba cocido. Estaba pedo. Estaba borracho. Estaba... ¿Qué más daba cómo estuviera si estaba más solo que la una? Si iba a acabar solo, sin conseguir un trabajo decente, viviendo con mis padres y la tele, y con diez gatos como única compañía...

—Despierta, anda, que estás en Babia. —Óscar llevaba dándome golpecitos en el hombro un buen rato y no me había enterado. Traté de mirarle a la cara, cosa que me costó horrores porque mi vista se enfocaba y se desenfocaba a su antojo—. Oye, Carlos, que me voy. —Se le veía contento. Tenía restos de pintalabios en el cuello y en la boca—. Muchas gracias por tirar a Clarita al suelo. Te odia, pero en cuanto logré que dejase de llorar se convirtió en toda una reina de los besos. Me ha invitado a su casa, así que el caballero andante se va con la exdamisela en apuros. ¡Disfruta! —dijo antes de darse la vuelta—. Por mí no te preocupes, que lo haré.

Lo que decía. Me iba a quedar solo.

Volví a empinar la botella para beber las últimas gotas que quedaban, sin acordarme de que aquella sería la octava vez que lo hacía y que la botella siempre estaba vacía.

Normalmente no me importa que alguno de mis amigos se vaya una noche con compañía femenina sin que yo me lleve a alguien. Pero hay ocasiones en las que no puedo evitar sentirme celoso.

Con Marcos es normal, siempre se lleva compañía a casa, o se va él como compañía de alguna tía buenísima, y nunca le he visto con la misma mujer dos días seguidos. En nuestro pequeño mundo, Marcos es un monstruo del ligoteo.

Óscar y yo no solemos tener tanta suerte. Por eso siempre nos alegrarnos el uno por el otro cuando alguno de los dos consigue echar a volar su pajarito. De todos modos, el hecho de que no tengamos suerte no es porque no la busquemos porque currárnoslo, nos lo curramos. A conciencia. Eso está claro, pero:

1) o somos demasiado exigentes; teoría que va cayendo por su propio peso a medida que avanza la noche y aumentan el alcohol y las ganas de sexo, o

2) simplemente, antes de que naciéramos, cuando hicieron el reparto de las tías que nos tocaban a cada hombre, nos tocaron menos que a él.

Sin embargo, aquella noche me daba mucha rabia que él mojase y yo no. Mucho más sabiendo que la chica con la que él iba a pasárselo bien me había escogido a mí antes que a él.

Estaba celoso. No. Estaba rabioso y no podía desahogarme, ni siquiera me sentía con el derecho a ello porque no era más que una rabieta. Si lo pensaba con lógica, por supuesto que me alegraba por mi amigo, pero no era momento ni de echarle lógica ni mucho menos de pensar.

Apreté los dientes para aplacar mi mala leche sin que nadie lo notara, y me encontré con que tenía en la boca el chicle que le había cogido a Clara. Comencé a mascar con fuerza al ser consciente de su presencia. Me pasaba el chicle de un lado a otro de la boca como si fuese mi frustración y yo la estuviese machacando. ¿Intolerancia a la frustración? ¡Miren, señores, pasen y vean lo que hago yo con mi frustración!

Pasé un rato bien tranquilo mascando chicle, observando lo que había a mi alrededor. ¿Que me mosqueaba con los que se estaban morreando delante de mí por no ser yo uno de ellos y estar solo? Pues me pasaba el chicle a los incisivos y lo cortaba en trocitos para luego volverlos a unir con la lengua, que estaba aburrida a falta de boca que besar. ¿Que pasaba por delante de mí una tía buenísima y me daban ganas de levantarme para acosarla un rato? Me pasaba el chicle a los caninos y lo trituraba un rato para desfogar el deseo. No era tan placentero, pero surtía su efecto. Hice pompas, me pegué el chicle al cielo del paladar e hice caída libre con él desde allí, hice surf con la saliva y, cuando más que un chicle parecía que estaba mascando una bolsa de plástico, me lo saqué de la boca. El chicle estaba caliente y blandito ahora que lo tenía en la mano, pero la frustración estaba volviendo a hacer mella en mí al no poder sustituirla con nada.

Paula pasó por delante en ese momento. A mitad del camino hacia la mesa de las bebidas, es decir, enfrente de mí, se encontró con Rey y ambas se pusieron a hablar. Aquello podía volver a ser el paraíso.

Cuando Paula se reía, se le formaban unas arruguitas preciosas alrededor de los ojos y su cabeza se echaba hacia atrás. Rey le tenía que estar contando algo muy interesante porque había veces en que ponía el semblante serio y asentía. Bebía de su copa en sorbitos pequeños y a mí no me sorprendió que lo hiciera así, siendo tan menuda como era. Me gustaba que, cada vez que el pelo se le ponía delante de los ojos, lo colocara detrás de sus orejas en un gesto que me parecía muy tierno.

Alguien puso música. No me había dado ni cuenta de que llevábamos un rato sin ella, tan concentrado como estaba en mi chicle y en Paula. A ella debía de gustarle la canción porque le hizo una reverencia a Rey y la invitó a bailar. Tomé nota mental: *More Than This* de Roxy Music. Se movía muy bien. Rey no lo hacía nada mal tampoco. Yo me sentía como si estuviese viendo una película; daban vueltas, se cogían de la mano y seguían el ritmo a la perfección.

Hubo un momento en que habría jurado que Paula me miró. Bajé la cabeza, disimulando para encender un cigarro y pude comprobar que, por primera vez aquella noche había estado sonriendo, pero borré la sonrisa de mi cara al ser consciente de ella, porque seguramente me habría visto sonreír como un tonto.

Cuando lo consideré oportuno, volví a levantar la cara. Por mucha vergüenza que me diera, era un espectáculo que no pensaba perderme. Llegué tarde, de todos modos, porque la canción acababa de terminar.

Las miré expectante. Empezaría otra, tenían que seguir bailando por narices, no podían quedarse así, para un momento feliz que había tenido la fiesta.

Cuando empezaron a sonar los primeros acordes de *Layla*, se despidieron y Paula se quedó sola. Miró a su alrededor como buscando a alguien y pareció que lo encontró porque se puso a caminar.

Hacia mí.

## Episodio 10: El de la fiesta (quinta parte)

Mi corazón empezó a correr los cien metros lisos. Sí, no cabía duda. Paula venía sonriente hacia mí y yo no podía apartar la vista de su cara. Por primera vez nos estábamos mirando, siendo conscientes de ello, y aquello me hacía sentir como si estuviese sudando por todos los poros de mi piel. De hecho, creo que lo estaba.

Un paso más, y Paula estaría justo delante de mí.

—¿No bailas? —me dijo tendiéndome la mano.

No reaccioné. Paula me estaba hablando, aun después de mi numerito. No solo eso, me estaba invitando a bailar. No podía ser, iba en contra de todas las reglas. Paula abrió y cerró la mano insistiendo en su gesto. Yo estaba completamente entumecido, pero le iba a echar cojones pese a estar a punto de vomitar.

Di un repaso mental a mi cuerpo para ver si aún cabía la posibilidad de volver a ser una persona no consumida por el alcohol. Me noté tenso. Tenía los labios apretados, la mirada fija en los ojos de Paula y los puños cerrados. Mi cerebro dio la orden de hablar. No obtuvo respuesta. Mi cerebro dio la orden de levantarse. Tampoco. Al menos tenía que intentar darle la mano, por favor, que la necesitaba para levantarme.

Llevaba tanto tiempo sentado que ya no sabía si continuaría el terremoto si me ponía en pie.

Pareció que mis brazos, aunque lentamente, sí que reaccionaban a mi orden. Comencé a abrir la mano derecha. Me daba la sensación de que todo estaba sucediendo a cámara lenta. Sin dejar de mirarla, iba levantando el brazo. A medio camino, mi cerebro, que intentaba ir a cien por hora pero se quedaba en el intento, me preguntó por qué narices no era capaz de abrir la mano. Y aprovechando que pasaba por mi campo de visión, le eché un vistazo.

Había un problema.

Tenía chicle esparcido por toda la superficie de la palma y por eso no podía abrir el puño. ¡Estaba todo pegajoso! ¿Qué podía a hacer? ¿Qué podía hacer?

La cámara lenta de mi cerebro debió de estropearse en ese momento, porque los acontecimientos se precipitaron. Volví a cerrar el puño y me lo escondí tras la espalda, sin dejar de mirar a Paula con la sonrisa más falsa que había puesto jamás.

—¿Qué te pasa? ¡Vamos! Que te llevo viendo toda la noche ahí sentado. No rechazarás un baile conmigo, ¿no?

Paula volvió a insistir, estirando todavía más el bracito de las narices, y yo no supe qué hacer, porque necesitaba aquel apoyo para levantarme debido a mi circunstancial estado de embriaguez, pero no podía tenderle una mano llena de chicle. Esa posibilidad no entraba dentro de las correctas normas sociales del ligoteo.

Sin sacar el brazo de detrás de la espalda y sin dejar de sonreír, negué con la cabeza. ¿Qué coño estaba haciendo? ¿Le estaba negando un baile a Paula?

Me miró.

—¿Qué? ¿No quieres bailar? —Como un gilipollas, por-

que la cara de tonto que tenía seguramente aparecería la primera en el espacio reservado para las caras más ridículas de la historia del *Libro Guiness de los récords*, seguí negando—. ¿No?
—No... digo: sí —pero yo seguía negando con la cabeza.
—¿Te aclaras? —preguntó sin dejar de sonreír. ¡Dios! Tenía una boca tan besable, un cuello tan bonito y una barbilla tan perfecta que pensé que me había quedado sin sentido por un segundo. Entonces, Paula se percató de mi brazo escondido tras la espalda—. ¿Qué guardas ahí? ¿A ver?
No insistió más y, riendo, trató de sacar mi brazo a la luz. ¡Se pensaba que estaba jugando! Poco podía hacer un pobre hombre borracho ante una sana y grácil señorita en cuestión de fuerza, así que, sin que me diera cuenta, Paula tenía agarrada mi muñeca y estaba tirando de ella hasta que consiguió que me pusiera en pie.
Más que por las muñecas, sentía que me tenía cogido por los huevos.
Y aunque ella no lo sabía, yo estaba enteramente a su disposición.
—Ahora estás donde te quería. —Movió los dedos y logró abrirme la mano sin dejar de sonreírme. Sin mirar lo que había dentro, me tendió la suya y tiró de mí. (¡Que fuera lo que Dios quisiera!)—. ¡A bailar!
Se detuvo en seco cuando me apretó la mano. Yo no dije nada, aquello ya era la gota que colmaba el vaso aquella noche. Dios, o quienquiera que fuese, seguramente estaba entreteniéndose a mi costa mientras comía palomitas de maíz. Por mi parte, yo había pasado de la frustración a la pasividad y la resignación del que sabe que, haga lo que haga, la mala suerte le acompaña.
Subiendo nuestras manos para mirarlas de cerca y com-

probar que efectivamente no se separaban con facilidad, Paula me miró a la cara sin saber muy bien qué decir, a lo que yo respondí con una risa nerviosa mientras me encogía de hombros. Cuanto antes acabase aquello, mejor.

Trató de separar su mano de la mía. No pudo, como era de esperar. Hizo fuerza para separarlas y ambos comprobamos que nuestras manos estaban unidas por hilos de chicle y babas.

—Pero, ¿qué es esto? —dijo con asco.

No supe qué decir. Ya no era porque no pudiera, sino porque realmente no sabía qué decirle. ¿Le decía: «nada, que estaba aburrido y me puse a hacer guarradas con el chicle»? Pues no, aunque visto lo visto, ya no podría quedar peor.

Entonces se echó a reír. Primero muy despacio, pero cuando intentó separar su mano de la mía de nuevo y vio que no podía, aumentó el ritmo.

Me eché a reír yo también. A carcajada limpia. Parecía como si, de pronto, el mundo estuviese girando en la dirección correcta y todo estuviese colocado y en su sitio.

Paula dejó de reírse al escucharme y me miró. La miré a ella conteniendo la respiración. Cuando intentamos separar nuestras manos y finalmente lo conseguimos a base de hacerlo juntos, no pudimos evitar reírnos otra vez.

Así estaba mejor. Me estaba riendo. Con ella.

O eso creía yo, porque era evidente que no estaba tan bien. Miré su mano. La había llenado de babas y chicle ¿Cómo iba a estar bien? ¡Pero a ver, pedazo de gilipollas, ¿de qué coño te estabas riendo?!

Me dio un ataque de pánico y sentí cómo la borrachera se me quitaba de un plumazo. Aquello había que solucionarlo.

Cogí a Paula por la muñeca sin darme cuenta de que así la manchaba todavía más y me la llevé al baño. No podía dejar de disculparme.

Sin mirarle la cara, puse su mano bajo el grifo y comencé a quitarle con cuidado los trozos de chicle uno a uno. Levanté la vista y miré al espejo, muerto de la vergüenza. Me era mucho más fácil mirarla allí que a su cara. No decía nada y se limitaba a mirarme.

—Lo siento —murmuré de nuevo con los dientes apretados, y volví a bajar la cabeza, avergonzado, para seguir con mi tarea.

—No pasa nada, déjalo ya —dijo después de un silencio que se me hizo eterno, pero yo no le dije nada y continué quitándole el chicle de la mano. Estaba claro que me decía eso porque le daba pena. Si me la daba hasta yo, ¿cómo no iba a dársela a ella?—. De verdad, no te preocupes. No hace falta que me limpies. No pasa nada.

Sí que pasaba. Y seguro que ahora me decía el recurso típico de «puede pasarle a cualquiera». Y no, no podía pasarle a cualquiera. El «Puede Pasarle a Cualquiera» estaba bien cuando tienes un gatillazo y no sabes qué decir, puede que en esas circunstancias te haga sentir un poco mejor. También puede funcionar cuando te suena el móvil en la biblioteca, cuando se te cae algo al suelo, o te olvidas de un cumpleaños. Eso sí podía pasarle a cualquiera. Manchar con chicle y babas la mano de una chica sin haberla besado siquiera no podía pasarle a cualquiera. Solo a mí.

—No me cuesta nada limpiarlo, en serio —le susurré, más por decir algo y evitar la charla de condescendencia, que porque realmente me apeteciera abrir la boca.

—Si podía haberle... —no iba a dejar que terminara la frase.

—Sí, ya sé —la corté en tono molesto, sin levantar la mirada de su mano, que aún estaba toda pegajosa—. «Podía haberle pasado a cualquiera», ¿verdad? Pues yo no creo que cualquiera vaya llenando de babas la mano de la gente a la que acaba de conocer.

Paula resopló y me sentí todavía peor. Seguro que la había ofendido cuando solo trataba de ser amable. Retiró su mano de entre las mías con un golpe seco y me ratifiqué en lo que pensaba. La había ofendido. Bien por mí. Puso los ojos en blanco y me soltó un «quédate aquí» para después salir corriendo por el pasillo.

No me moví. Seguí mirando mi reflejo, pensando en lo patético que podía llegar a ser. Pensaba que el día del teatro había tocado fondo, pero en aquel momento no sabía lo que me iba a pasar aquí. Me había superado a mí mismo. Bien por mí, otra vez.

Paula apareció a mi espalda con la respiración entrecortada por la carrera que se había echado adondequiera que había ido.

—Date la vuelta. —Le hice caso. Poco más tenía que perder—. Extiende el brazo y abre la mano.

—¿Cómo?

—Hazme caso. Pon la mano. —Lo hice—. No, esa no, que está llena de chicle. La otra.

Estaba clarísimo. No le daba pena, le daba asco.

Paula puso mi mano entre las suyas y arqueó las cejas un par de veces. Sonrió y, aunque me sentía horriblemente mal, me dio un vuelco el corazón al tenerla tan cerca. Entonces, con sus labios, empujó desde su boca un caramelo naranja que me cayó sobre la mano. Levantó la cabeza y, sin dejar de sonreír, me miró a los ojos.

—Ya estamos en paz, ¿ahora puedes dejar de pedirme perdón? Como ves, puede pasarle a cualquiera. Ahora me ha pasado a mí.

No le dije nada. Me había dejado tan descolocado que no sabía cómo expresarle lo que le agradecía que hubiera hecho aquello. Tenía ganas de gritar, tenía ganas de saltar, pero no podía. Ni quería, porque mi mano aún estaba entre las de Paula y quería dejarla allí para siempre.

—Y este es el fin de mi historia, Marcos. Esto es lo que pasó anoche en la fiesta de Rey. ¿Tu opinión al respecto? ¿Tengo posibilidades?

—A ver. —Marcos se sienta en el sofá y enciende un cigarrillo—. ¿Me estás contando que le llenaste la mano de chicle y que ella te escupió un caramelo de su boca? —Se incorpora e imita la voz de un niño pequeño—. ¿También le tiraste de la trenza y le levantaste la falda? Pero, ¿tú tienes veintiocho años o estás todavía en Preescolar? —Pone su brazo alrededor de mi hombro y me habla al oído—. ¿A ti te han contado las cosas tan divertidas que hacemos las personas mayores?

Odio cuando Marcos se pone en ese plan. Se lo he contado todo con pelos y señales y ¿es esto lo único que puede decirme? Porque yo necesito algo más, alguna interpretación o algo por el estilo. Porque lo del caramelo tiene que significar algo, ¿verdad? ¿No se supone que Marcos entiende de estas cosas?

La noche, de todos modos, no pudo dar para más. Estuve tan cortado que no pude decirle mucho. No me importó, porque Paula había logrado que no me sintiese el ser más patético de toda la tierra. Y hoy, sin estar borracho, soy consciente de que había dramatizado. Pero da igual porque me siento extrañamente bien.

Después del episodio del caramelo, estuvimos hablando un rato. Ella y yo. Nadie más. Los datos básicos, ya se sabe. Su nombre, por qué estaba allí y todas esas cosas que yo ya sabía aunque ella no se lo imaginase.

Sin embargo, hasta el momento en que me había tirado el caramelo en la mano, me habría bastado con una conversación más o menos así:

Carlos: Hola, soy Carlos

Paula: yo soy Paula

Carlos: ¿Nos acostamos?

Paula: ¡Vale!

Sin embargo, ahora quería conocerla. El muy gilipollas de mí quería conocerla. Y todavía, después del calentón, quiero hacerlo. No puedo negar que, si hubiese sido por mí, me hubiese lanzado a besarla allí mismo, pero había algo que me lo impedía y me hacía escucharla con toda atención. Menuda jodienda.

Sí, menuda jodienda porque no ocurrió ni lo uno ni lo otro. La fiesta tuvo que terminar justo cuando yo me había animado a sacar mis armas de seducción.

Por lo visto, a los vecinos no les hacía mucha gracia que la música estuviera a todo volumen y habían llamado a la policía, que nos echó de allí a las cuatro de la madrugada.

Pero no importa, tengo un plan y me he levantado con la firme resolución de llevarlo a cabo.

## Episodio 11: El del plan

Cuando digo plan, no me estoy refiriendo a una estrategia totalmente estructurada. Supongo que eso podemos dejárselo a Spielberg y sus efectistas superproducciones. Mis planes son mucho más sencillos. Mis planes son, ¿cómo decirlo?, un refrito de imágenes en el cerebro a las que trato de dar forma en la realidad con una probabilidad de éxito bastante baja. Es decir, como la fiesta de anoche.

Cuando digo plan, a lo que me refiero exactamente es a llamar a Rey de nuevo y solicitarle audiencia. Cuando digo plan, a lo que me refiero es a arrastrarme como un vil reptil en busca de su presa y saltar sobre ella en el momento más oportuno. Cuando digo plan, entonces, a lo que me refiero es a buscar desesperadamente los garitos por los que se mueve Paula y hacerme el encontradizo, copa en mano, sonrisa en cara y condones en el bolsillo.

Está claro que mi plan no ganaría el premio Mata-Hari a la técnica, o el premio propuesto por la Sociedad General de Espías Internacionales, más que nada porque la sutileza brilla por su ausencia. Pero nadie dijo que el ataque y derribo en las guerras y conquistas (sexuales, por supuesto) fuera sutil. Es más, seguramente, yo mismo habré perdido más de una oportunidad a causa de la sutileza femenina. Por eso me decantaré por las directrices masculinas e iré directo al grano, no me detendré en nimiedades y sacaré a relucir todos mis encantos, dejando patente mis intenciones. Que la naturaleza haga el resto.

Soy consciente de que no es muy bueno, pero es un plan, al fin y al cabo.

Por eso, porque tengo un plan, no puedo menos que llevarlo a cabo. Se lo debo a todos aquellos que tuvieron un plan y murieron sin saber qué ocurriría si lo ponían en práctica. Se lo debo a todos los que crearon un grupo de música, ensayaban en el garaje y jamás se atrevieron a grabar una maqueta, a todos aquellos que escribieron un best-seller en potencia y a todos aquellos que jamás estudiaron para los exámenes finales porque, ¿qué más daba?, iban a suspender igualmente.

Lo que ocurre es que uno se vuelve inseguro cuando el plan se ha puesto en marcha, los engranajes han comenzado a funcionar y la maquinaria está cumpliendo su propósito.

—Rey, no estoy muy seguro de...

—Mira, Carlos, tengo que dar una conferencia mañana y me has hecho salir de casa. Y ya sabes lo que nos cuesta a las chicas salir de casa, ¿o prefieres que te cuente el éxodo de maquillajes, laca, pendientes y fondo de armario al que me he sometido para hacerte este favor?

—He prometido ayudarte a limpiar el piso de la fiesta de anoche. Eso es pagártelo con creces, ¿no?

Entre carcajadas, entramos en el primer bar de la noche. Está en una zona diferente a la que suelo salir con Óscar y Marcos, y algo me dice que estamos en la pista acertada. Ese algo es Rey, por supuesto, que tiene a Paula en el Facebook.

Nos adentramos en la penumbra hasta llegar a la barra y mi cara se contrae en un gesto de desagrado. No está, pero tengo que reconocer que este es el tipo de sitio en el que me imaginaba a Paula. Oscuro pero iluminado en sitios estratégicos, como el balconcillo donde baila la gogó, una decoración minimalista y moderna, música no muy estridente con letra ininteligible (siempre es mejor que un regatón al más puro estilo canción del verano) y copas con nombres extraños que no sé qué llevan. Rey se pide una. Yo opto por la consabida birra. Hay algunos a los que no nos gustan los cambios drásticos.

Siguiendo el ritual, me apoyo contra la barra sujetando la botella de cerveza con el puño contraído. Mientras, Rey flirtea con el camarero. Suele hacerlo y yo suelo dejarle hacer. De vez en cuando, hasta las copas nos salen gratis.

Así pasamos un rato. O dos, si acaso los ratos pueden medirse en tiempo y no en ansiedad. Porque si los ratos pudieran medirse en ansiedad, el rato o el par de ratos que paso esperando a que entre Paula por la puerta del garito seguramente no serían ni uno ni dos, el millón de ratos ansiosos le andaría cerca. Pero, sí, Paula entra finalmente en el local. Y no sé qué es lo que lleva a Paula a salir un domingo por la noche cuando al día siguiente se supone que tiene que ir a trabajar, y tampoco sé cómo esa observación no se me ha ocurrido antes de arrastrar a Rey a la vida nocturna, pero ahora mismo me siento el hombre más sabio y más lógico del mundo. Justo antes de transformarme también en el más depredador de la ciudad, por supuesto, que la inteligencia no está reñida con el atractivo.

O eso decimos los hombres cuando alardeamos de la última rubia oxigenada que nos hemos ligado ante nuestros amigos.

O eso habría dicho si alguna vez me hubiera ligado a alguna.

Le doy un codazo a Rey y ella, inmediatamente, abandona a su víctima de ligoteo y copas gratis para unirse a mi equipo. Esta noche jugamos en mi liga personal. El gol es nuestro objetivo. Y nos hemos entrenado para ello.

Miro de reojo a Paula. Esta noche se ha recogido el pelo y está todavía más guapa que anoche, en la fiesta de Rey. Si yo tengo ojeras y parece que he envejecido diez años por la resaca, ella parece ocultarlo bastante bien. Es más, nadie diría que anoche salió hasta tarde. Me da la sensación de que ella me mira a mí, pero tiene que ser eso, una sensación, porque está claro que, si ella me hubiera visto, habría venido a saludarme... aunque, claro, yo la he visto y no he hecho amago de moverme. Es más, me aferro con más pasión a mi birra.

Así pues, si sigo mi lógica, el hecho de haberla visto me obliga a ir a saludarla, y es lo que hago al instante, bajo la atenta mirada de una Rey, cuanto menos, sorprendida de que haya tomado yo la iniciativa.

Es cierto que mis pies se resisten en un principio, que la suela de mis zapatillas resbala sobre el suelo lleno de alcohol, serrín, servilletas y otras sustancias viscosas que no sabría identificar y que, además, todo sea dicho, prefiero no hacerlo, pero logro mantener el equilibrio y acercarme al círculo de personas que rodean a Paula con aire digno, espalda erguida y sonrisilla de sábado por la noche.

También es cierto que, justo en el momento en que voy a darle a Paula un golpecito en la espalda como antesala a mi saludo, el maromo más grande que yo haya visto jamás en un bar se antepone entre nosotros y comienza a hablar con ella.

Evidentemente, este tipo de cosas solo podían pasarme a mí. No a cualquiera, a mí. Y en este momento precisamente, cuando tengo el objetivo bien avistado. Otras veces, simplemente, asumes que alguien se te ha adelantado y programas el radar para que busque a otro ejemplar, pero esta vez no. Esta vez traía mi objetivo bien estudiado desde casa. Es mi presa, es mi presa y es mi presa. Punto. Nadie me la va a quitar.

Eso si sé cómo hacer que el maromo deje de hablar con ella. O si sé cómo hacer que aumente mi estatura en los próximos dos minutos.

Carraspeo. Nada. El maromo ni se percata de mi presencia. Supongo que el hecho de sacarme dos cabezas es razón suficiente para no estar en su campo de visión. O que su campo de visión sea el escote de Paula, que también es una posibilidad factible. Vuelvo a carraspear, pero esta vez me doy la vuelta porque el destinatario de mi carraspeo es Rey, que viene en mi ayuda montada en el caballo blanco de su inteligencia con la lanza bien cargada, que es su lengua viperina.

No es la primera vez que lo hacemos, de todas maneras. Hoy por ti y mañana por mí, que dicen. Yo mismo me he encargado de levantarle preciosas féminas al objetivo de ligoteo de Rey en más de una noche. Tengo que decir que no suelo tener tanto éxito como ella. Pero, aun así, intención le echo.

Las técnicas son diferentes, por supuesto. Cuando me toca a mí ayudar, simplemente tengo que dejar que el chico meta la pata de alguna manera. Si no eres Marcos, seguramente te pase, es algo matemático. Los chicos solemos precipitarnos en esto de la guerra de sexos y se nos nota enseguida cuáles son nuestras intenciones. Ya lo he dicho antes, carecemos de sutileza. Por eso solo tengo que esperar y que las feromonas del ligón en cuestión hablen por sí mismas hasta que la chica, una vez captadas las feromonas por alguno de sus sentidos, dé alguna señal, algún gesto, muestre alguna grieta. En ese momento simplemente tengo que entrar en escena y hacer lo que se me ocurra, que, normalmente, no es algo muy creativo: el alcohol y la congénita falta de reflejos suelen ser la causa de que no se me ocurra nada original.

Un «¿este tipo te estaba molestando?» suele ser suficiente. Sería lo contrario a lo que yo haría si quisiera ligármela, pero, una vez aceptado el reto, se pacta tácitamente que la chica en cuestión no entrará dentro de mis objetivos de esa noche. Mi pregunta da la décima de segundo suficiente para que Rey entre en escena contoneándose deliberadamente con dos copas en la mano y las feromonas del hombre objeto hacen el resto. Una vez uno las deja sueltas, da igual la rubia que la morena, da igual alta que baja: nuestras feromonas actúan por su cuenta y dejan que el animal que llevamos dentro se mueva por instintos.

Si por el contrario es Rey la encargada de ayudarme a mí, la técnica tampoco cambia mucho, pero suele ser más efectiva. Simplemente yo espero a que ella se contonee sin intervenir de ninguna manera. El hecho de que yo no participe de la acción aumenta de manera considerable las probabilidades de éxito de la empresa. Siempre he dicho que los contoneos de Rey son garantía de éxito. Lástima que no haya estudiado Empresariales, habría llegado muy alto.

Solo tengo que esperar en un punto estratégico a que Rey se acerque al maromo y se contonee al ritmo de la canción latina que está sonando por los altavoces. Rey se acerca, Rey se contonea, Rey vuelve a acercarse y deja caer los ojos con un parpadeo de lo más sexy para captar la atención del maromo, el maromo presiente que hay algo raro en el ambiente, un aroma diferente, un aroma peculiar, conocido, ansiado: el aroma del sexo. Rey se acerca de nuevo y sonríe, aunque al instante, mira hacia otro lado. Nunca hay que poner las cosas demasiado fáciles o el objetivo perdería el interés. Por muy triste que suene reconocerlo, a los hombres nos gustan los retos. Por eso siempre acabamos con la más fácil de la fiesta. Nos gustan los retos, sí, pero somos unos completos patanes en cualquier acción que necesite de un mínimo planteamiento, una mínima resolución o un desenlace más o menos exitoso.

Y es que, en esto del ligoteo, las chicas siempre tienen la última palabra.

Vuelvo a centrar mi atención en mi amiga. Mi momento está a punto de llegar. La canción va a dar sus notas finales y Rey sigue bailando a su ritmo, como si fuera una plantita primaveral atrayendo con sus colores a la abejita voladora para que la fecunde. El maromo se distrae con los bailes de mi amiga y doy un paso. Paula bebe un sorbo de la copa que tiene en la mano y yo doy otro paso. Rey se acerca. Yo me acerco, el maromo la mira y Paula sigue bebiendo. Es este. Este es mi momento.

Doy un paso más y, al instante, con un codazo premeditado y largamente estudiado, la bebida de Paula no baja por su garganta sino que descansa en el cuello de su camisa, dejando una preciosa mancha oscura.

Fingirse el patoso nunca dio mejores frutos.

—Lo siento. Soy un... —Levanto la cabeza y se cruzan nuestras miradas. Me hago el tímido y avergonzado antes de dirigirle la palabra con una media sonrisa que trata de aparentar culpabilidad—. Lo siento otra vez. Parece que mi destino es mancharte.

Paula se ríe y sé que estoy caminando por el terreno de lo

seguro, ya que el tirarle la copa me da la excusa perfecta para invitarla a otra. Está todo estudiado al milímetro.

—Te invito a otra copa. —Le doy la mano y la dirijo hacia la barra, olvidándonos del maromo que, por su parte, también se ha olvidado de Paula y trata de vencer las resistencias de Rey que, una vez cumplido su propósito, ignora al pobre hombre vencido por sus propias hormonas. Miro a Paula de reojo y sonrío, tratando de entablar conversación—. Eso se limpiará, ¿no?

Paula se mira el escote (y yo también lo hago, ¿para qué negarlo?) y después de darle un par de golpecitos al cuello de su camisa me sonríe.

—Si no se limpia, ya te diré dónde comprarme una blusa igual.

Le paso la copa y brindo con ella.

—Entonces espero que acepten cheques en blanco.

Le muestro mi más encantadora sonrisa justo antes de darme cuenta de que acaban de borrarse de mi cerebro todos los temas de conversación potenciales. Estamos en una situación de emergencia: no sé de qué hablar. Anoche llegamos a este punto y me sentía seguro, sabía hacia dónde tenía que encaminar mis pasos, lo que tenía que decir, cómo tenía que moverme y cuándo tenía que dejar de hablar y comenzar a besar. Ahora no. Ahora me siento como un barco de vela en el que no hay chalecos salvavidas, sin rumbo y rodeado de tiburones.

Trato de hacer memoria de nuestra conversación de la noche anterior, pero me es completamente imposible. Maldigo una y mil veces el hecho de haberme emborrachado como lo hice y bebo un trago de la nueva cerveza que acabo de pedir, lo que no hace sino restarle vehemencia a mis maldiciones.

## Carlos, Paula y compañía

Por una parte, podría ser sincero. Podría decirle que me siento tan cortado como cuando tenía quince años y me quedaba a solas con una chica. Por mucho que la conocieras, por muchas ganas que tuvieras de alardear o de mentir, las palabras simplemente no salían de tu boca. Y si lo hacían era todavía peor, porque eran balbuceos ininteligibles que no tenían ningún sentido. Sí, podría decirle eso. Que estoy nervioso. Que ella me pone nervioso y que no sé de qué hablarle porque, a su lado, me siento tan inferior que me dan ganas de salir corriendo; que sin darme cuenta me he colado tanto por ella que ahora mismo la subiría a la barra y le haría un altar, por ejemplo. También podría decirle que no hablemos y pasemos directamente a los besos.

Hacía mucho tiempo que no me pasaba algo así. Normalmente Marcos es el atractivo, Óscar el original y yo utilizo mi labia como arma de seducción masiva. Claro que eso es en circunstancias normales, cuando lo único que me interesa es un polvo nocturno y si te he visto no me acuerdo.

Me interesa un polvo nocturno con Paula, por supuesto que sí, pero no sé qué es lo que se ha instalado en la boca de mi estómago y me lo aprieta cada vez que ella está cerca. No sé qué es pero, a pesar de que puede resultar desagradable, a mí me gusta. Me gusta sentirlo. Me gusta que Paula esté cerca. Me gusta tanto que, irónicamente, no sé qué decirle.

Y volvemos al mismo punto de antes. Podría ser sincero, pero no serviría. Desnudarse emocionalmente antes de desnudarse físicamente nunca suele dar resultado. Normalmente, y de nuevo volvemos a la ironía, uno se desnuda físicamente primero y después lo hace emocionalmente, por mucho que digan los catecismos.

Ya está el *Cosmopolitan* para contradecirlos.

¿Y quién soy yo para negar lo que nos dice el *Cosmopolitan*?

Lo que ocurre es que hay veces en las que no hay más huevos que ser sincero. Y esta es una de ellas. Es cuestión de hablar o no hablar y la primera opción se me presenta como la óptima. Además, algún ente extraño debe de haberme poseído, seguramente es lo que se ha acomodado en la boca de mi estómago, que le encanta reírse a mi costa y hacer que las palabras suban solas a mi boca.

—Me siento como un crío de quince años o algo así —le digo con un resoplido sin mirarla directamente.

—¿Por qué? —responde ella con la caída de pestañas más sexy de la historia, los labios todavía en el borde de su copa, donde han dejado una mancha de pintalabios.

Y por qué también pienso yo. Porque lo que acaba de hacer Paula (y no me estoy refiriendo a la caída de pestañas, no) es saltarse todas las normas del decoro, el protocolo y la educación. Cuando uno se abre, es más, cuando uno se abre de esa manera, lo menos que puede esperar de su interlocutor es una oleada de empatía que le haga sentir más cómodo. Me habría bastado con un «yo también me siento así» seguido de un gorjeo cantarín medio avergonzado, habría servido un «sé cómo te sientes» y una caricia en la mejilla. Incluso un leve asentimiento de cabeza hubiera estado bien. Un «¿por qué?» no está bien. Un «¿por qué?» es lo opuesto a estar bien. Es como si los Rolling Stones tuvieran pactados un par de conciertos en España, los anularan y a la gente le pareciera bien. Es como si Superman aterrizara en este bar, ahora mismo, capa al viento y a la gente ni le sorprendiera. Está igual de mal que si Nestlé dejara de fabricar chocolate o si no se pudiera fumar en los bares. Bueno, espera, eso ya ocurre. Y está mal.

Igual de mal que Paula no haya seguido las reglas. Pero peor está que yo tampoco las siga, que yo responda a su pregunta con lo primero que se me venga a la cabeza, y que esa primera cosa no sea una mentira artificiosamente preparada que me lleve raudo al polvo directo. Es decir, peor está que yo siga siendo irrefrenablemente sincero.

—No sé... Esas... cosas. Las manos, la voz que tiembla y... eso.

Prefiero no preguntarme por qué coño no me estoy inventando una excusa graciosa para salir del paso. Prefiero no preguntarme por qué hay algo que me lleva a ser sincero y a abrirme de esta manera. Prefiero no hacerlo porque eso significaría admitir mi debilidad en esta situación. Prefiero no correr el riesgo de asumir que me gusta mucho Paula, que quiero gustarle así como soy, para después no gustarle al final y pegarme el batacazo. Prefiero seguir siendo feliz en mi ignorancia y enterrar en un rinconcito del cerebro lo de admitir que Paula me envía descargas eléctricas que me vuelven tonto de remate, y que me hacen sincerarme con ella en la situación menos adecuada del mundo.

—¡Ah! Eso... —dice con una sonrisa pícara—. Eso se llama Delirium Tremens. Te puedo hacer una consulta gratuita si quieres...

—¿Consulta... privada? —Arqueo una ceja y mi corazón empieza a palpitar más rápido. Esto va bien. Muy bien.

—Desde luego. No podría dejar escapar a un espécimen como tú. Delirium Tremens con solo quince años —dice con aire de autosuficiencia, sin mirarme y bebiendo de su copa—. Digno de estudio, por supuesto.

—No me creo que a los quince tú no te emborracharas —le comento empinando el codo, para ratificar mi aserción.

—¿Por quién me tomas? —Se hace la ofendida, llevándose

una mano al pecho y abriendo mucho la boca—. ¡Sor Agustina seguramente se habría escandalizado y me habría echado del colegio! Aunque... —Y ahora se acerca un poco más a mí (¡Se acerca a mí!). Y puedo casi sentir su aliento sobre el cuello cuando finge hacerme una confesión—... sí que te puedo decir que mis amigas y yo robamos una vez una botella de vino de la capilla de las monjas y nos la bebimos allí mismo, sentadas en el suelo, entre los bancos —dice conteniendo una carcajada—, quejándonos de la falta de profesores de sexo masculino.

—Al menos —le contesto divertido—, no te pillaron y no te hicieron limpiar las letrinas de todo el campamento.

Porque, sí, es cierto. Una vez, en un campamento, Marcos y yo intentamos robar vino en tetra brick, Don Simón, para más información, del armario de los monitores. Nos pillaron y nos hicieron limpiar todas las letrinas, todas las mañanas, antes de que amaneciera. Aquella aventura fue casi tan patética como cuando Óscar y yo decidimos hacernos un tatuaje y nos asustamos en la tienda al escuchar cómo gritaba el que iba delante de nosotros en la cola.

—Habría estado divertido verte limpiar. —Baja un segundo la vista, jugueteando con el botón superior de su camisa, y vuelve a subirla después, para mirarme fijamente. Eso es una señal. Eso tiene que serlo—. No pareces del tipo que... sepa hacerlo.

—Me subestimas. —Me reta, me está retando—. Sé hacer... más cosas de las que imaginas.

—¿Ah, sí? ¿Como qué?

Siempre me ha resultado graciosa la charleta de la seducción, tan llena de dobles sentidos. Tan arriesgada por eso mismo precisamente. Nunca sabes si la persona te está diciendo realmente lo que tú crees que te está diciendo o si el alcohol te está jugando una mala pasada y donde tú ves sexo ella simplemente te está hablando de los nuevos productos de limpieza que hay en el supermercado.

Sea como sea, decido arriesgarme.

—Si quieres... —entorno la mirada mientras me muerdo el labio inferior— podemos salir un rato fuera y te lo enseño.

Paula no dice nada, pero sonríe y me tomo su sonrisa como una respuesta afirmativa. Le doy la mano y trato de salir fuera del local, esquivando copas, espaldas, pisotones potenciales y mechones de pelo en movimiento por el baile. Doy un par de codazos para lograr mi cometido y llegar a la puerta. No me gustaría perder lo que tengo entre las manos por nada del mundo.

Me adelanto hacia las escaleras que me separan de la puerta, peldaño a peldaño, saboreando las mieles del éxito y tratando de imaginar qué va a pasar a continuación, en cuanto se abran las puertas del local y sintamos el viento de noviembre en nuestras caras. En si me propondrá ir a su casa. Subo el primer escalón. En si tendremos que buscarnos un parquecito, un banco resguardado del frío. Subo el segundo. En si querrá venir a mi casa. Llego a la puerta. En si llevará ropa interior de encaje. La abro. En si preferirá que vayamos despacio. En si besará tan bien como yo imagino que besa. En si...

Entra una marabunta de personas que está a punto de arrollarnos. Y, entre esa marabunta, puedo distinguir algo, una cabellera azul. Y ropa en jirones. Y una mirada que se clava en la mía.

Es Clara.

No.

Es imposible. No puede ser.

Es Clara rodeada de sus compañeros, los actores.

Van a pegarme. Seguro. Van a darme una paliza, me desnudarán otra vez y me colgarán del palo más alto del ayuntamiento como venganza por lo que le hice a Clara anoche.

Trago saliva y finjo que no les he visto. Cosa que es patética porque nuestras miradas, la de Clara y la mía, se han cruzado durante más de un minuto. Error mío, lo sé, que lo de disimular nunca se me dio bien.

Adelanto mis pasos para continuar mi camino de nuevo y casi lo logro, pero algo me golpea en el hombro y no puedo sino darme la vuelta en un acto reflejo.

—¡Carlos! —Ese algo es Clara. Seguro que busca venganza—. ¡Sabía que eras tú! Ayer me porté fatal contigo. Te di una bofetada y no dejé que te explicaras. Ya me contó tu amigo Óscar que tú no querías nada conmigo porque yo le gustaba a él. Qué mono eres. Veníamos porque estamos buscando a gente. Vamos a mi casa. Tenemos preparadas unas cosas. Os venís tu amiga y tú porque te tengo que compensar. ¡Vamos, vamos!

Y no me deja meter baza. La muy zorra no me deja meter baza (lo cual bien puede ser la venganza que yo esperaba), me da la mano, como si lo que estuviéramos haciendo Paula y yo fuera algún tipo de juego infantil y, con la ayuda del grupo que le acompaña, que salen detrás de nosotros, nos arrastra fuera del local, por la calle. Hacia un lugar desconocido.

Definitivamente, la palabra «suerte» no se inventó pensando en mí.

## Episodio 12: El de la botella

Cuando uno es adulto, las diversiones cambian de plano y se vuelven diferentes. Uno se vuelve más serio, la dignidad cobra importancia y los años castigan nuestro cuerpo con más dureza, de modo que nuestras diversiones (excepto el sexo, claro) acaban siendo mucho más sosegadas, tranquilas, intelectuales y educativas. Sobre todo porque la resaca nos dura cuatro días.

Por eso Clara nos ha invitado a su casa a jugar al juego de la botella, porque las diversiones adultas son eso, más educativas, y no hay nada de lo que se pueda aprender más que del juego de la botella.

El tema de los juegos es un asunto importante. Por ejemplo, es curiosa la manera en la que los hombres pasamos de jugar con nuestros juguetes de toda la vida a jugar con nuestras colitas, que llevan más tiempo con nosotros, sí, pero que carecían de importancia, a menos que participaras en un concurso de longitud de meada. El cambio ocurre de golpe. Sin pensarlo. Sin darte cuenta. Un día te encuentras secuestrando a indios en el fuerte de Playmobil y, de pronto, al día siguiente, en lo que piensas es en cómo quedarte con las indias después del saqueo al poblado. Nadie te avisa, y en un segundo te ves envuelto en un tornado de cambios que no entiendes y que no eres siquiera capaz de identificar. No entiendes por qué te sale pelo en las axilas, ni por qué, así como así, te ha empezado a picar todo el cuerpo, ni que tu voz suba y baje décimas y octavas a un ritmo vertiginoso sin darte ninguna explicación...

Sin embargo, dentro de todo ese huracán de cambios y dudas que te impiden pensar con claridad, existe un remanso de paz; encuentras una sola razón que le da sentido al resto de tu existencia, una sola, pero realmente importante, un asidero, un cayuco, una atalaya, una balsa de salvación, un faro de luz en la distancia, todo un google existencial: la masturbación. En tu cuarto, en el baño, en el salón, en la salita de estar, en el suelo, boca abajo, boca arriba, con la derecha, con la izquierda, delante de la tele, detrás de la tele... La masturbación, como todo remanso de paz que se precie, acaba convirtiéndose en tu último y más deseado objetivo. ¿Que tus padres te han llevado de vacaciones a un pueblo perdido en las montañas? Pues, para resarcirte, te masturbas en el primer bar de carretera en que paráis. Y, de paso y ya que estás en la faena, en el segundo y en el tercero también. ¿Que tienes que estudiar para los exámenes? Pues te masturbas antes para comenzar relajado. Y, después, igualmente, como premio al tesón, al esfuerzo y por haberte masturbado solo dos veces durante el estudio.

Por eso los juegos son importantes. Imprimen carácter. Lo que hacemos de pequeños marcará el resto de nuestras vidas. Y yo jugué mucho durante la infancia, jugué más durante la pubertad y, sobre todo, traté de jugar en primera división durante la adolescencia, sin mucho éxito, todo sea dicho, pero las intentonas me dieron mucha experiencia. Y, si de jugar se trata entonces, pienso ser el que mejor lo haga.

## Carlos, Paula y compañía

Las reglas son sencillas. Eso es bueno. A más alcohol, menos reglas. Esa es una máxima que se conoce desde los tiempos más antiguos de la historia y es bueno seguirla. A más alcohol, menos reglas quiere decir que, cuanto más borracho estás, más posibilidades tienes de conseguir el polvo (aunque sea con la más fea, que ya no es fea para ti en absoluto). A más alcohol, menos reglas quiere decir que, cuanto más bebas, menos ropa encontrarás en el camino hacia tu objetivo primigenio. A más alcohol, menos reglas quiere decir, en definitiva, que cuanto más taja vayas, menos te enterarás de las cosas, y más posibilidades tienes de que, al día siguiente, cuando no te acuerdes de nada, puedas inventarte una historia guarrilla y que haya un tanto por ciento, llamémosle equis, de probabilidades de que sea cierta. Y, muchas veces, simplemente esa posibilidad de certeza ya es suficiente para que muchos nos levantemos con una sonrisa en la cara. Algunos nos conformamos con poco.

En el juego de la botella, entonces, las reglas son sencillas: Un grupo de respetables adultos sentados en círculo sobre el suelo con un alto porcentaje de alcohol en vena, una botella de Jack Daniel's, vacía, por supuesto, que hará las veces de péndulo del destino, y muchas ganas de juerga, que se traducen en una edad mental de, más o menos, quince o dieciséis años debido a la muerte prematura de neuronas por el rock-and-roll, las drogas y la falta de sexo (los Rolling nunca estuvieron más equivocados), y en un sobrecalentamiento hormonal contra el que ni el Núcleo Terrestre puede competir.

Una vez sentadas las normas, entonces, hay que dar paso al comienzo del juego. Normalmente este paso no está del todo claro, puesto que, en toda hazaña deportiva, legal o con un mínimo de protocolo que se precie, debe comenzar siempre el de menor edad. Sin embargo, cuando un grupo de respetables adultos ha decidido sentarse en el suelo a jugar al juego de la botella, todas estas razones pasan a un segundo plano y, directamente, comienza a jugar el que más caliente está.

Por suerte, esta noche no soy yo y así puedo hacer acopio del pequeño recodo de dignidad que me queda para poner pose seductora y ser el objeto de deseo más elegible de la noche.

Por Paula, claro.

Porque, si he aceptado venir a jugar a la botellita dichosa es porque, por fin, voy a tener la excusa perfecta para besarla sin dejar demasiado al descubierto mis verdaderas intenciones.

Intenciones que ni yo mismo sé, dicho sea de paso.

Los hay que no nos rendimos nunca.

Solo tengo que sentarme con un codo apoyado en el suelo, fumar un cigarrillo indolente y observar el percal con aire de indiferencia, los ojos entornados, los labios apretados y algo prominentes, en posición bésame-ya, como los de aquel que está estudiando algo concienzudamente, pero al que no le cuesta trabajo hacerlo. Ese soy yo, un maestro de las poses y del fingimiento. Son muchos años haciendo como que estudio. También en esto tengo experiencia.

Con una caída de párpados que ni el mismísimo Brad Pitt, levanto la cabeza y pongo en marcha el mecanismo de miradas del que también se compone el juego de la botella. La primera persona gira la botella. No tiene ciencia el asunto. Uno gira la botella y tiene que besar a la persona que quede delante del cuello de la misma cuando se detenga. Si por alguna razón descabellada uno no quiere besar a esa persona, pide una prenda y se desprende de una. Normalmente de los calzoncillos. No hay término medio. O besas o te desnudas. Aunque, ¿quién querría jugar al juego de la botella para no besar al final? La respuesta es tan absurda como lo es para los jugadores que alguien pida prenda. De ahí que se pidan los calzoncillos. La cobardía se paga. Así que todo se reduce a mirar y ser mirado. Elegir y ser elegido, la cosa es fácil. Podría ser mucho más fácil si, en lugar de haber estudiado letras, hubiera estudiado Física Cuántica y, ahora mismo, pudiera hacer una ecuación con múltiples variables que me indicara la velocidad, la inclinación y las ganas que tendría que echarle a la botellita para que girara a mi gusto y quedara exactamente delante de Paula, pero, como ya se sabe, nada es perfecto y siempre hay que luchar contra las inclemencias del destino.

A mi lado, se besa la primera pareja y sonrío a Paula mientras lo hacen. Es automático y estoy seguro de que es efecto de la mezcla de bebidas alcohólicas esparcidas por la casa, pero no me importa. Si ya lo había dejado claro en el bar donde me la encontré, más claro quiero dejarlo ahora: es mi objetivo de esta noche. Y, de alguna manera, ella ya lo sabe, pero no el resto. Es al resto a quien quiero dejárselo patente, a quien quiero decir que se mira pero no se toca, a quien quiero proclamar a los cuatro vientos la existencia de la propiedad privada esta noche, aun a costa de esta dictadura del proletariado algo borracha y poco utópica que me rodea en el salón de Clara.

La botella vuelve a girar y se para delante de una chica a la que, posiblemente, ni conozca. La besa otra chica. Gira de nuevo la botella. Se detiene delante de uno de los amigos de Clara, ahora es Rey quien, entre risas, le besa para después coronar el beso con un pequeño mordisco (esa es mi Rey). Y la botella vuelve a su faena. Gira. Esta vez algo más rápido.

Esta vez durante algo más de tiempo. Esta vez algo más borracha. Esta vez algo menos conforme al plan. Esta vez algo más jodida. Esta vez algo más sobre mí. Porque, sí, la botella se ha detenido justo delante de mí después de dar un par de vueltas y después de haber sido Clara quien le haya dado el golpe de gracia.

Me mira. La miro. Vuelve a mirarme. Vuelvo a mirarla. Gatea hacia mí. Retrocedo a medida que ella se acerca. Lanza un gruñido que los demás creen gracioso. Gimo internamente. No me parece gracioso para nada. Y cuando llega a su destino, o sea, yo, me coge la cara con las manos.

—Te dije que te lo compensaría, Carlos.

Tengo que recolectar toda la lucidez que me queda esparcida por los poros de mi piel para aprovecharme de la situación y no cometer los errores del pasado. Porque es cierto que se puede sacar algo positivo de cualquier cosa. Incluso de Clara, de su pelo azul y de su manía persecutoria. Incluso de que esté a punto de besarme y yo no quiera besarla a ella. Incluso de que me gruña imitando a un animal, justo antes de acercar sus labios a los míos.

Porque lo que hago no es mirarla a ella. Miro a Paula. Clara gatea hacia mí y yo miro a Paula. Clara me coge la cabeza con las manos y yo miro a Paula, con firmeza, con decisión, con una de esas miradas que dice «te quiero besar a ti. Prepárate porque esto es lo que te voy a hacer». Y Clara, definitiva e irremediablemente, me besa y yo miro a Paula. Eso es exactamente lo que hago. Imaginar que Clara no es Clara y que es una boca anónima más y, con la mirada fija en mi verdadero objetivo, la beso como si realmente me estuviera divirtiendo aquello.

Son las reglas del juego y hay que seguirlas, sí, pero uno siempre puede sacar provecho de ellas.

Cuando Clara se separa y yo estoy sin aliento, resulta que es mi turno. Tomo aire, lo expulso, vuelvo a tomar aire otra vez y, en estas, miro a Paula. No miro a la botella. Miro a Paula y trato de dirigir todo el karma positivo, todas las antileyes de Murphy, todos los momentos en los que la vida se ha cagado encima de mí y todas esas situaciones en las que pudo ser pero no fue. Todo eso. Todo eso dirijo hacia mi muñeca cuando da el giro que inicia el despegue de la botella. Porque esta vez sí, esta vez sí me lo he trabajado y me merezco que salga bien. Esta vez, azar, no puedes joderme, tienes que rendirme pleitesía por todas las veces que no lo hiciste antes y tienes que detener la botella delante de Paula.

Y el caso es que lo hace.

Sorprendentemente, lo hace y se paraliza delante de Paula.

Huelga decir que yo soy el primer sorprendido.

Pero la sorpresa tiene que durar poco cuando se trata de besar a Paula. No debo dejar espacio a cosas tan poco importantes como no besarla. Le sonrío y me encojo de hombros, como si no estuviera deseando que pasara y todo esto fuera una casualidad. Inconscientemente, me paso la lengua por entre los dientes y vuelvo a sonreírle. Ella hace lo mismo y, de pronto, para mí desaparece todo lo que hay alrededor.

Vuelvo a tomar aire, porque asumir que voy a besar a Paula me ha dejado sin aliento otra vez, y me pongo en camino. Ella está sentada delante de mí y los pocos metros que nos separan se me hacen tediosos y aburridos. Mi cuerpo está reaccionando y solo se plantea un objetivo: Paula. Me late el corazón y la alegría, incrementada por la ingesta de alcohol nocturna, rebasa mis poros. Voy a besar a Paula, me digo. Voy. A. Besar. A. Paula, vuelvo a decirme más despacio para disfrutarlo, y tengo que contener un gemido y levantarme, saltar por la habitación, dar un beso de agradecimiento a todos los que me acompañan, dar las gracias a mi padre, a mi madre, a toda mi familia, a Bruce Springsteen, a La bola de cristal y a todos los que me han acompañado en este camino. Y al señor destino también, por darme esta oportunidad, mientras contengo las lágrimas porque, sí, esta vez es mi vez.

Me coloco delante de ella y cierro los ojos por un instante para centrarme en otros sentidos. Los vuelvo a abrir y resulta que no es una broma, que ella está delante de mí y después de varias intentonas por fin va a ocurrir, los astros se van a alinear y vamos a besarnos. Mejoro mi posición y, por fin, comienza el viaje de mis labios hacia los suyos.

Voy a besar a Paula.

No cierro los ojos y escucho los latidos de mi corazón y la sangre vibrar en mis oídos. Lentamente, entonces, casi sin darme cuenta, cuando estoy a punto de sentir su aliento sobre el mío, mi cerebro debe de desconectarse y comienza a funcionar erróneamente. Lentamente, entonces, con una voz que apenas distingo como mía, escucho unas palabras que jamás pensé que escucharía salir de mi boca.

—¿Puedo pedir una prenda?

Y resulta que lo estoy diciendo yo. Justo a medio camino del beso de Paula.

El mundo debe de haberse vuelto loco y yo no me he enterado. Más que nada porque acaba de perder su sentido para mí.

Al tiempo en que también pierdo mis calzoncillos.

Al tiempo en que descubro que acabo de cagarla.

Al tiempo en que también descubro que lo que me ocurre es que estoy enamorado de Paula.

Todo a la vez. Como los cambios en la pubertad. Sin avisar. Sin anestesia ni preparación.

Sin lugar a dudas, la vida es una jodida mierda.

## Episodio 13: El de los cien metros lisos

Llueve a raudales.

Llueve a raudales y yo estoy debajo. Sin paraguas, con una chaqueta que acaba de convertirse en la nueva indumentaria de Aquaman, cargado con bolsas de plástico, dispuesto a enfrentarme a una misión sin retorno. Sin retorno porque llegar a casa con las bolsas intactas se me hace imposible.

Sin temor a equivocarme, puedo decir que estoy sufriendo una penitencia. Un castigo del cielo. Una peculiar hostia de los dioses ante mi soberana tontería, el infierno hecho a mi medida. Soy la reinterpretación de Sísifo, la reencarnación de un mito, Xena o Hércules, pero sin versión televisiva, llegaré a ser famoso por mi eterna estupidez y seré conocido como aquel que pudo llegar a la gloria, pero se quedó en el intento, en los más bajos fondos de cualquier programa de sucesos paranormales.

Un gilipollas, en definitiva.

Un gilipollas integral es lo que soy, así que no me extraña que el cielo y los hados hayan decidido castigarme de esta manera después de lo que pasó hace casi una semana, condenado a vivir eternamente la resaca de haber podido besar a Paula y no hacerlo, bajo la lluvia, con dos bolsas de plástico malo en las manos sin llegar jamás a mi destino, solo, con mis pensamientos como única compañía. La penitencia perfecta, entendiendo el concepto perfección como la manera más dolorosa y rastrera de castigar a un pobre ser humano.

No besé a Paula cuando pude hacerlo y el hecho se me hace más agobiante cada día que pasa. Todavía no puedo entender por qué, en medio del camino me eché atrás y no fui capaz de hacerlo, pero el hecho es que no pude. Me quedé helado. Además, no puedo entenderlo precisamente por la razón por la que no lo hice: me he enamorado de ella. Hasta las trancas. Si alguna vez alguien me hubiera dicho que sería como Santa Teresa, viviendo sin vivir en mí, siendo una contradicción andante, me habría reído en su cara por lo absurdo de la situación. ¿Quién no va a querer besar a la persona de quien está enamorado sino un melón con patas como yo?

Y el caso es que lo peor, porque, sí, todavía hay algo peor que ser yo mismo, es que, de alguna extraña y retorcida manera, no me arrepiento. Es la jodida y, sobre todo, absurda certeza de haber hecho lo correcto; porque haber besado a Paula durante el juego de la botella habría sido algo así como aprovecharme de la situación. La habría besado, sí, pero ¿habría significado algo para ella? Seguramente no. Un beso más de un tío más con el que no va a volver a verse más.

Evidentemente, con esta enorme galería de pensamientos en mi cabeza durante el momento en cuestión, no me extraña que no fuera capaz de besarla y que acabara tomando la decisión errónea. Errónea, sí, por supuesto, porque, aunque me pareciera una idea estupenda, enternecedora, maravillosa y de caballero andante, el hecho de no besarla durante el juego no va a darme la oportunidad de besarla en ningún otro momento fuera de él. Es más, seguramente Paula quedó tan flipada que no va a querer saber nada de mí nunca más en la vida. Se acabó, *c'est fini*, *game over* y punto pelota. Hay que saber cuándo ha perdido uno y debe retirarse.

Y es lo que he hecho.

No más planes maestros, no más ensoñaciones ni luchas fallidas. «Lo que no puede ser, no va a ser y, además, es imposible», asevera con razón el dicho popular, así que es mejor que lo vaya asumiendo desde ya para, así, no darme un batacazo aún mayor de los que ya me he dado. Lo he intentado ya lo suficiente como para darme cuenta de que cualquier cosa entre Paula y yo está gafada, así pues, ¿para qué seguir intentándolo? Es mejor una retirada a tiempo.

No tiene nada que ver en mi decisión el hecho de que estar enamorado de ella me acojone soberanamente, por supuesto que no.

Bueno, de acuerdo, un poco.

O todo.

Más bien todo, de acuerdo. No besé a Paula por miedo. Y también estoy de acuerdo en que no me creo una sola palabra de mi parrafada anterior, pero siempre hay que tener una excusa guardada en el bolsillo en caso de emergencia. Y, si encima sirve para evitar los remordimientos de conciencia, mejor que mejor.

No sé qué le ocurre al género masculino que, en cuanto se siente vulnerable, tiende a la separación brusca, destemplada y directa, sin término medio ni compasión. Y si es con excusas, mejor. El hecho de ver amenazada nuestra hombría con un rechazo más que añadir a nuestro currículum de falsas conquistas y polvos fantásticos supone un escollo casi insuperable y preferimos, dicho en términos de la calle que es el que nosotros dominamos, huir con el rabo entre las piernas antes que sacarlo a pasear y que pase frío. Ser hombre supone proteger ciertas partes de tu naturaleza, tales como:

Punto uno: La reputación. Preferimos seguir siendo esos tíos machotes que prefieren jugar al póquer con sus coleguitas, que ir al cine con una chica; que tienen guardados en la agenda del móvil trescientos números de rubias despampanantes y disponibles, dispuestas a pasar una noche loca con ellos en cuanto elija. No importa que todo lo anterior sea mentira, nosotros nos lo creeremos de nosotros mismos y de nuestros amigos, porque lo primero es la reputación. Si alguno de nosotros fallase en la timba nocturna y no acudiera a su sagrada cita con los ases, las picas, las sotas, o los reyes, por muy endeble que sea su excusa, nos la creeremos, incluso aunque sepamos que su abuela murió hace veinte años y que, seguramente, esté viendo la última comedia romántica de vampiros brillantes con alguien del sexo opuesto. Más que nada, porque más importante que el punto uno, es el punto dos.

Punto dos: Las posibilidades de sexo. Siempre se protegerán las posibilidades de sexo para uno mismo y para los demás. Son sagradas y todo lo que hacemos está orientado a que las posibilidades sean reales y a que la probabilidad aumente. Nunca estropearás las posibilidades de los demás, pero sí podrás envidiarlas, maldecirlas y, si se tercia, robárselas. La supervivencia del género dependerá de tales acciones, por tanto, se te permitirá.

Ser hombre es complicado, tremendamente complicado, porque combinar la dualidad que supone ser un matón de barrio para unos y un dulce corderito para otras aumenta los niveles de ansiedad en un alto tanto por ciento. No es de extrañar, entonces, que los hombres nos encontremos día y noche actuando bajo presión y cometamos los errores más tontos. Hay que comprendernos, vivimos en el límite. Como Indiana Jones, pero en urbano.

Sin embargo, hay errores que son imperdonables, incluso por nosotros mismos, miembros del mismo sexo, compañeros en la batalla, jugadores del mismo equipo. Hombres, en definitiva. Hay errores, que como el mío no se pueden perdonar. Porque perder una oportunidad como la que yo perdí hace tres días ratifica lo que decía mi profesora de Lengua en EGB, y me anula el carné de pertenencia al género masculino, para inscribirme sin pasar por la lista de espera como presidente honorario del género tonto.

De ahí mi penitencia: Estoy condenado a cargar conmigo mismo hasta el resto de los días. Por eso, contra todo pronóstico, no me quejo. Cargar conmigo ya es lo suficientemente duro como para tener que aguantar mis propias quejas.

Le doy una patada a una lata de Coca-Cola imaginaria y sujeto las bolsas con fuerza, mientras maldigo el día en que decidimos hacer turnos para comprar y me tocó hoy: el día en que la sequía local decidió convertirse en el diluvio universal.

Aunque todo es propenso a cambiar y, como diría la ley de Murphy, si algo puede empeorar, va a hacerlo irremediablemente. Así que, cuando levanto la vista, la veo. A unos doscientos metros de distancia y caminando por mi acera.

Supongo que también podría añadir este momento a mi lista de maldiciones. Encontrarme con Paula justo después de haber tomado la decisión de olvidarme de ella no es lo que yo llamaría un momento ideal de declaración de intenciones.

Aunque sí puede ser una señal.

Que esto, en vez de una penitencia, sea una señal del cielo, una especie de tirón de orejas interestelar, una llamada a hacer lo correcto. Una segunda oportunidad, en definitiva.

Sopeso los pros y los contras del momento y, en segundos, lo tengo claro. Tengo que hacerlo. La situación es perfecta. Bajo la lluvia y por sorpresa. En cualquier comedia romántica estaría sonando un tema instrumental y el público estaría sacando los kleenex del bolsillo.

Si no lo he hecho antes, voy a hacerlo ahora.

Voy a superar mis miedos y pienso hacerlo.

No importa que, a todas luces, parezca una idea descabellada. Se dice que el que no se arriesga no gana y yo pienso ser el ganador de la partida. Es mi revancha.

Voy a besar a Paula.

Y esta vez, de verdad.

Así que doy una zancada. Al principio me cuesta, porque se me han encharcado las zapatillas, pero un caballero andante que se precie debe hacer caso omiso a esas nimiedades y enfrentarse al enemigo. Doy otra zancada en su dirección mientras ella camina con aire distraído.

Es que está lloviendo y lo lógico es caminar rápido.

Pero yo quiero darle emoción al asunto, que lo merece.

Llego a su altura y digo su nombre.

—Paula...

Tiro las bolsas al suelo cuando ella levanta la vista y agarro su cara con las dos manos. Lo he visto en muchas películas, sé hacerlo, así que no le doy tiempo a reaccionar y dirijo su cara hacia la mía, la miro un momento a los ojos y no me detengo en pensar si hago lo correcto.

Porque es lo correcto.

Y la beso. Sin pensármelo. Sin dejar que mis latidos me salten por la garganta y se estrellen contra el suelo como un pez moribundo. Sin dejar que se lo piense aun siendo consciente de este tipo de cosas requiere, al menos, una conversación previa. Porque no importa nada. La estoy besando.

Abro sus labios con los míos y dejo que la lengua haga el resto del trabajo mientras deslizo las manos por su cara, por su cuello y me agarro a su bufanda, para atraerla hacia mí. Inspiro y reconozco su olor característico, como si me hubiera acompañado todos estos días sin saber exactamente qué era y sin saber exactamente por qué me angustiaba recordarlo. La estoy besando y no me importa que llueva, porque, si tenía que ser de alguna manera, tenía que ser así, un beso de película.

Pero entonces es cuando ocurre.

Esa descarga cerebral que, de pronto, te dice que hay algo que no está bien. La vida no es como las películas y mucho menos la mía, así que siento esa punzada eléctrica en la nuca que te desconecta del sistema general y que, de pronto, hace que te entre el pánico ante la perspectiva de lo que has hecho.

Y es que, en escenas de pánico, yo soy un experto.

Así que me separo de ella y echo a correr. En dirección opuesta. Hacia mi casa, las bolsas todavía en el suelo alrededor de Paula y en mis manos, su bufanda, que le he arrancado en mi carrera temeraria hacia ninguna parte fruto del terror más imprudente y desconsiderado.

Desde luego, toda una escena de película.

Pero de terror, claro.

Así que ante tal avalancha de pensamientos y frustraciones, sigo corriendo los cien metros lisos sin mirar hacia donde voy, atropellando a un par de ancianitas mientras tanto.

En mi defensa siempre podré decir que estaba lloviendo y no tenía paraguas.

## Episodio 14: El de la camisa

Llego a casa empapado, helado por dentro y por fuera. Me desvisto y lanzo la ropa con furia al suelo. Me hago un Cola Cao y entro en la penumbra del salón, con las persianas hasta arriba, la lluvia golpeando fuerte contra los cristales y el brillo rojizo de las farolas como única compañía. Me siento con las piernas cruzadas en el sofá. A mirar el vacío. O a notar los primeros síntomas del gripazo que me acosará mañana.

Vamos a ver. Analicemos la situación. Yo iba por la calle, me encontré a Paula y la besé. No. Demasiado simple. Otra vez. He besado a Paula y me he ido corriendo. ¡No! No me aclara nada.

¡Piensa, Carlos, piensa!

...

Está bien. ¿Para qué me esfuerzo si no puedo pensar? No puedo hacerlo porque sigo en éxtasis. ¡Joder! He besado a Paula.

Pero he huido.

Sí, pero la he besado.

Me levanto. No sé qué hacer. Las colillas forman el Everest en el cenicero mientras fumo un cigarro tras otro y ya no sé si es mi boca o mi cabeza la que echa humo. Miro por la ventana. Vuelvo a sentarme. Voy al baño. Pero no meo nada.

Carlos, cálmate.

Me acomodo de nuevo en el sofá y decido que no es momento de darle vueltas a la cabeza. Recojo de la mesa la bufanda de Paula que me he traído por accidente y la miro como si tuviera las respuestas a las preguntas acerca de mi estupidez congénita.

No puedo dejar de pensar en ella y me viene a la cabeza todo lo que ha pasado esta noche. ¿Qué leches es lo que ha pasado? Si la he besado, ¿por qué coño me he largado? ¡Y corriendo! Sin ninguna explicación ni nada. Sin ningún «Paula, verás, besas muy bien pero no me he lavado los dientes así que me voy, ¿vale?» No. Podría haberle dado una explicación, una pequeñita, por lo menos. ¡Berzas, eres un berzas!

Estoy cabreado. Y no debería estarlo. Sé que no tengo motivos, que es ella la que lo tiene que estar flipando, pero estoy cabreado. Con ella, conmigo y con el mundo en general, que es absurdo. Así que lanzo con todas mis fuerzas la bufanda contra la puerta, que cae con un golpe seco justo en el momento en que suena el timbre.

¡Bien! No he perdido mi derechazo todavía.

Vuelve a sonar el timbre y como un tonto me miro el puño. No. No he sido yo, ni tampoco la bufanda.

Me levanto de un salto al ser consciente de que tengo que abrir, aunque todavía no haya bajado de mis nubes, pensando que serán Óscar o Marcos. Recojo la bufanda del suelo y me la pongo, notando la humedad sobre mi espalda. Sin mirar quién es, abro la puerta para después darme la vuelta, dando una fuerte calada al cigarrillo, y avanzar a zancadas de nuevo hacia el sofá para sumergirme en mis pensamientos otra vez.

Pero antes de llegar me paro en seco porque quien sea que haya llamado a la puerta no me sigue.

—Vale, cabrones, que no estoy de humor para...

Y al girarme la veo allí. A Paula, plantada en el rellano. Empapada. Sucia. Con dos chorretones negros cayendo de sus ojos. Y preciosa. Tremendamente preciosa.

Me fijo en que no trae las bolsas de la compra que dejé tiradas en la calle, lo que me hacen intuir que no ha venido precisamente para hacerme un favor. La miro. Tiene que estar tan cabreada que habrá venido a castigarme por inanición sugerida. O por canibalismo inducido si Óscar y Marcos deciden comerse mis miembros por dejarles sin la comida correspondiente al fin de semana.

—¿Puedo pasar? —susurra. Yo me siento ridículo por haberla dejado fuera mientras la miro sin reaccionar, con un cigarro entre los labios, medio desnudo con su propia bufanda puesta.

Con los brazos extendidos sobre el respaldo, una pierna sobre la otra y la cara más larga que tengo, me siento en el sofá y la miro fijamente mientras se sienta en la otra punta. Aun sabiendo con seguridad que la estoy poniendo nerviosa, no puedo evitar mirarla así. Estoy seguro que piensa que soy un psicópata o algo parecido. Seguro, más que seguro, no tengo ninguna duda. Además, el que debe una explicación o dos soy yo, no ella, que se limita a no levantar la vista del suelo y a juguetear con la bufanda que, por supuesto, ya le he devuelto después de ponerme una camiseta.

El problema es que no tengo ni idea de qué decirle. ¿Le digo algo así como «Hola Paula, sé que te he besado hoy en vez de hacerlo ayer y ha sido un impulso porque, sí, a veces escucho voces que me dicen que haga cosas»? Supongo que algo así solo le confirmaría la sospechosa percepción que tiene acerca de mi inestable estado mental.

No se lo estoy poniendo nada fácil. Eso también lo sé. Pero no puedo hacer otra cosa. Estoy seguro de que tiene la rabiosa necesidad de crear un silencio incómodo. Aunque también sea incómodo para ella. Pero no voy a ser yo quien lo rompa. Seguro que meto la pata. Más todavía. Así que, seguimos en silencio por más tiempo.

Silencio.

Silencio.

Silencio desesperante.

Más silencio.

La lluvia contra los cristales y una ambulancia a lo lejos. Pero Paula solo respira con fuerza y a mí no me sale decir nada. Así que, basándome en ese gran bagaje cultural que a uno le dan las telenovelas, me levanto del sofá y la miro.

—Voy a prepararte algo caliente. Ahí tienes un montón de ropa, puedes coger lo que quieras mientras pones la tuya a secar.

No es lo más original, pero al menos, digo algo. Paula asiente levemente, como si acabara de despertar de un trance mientras la miro de reojo antes de desaparecer por la puerta.

Estúpido. Estúpido. Estúpido. Tienes ahí a la chica que te gusta, estáis a solas y lo único que se te ocurre es decirle que se ponga ropa, en vez de que se la quite. Sí, Carlos, te van a dar el premio Nobel al tío más gilipollas del mundo, porque te lo has ganado. A pulso.

El olor a café llena la cocina mientras yo tengo los sentidos más pendientes del salón que del sitio donde estoy, tratando de captar el mínimo sonido y sin dejar de pensar que Paula se está desnudando detrás de la pared de enfrente.

El mero pensamiento me da taquicardia.

Quiero espiarla, entrar a hurtadillas y sorprenderla bajándose la cremallera. O tener visión de rayos X. O coger un pico y una pala y cargarme la jodida pared. De todo eso tengo ganas.

Un trago. Necesito un trago. O dos.

Rebusco entre los armarios. Cerveza. No, cerveza no. Demasiado floja. Vinagre, evidentemente, no. ¿Aceite? Menos. ¿Dónde coño está el alcohol en esta casa de hombres? Escondido en uno de los armarios de Marcos lo encuentro. Whisky, y del malo, pero tengo tal sequedad de boca que cojo la botella y le doy un trago. O unos cuantos, para ser sincero.

Carlos, céntrate en el café y deja el alcohol. El café es bueno. No es sexy. No es erótico. Además, recuerda que antes de salir por la puerta del salón estabas incómodo con ella y quedas mejor de psicópata silencioso que de salido, aunque sepas que tampoco es lo correcto. Así que, Carlitos, vuelve a cambiar de estrategia.

Si puedes, claro.

El pitido del microondas me trae de vuelta a la realidad y saco dos tazas de café humeante. Me quemo, como era de esperar.

Echo la leche y no sé cuántas cucharadas de azúcar. Y whisky. Ya lo sé. Rastrero y ruin, pero no, no estoy tratando de emborracharla, me digo. ¿Acaso no es whisky lo que lleva un San Bernardo para que la gente perdida en las montañas entre en calor? O ron. O lo que sea. Da igual. El efecto es el mismo y eso es lo que yo estoy haciendo. Sin intenciones oscuras. Simple y llanamente para que entremos en calor. Aunque bien es cierto que quizá yo ya tengo demasiado de eso dentro del cuerpo.

Cojo una taza en cada mano y doy un primer paso tembloroso hacia el salón, pero me lo pienso mejor y me meto otro trago de alcohol para ir con el paso decidido.

Cuando vuelvo, la ropa de Paula está cuidadosamente doblada sobre el radiador. Su vestido, sus medias, su abrigo, sus zapatos. Incluso la bufanda está allí. Pero no hay rastro de ella. ¿Se ha largado?

—No sabía dónde poner la ropa y...

Doy un respingo y me doy la vuelta.

Ahí está. Con mi camisa de rayas. Solo con mi camisa, que parece dos tallas más grande sobre ella. Y, como es lógico, todo el calor que me ha dado el alcohol se me va a los pies, dando paso a un vacío helado a la altura del estómago. Y de la entrepierna, todo sea dicho.

La miro descaradamente de arriba abajo. Sin poder evitarlo. Reprimiendo un silbido. Sus pies descalzos dan lugar a unas piernas perfectamente depiladas y yo contengo las ganas de morderme el labio inferior y abrir los ojos hasta que se me salgan de las órbitas porque, ante todo, soy un caballero.

Intento apartar la mirada y le doy su taza.

—No sabía qué ropa coger...—Se sienta de nuevo en el sofá mientras habla, pero también mientras se sonroja, cosa que intuyo porque mis intenciones de no mirarla son absolutamente en vano y mis ojos se mueven solos en sus cuencas.

Asiento firmemente a sus palabras. ¿Para qué negarlo? No sabría qué ropa ponerse, pero ha escogido a la perfección. Y tampoco es momento de confesiones, pero no hay más que hacer una encuesta entre la población masculina para descubrir que una chica llevando solo una camisa puede ser la fantasía con mayúsculas. Además, una camisa mía. Acabo de decidir no volver a lavarla nunca, nunca más. Pero no puedo dejar que ella lo note.

Compostura, Carlos, ante todo, compostura.

La sigo y me siento en el sofá. En la punta opuesta. Y de nuevo este silencio tan incómodo. En medio de aquella atmósfera cargante me obligo a pensar. Tengo que soltar algo interesante. Algo ocurrente. O algo, lo que sea, con tal de romper la opresión.

Sin embargo, parece que ninguno de los dos tiene la intención de hablar. Ella, supongo que por orgullo y yo, por puro terror. Entiendo que tengo que ser yo el que lo haga, que tengo que explicar por qué la he besado, por qué no la besé en el juego y, en definitiva, por qué hago las gilipolleces que hago sin excusarme en mi naturaleza y dando una razón lógica y coherente. Si acaso la hay, por supuesto.

Cierro los ojos, inspiro y abro la boca, porque, si he sido valiente para una cosa, la razón me dice que tengo que ser valiente para esto también.

—Siento... Siento mucho lo de antes. Yo... lo siento.

Valiente soy, pero para hablar. Lo de mirarla mientras lo hago es harina de otro costal, porque, de pronto, el suelo se me hace más interesante que cualquier cosa que haya alrededor.

—¿Por qué lo sientes? —dice después de regalarme más segundos de un nuevo silencio incómodo—. ¿Por haberme besado o por haberte ido corriendo sin darme ninguna explicación?

Tengo la sensación de quedarme sin aire cuando me hace la pregunta, pero ya estoy en faena y tengo que responder, así que cierro los ojos y trato de vocalizar para decir «por las dos cosas», también noto cómo enrojezco desde los pies hasta la punta de las orejas mientras se me inunda el cerebro de vergüenza en estado puro.

—Pues por una de esas dos cosas no deberías sentirlo.

A medida que las palabras se hacen reales en mi cerebro, noto cómo caen por mi espalda gotas de sudor frío.

—¿Cómo?

Contengo una mueca. ¿Pensará que no la he entendido o que es una pregunta retórica? Noto cómo me flaquean las piernas al inclinarme a apagar el cigarrillo. No. No puede hacerlo. No me está pidiendo que le pregunte directamente por cuál de mis dos actos de irracionalidad supina no debería sentirlo, ¿verdad?

Me da la risa. No una risa normal, una risa nerviosa. Claramente histérica. Pero ella no se ríe. Me mira fijamente, sin apartar la vista de mi cara.

—Que qué has querido decir con eso —le pregunto finalmente.

Y me doy cuenta de que está tensa. Erguida sobre el respaldo del sofá. Supongo que no soy el único que está incómodo. Pero aspiro profundamente y me doy cuenta de que aquello que dicen, «a lo hecho pecho», es cierto. He abierto la boca, así que no puedo echarme atrás. Quizá me lo está dejando claro. Quizá, simplemente, no tengo que ponérselo tan difícil. Respiro hondo e intento que no se note cómo tiembla mi voz mientras fijo la mirada en su boca.

—¿Que no debo arrepentirme por una... —hago una pausa para tragar saliva— de las dos cosas que he hecho hoy?

Paula se queda quieta mientras se le ponen los ojos vidriosos y la parte de mi cerebro que no está pendiente de su respuesta se plantea seriamente cuál es la explicación a que las mujeres expresen todas sus emociones a través de las lágrimas, haciéndonos a nosotros, los hombres, la ardua tarea de comprenderlas, precisamente eso, ardua.

Me acerco a ella. Es ridículo que estemos cada uno en una punta del sofá.

—¿Puedes contarme qué te pasa? ¿Por qué lloras?

Sin apartar la vista de mí, entorna los ojos y carraspea.

—Por ti.

## Episodio 15: El del lado oscuro

Cuando una mujer dice que llora por ti, tienes dos opciones: alegrarte o asustarte. Yo opto por la segunda, por supuesto.

—¿Qué? —Mi tono de voz, dos octavas más alto, es la única prueba que Paula necesita para intuir mi estado anímico de hipertensión aguda con encogimiento de miembro reproductor y terror exacerbado. Por no hablar de las ganas de salir corriendo.

Nunca me han gustado los enfrentamientos directos, por eso en mi dulce adolescencia prefería declararme por carta. O por notitas en cuadernos de cuadrícula que pasaban de compañero en compañero. No sé si eso explica mi falta de éxito con el sexo opuesto durante aquella época, pero lo que uno puede intuir ante mi fobia al enfrentamiento es que no soy muy ducho en la materia y que mi conversación, en esos casos, suele estar plagada de monosílabos temerosos y ambivalentes que no me comprometen.

Ahora que lo pienso, también puedo explicar a través de esta no tan nueva faceta de mis terrores, las razones que me hicieron salir corriendo cuando besé a Paula. Y las que hacen que no hable, que me quede callado, esperando a que sea ella la que rompa el hielo.

—Me pierdes, Carlos. —Hace una pausa y me mira—. No sé qué pasa. Por qué te acercas, por qué te alejas. No sé a qué juegas.

—No juego a nada —le digo mirando al suelo, y mi voz parece más la de un niño pequeño avergonzado que la mía.

—Pues no lo parece.

—Lo siento, Paula.

—No, no digas que lo sientes. Eso ya lo has dicho. Dime qué es lo que sientes.

La miro, trago saliva y vuelvo a mirar al suelo, pero me obligo a levantar la cabeza y mirarla de nuevo, a mantener su mirada. Es el momento de hablar claro, por mucho miedo que me dé y por muchas ganas que tenga de salir corriendo. Lo que siento. Bien. Tengo que decírselo.

—Me gustas.

Pero la reacción de Paula no es, ni de lejos, la que tenía en la cabeza cada vez que hablábamos imaginariamente. En mi cabeza, su reacción era lanzarse sobre mí y dejar de hablar. Cuando alguien te dice que le gustas, lo último que espera es que la otra persona frunza el ceño, que es lo que hace Paula. Como mínimo se espera una palmadita en la espalda o una sonrisa beatífica.

—¿Que sientes que te guste? —Arquea una ceja, se cruza de brazos y me mira incrédula—. ¡Vaya! No me esperaba esta respuesta.

Tengo que decir en este momento dramático que ratifico eso de que los hombres y las mujeres hablamos lenguas diferentes, porque no entiendo absolutamente nada de lo que me está diciendo. Es el mismo idioma, pero desde luego que lo usamos de maneras opuestas. No nos entendemos, no queremos entendernos, vamos por caminos distintos y nunca llegamos al mismo sitio. Evidentemente, me desespero y me olvido de la cobardía congénita, que es superada por la mala leche patológica.

—¿Cómo que siento que me gustes? —Me pongo de pie y la miro—. Joder. Me gustas, Paula. Me gustas. ¿Entiendes? —No respiro, hablo del tirón y en algún resquicio de mi cerebro se aposenta la sorpresa por escucharme—. Desde que te vi en el teatro, desde la fiesta de Rey. No sé qué coño me pasa porque no dejo de pensar en ti. No sé qué coño me pasa porque hago gilipollez tras gilipollez. —Enciendo un cigarrillo y expulso el humo con fuerza—. No sé qué coño me pasa, pero lo que sea que me pasa me acojona. Me asustas, Paula.

Ya está. Ya lo he dicho. Así que me quedo mirándola, de pie, esperando una respuesta con el corazón latiendo a cien por hora.

—A mí también me asusta, Carlos. Pero no salgo corriendo. —Toma aire—. ¿Cómo crees que me sentí el otro día, durante el juego de la botella? ¿Y hace un rato, cuando has salido corriendo? ¿Crees que he venido a por mi bufanda? No. A mí también me asusta, pero me enfrento. ¿O acaso creías que temblaba por el frío? Yo también he estado a punto de salir corriendo. —Sube las piernas al sofá y se abraza las rodillas—. De coger la bufanda e irme a mi casa, pero no habría ganado nada. —Entonces sonríe mientras me mira—. El miedo nos lleva al lado oscuro, ¿recuerdas?

—Y el lado oscuro no nos gusta. —Le muestro una medio sonrisa y me coloco de nuevo sobre el sofá, más tranquilo, sorprendentemente, después de su último comentario—. En el lado oscuro los uniformes son más feos.

—En el lado oscuro estamos solos.

Me mira cuando dice esta última palabra y yo tomo una decisión.

—No quiero estar solo.

Acerco la cabeza a la suya y la miro de cerca, conteniendo la respiración. Todo está dicho. Queda sellarlo. Y esta vez, superando el miedo. Me inclino un poco más y entonces la beso.

Dirijo la mano hacia su cuello y le acaricio la nuca y deshago su coleta y dejo que su pelo caiga por mi cara. Beso su cuello. Recorro su nuca con los labios. Ella me estrecha entre sus brazos. Poco a poco hago que ceda hasta que tiene la espalda contra los cojines del sofá, sus pechos contra el mío. Desliza la mano por debajo de mi camiseta, que deja un cosquilleo digno del mejor escalofrío. Se me escapa un gemido mientras arqueo la espalda.

Sus carrillos están sonrosados y su aliento húmedo. Vuelve a tener los ojos vidriosos pero estoy seguro de que esta vez yo también los tengo. Y no precisamente por lágrimas. Sonrío pícaramente y vuelvo a besarla para recuperar el aliento. Introduzco mi mano entre los dos y desabrocho cada botón de su camisa, disfrutando de cada milésima de segundo y de cada nuevo trozo de su piel que se hace mío.

Me ayuda a quitarme la camiseta y nos abrazamos. Aquí estamos. En la posición F. El momento F, la sonrisa F y el piloto automático con el comando de órdenes preciso: F-O-L-L-A-R.

Sin embargo, cuando voy a besarla de nuevo, sus manos se interponen entre nosotros.

—Carlos, no vives solo...

Reprimo una mueca de disgusto.

—Espera aquí —le susurro mientras me incorporo de un salto, para arrepentirme de ello un segundo después, al darme cuenta de haber hecho rebotar la tienda de campaña que hace camping en mis calzoncillos sin ningún reparo.

Salgo corriendo por la puerta.

Regreso corriendo otra vez.

La beso.
De nuevo corro hacia mi dormitorio.
Abro la puerta y recuerdo al instante las razones tan de peso por las que hace dos días que no duermo la siesta en mi habitación. Está tan desordenada que el solo hecho de entrar en ella me quita las ganas de dormir. Bien, Carlos, si arreglas tu habitación en menos de cinco minutos tendrás premio. Y del bueno.
Hago un recorrido general con la vista. Cama sin hacer. Ropa por el suelo. Libros sobre la mesa. Calcetines sobre la tele. Y la consola, la consola sobre la mesilla. Organización mental, Carlos, todo es cuestión de organización.
Doy un salto y corro alrededor de los metros cuadrados de mi cuchitril. ¿Sábanas? ¿Quién las necesita cuando tiene un maravilloso edredón nórdico de plumas? Sábanas, al armario. ¿Ropa sucia? ¿Quién necesita ropa cuando va a joder toda la noche? Ropa, al armario. ¿Calcetines? Follar con calcetines es de paleto. Calcetines, al armario. ¿Libros? Eres un semental, Carlos, los sementales no leen. Mucho menos, libros de Harry Potter. Libros, al armario. ¿Consola? ¡Consola! La consola es muy importante. Una vez se me escapó una chica de la habitación al verla, así que esta vez no voy a dejar ni intuir que juego a los videojuegos. Por supuesto la consola, con muchísimo cuidado, al armario.
Dos minutos y medio, Carlos, estás hecho un machote.
Otro vistazo rápido y esto está más presentable. Puedo incluso imaginarme a Paula sobre la cama sin que el hedor de mis calcetines sucios la asuste y sea esta vez ella la que salga corriendo. Pero lo que ocurre es que todavía hay algo que me perturba y...
¡Condones!
¿Tengo condones? Hace tanto tiempo que esta habitación

solo sirve para dormir que no sé si hay, si han caducado o si han salido huyendo en busca de la razón de su existencia. Abro desesperado el cajón de la mesilla y contengo el aliento.

Y en el cajón que están. Sin estrenar. Aunque esta noche se acabará su letargo.

El frotar se va a acabar.

Tres minutos y medio. ¡Premio!

Vuelvo corriendo al salón. Paula continúa sentada en el sofá y mira a través de la puerta confundida. Me acerco a ella despacio, queriendo resultar todo un seductor, pero sabiendo que mi respiración entrecortada me hace quedar como un mal sucedáneo.

—Ven conmigo.

La cojo de la mano y miro sus pechos de reojo, que tratan de esconderse bajo la camisa, mientras ella camina detrás de mí. Cuando entramos en mi habitación, cierro la puerta. Nadie va a estropearnos este momento.

## Episodio 16: El del día después

Al despertar, siento la garganta como si me hubiera tragado la caja de costura de mi madre y todas las agujas del mundo hubiesen hecho escala allí. Pero no son solo agujas. Todos los cigarrillos que fumé ayer han campado a sus anchas junto a ellas.

Mi garganta...

Giro la cabeza y me doy de bruces con la causa de mi estado.

Los recuerdos se agolpan en mi mente resacosa y, gracias a ellos, no me importa tanto tener la salud de Tom Hanks en *Philadelphia*.

Paula.

Está dormida, desnuda.

Alguien triunfó anoche.

Dos veces.

Le beso la cabeza suavemente y me dispongo a disfrutar del tiempo que me queda hasta un dulce polvo matinal. De acuerdo, tengo el brazo izquierdo completamente dormido y seguramente haga horas que la sangre ya no circule por allí. Pero rodear a Paula con él es tan placentero que no me importa que se gangrene. La tengo. Estrechada contra mí. Me da la sensación de haber dormido en esta postura toda la noche.

Hemos hecho el amor. Ha logrado que me sienta el tipo más atractivo del mundo. Soy todo un Sean Connery con su chica Bond al lado. La he tenido entre mis brazos y yo he estado entre los suyos. Y en su boca. Y dentro de ella.

Ha sido el mejor polvo de mi vida.

Y, además, estoy seguro de que ha sido por ella, como si nuestros cuerpos encajaran a la perfección, como si adivinásemos nuestros pensamientos.

Creo que la quiero.

La quiero.

¿La quiero?

Noto su respiración sobre el pecho y trato de no asustarme por los pensamientos casi suicidas que estoy teniendo sobre el amor. Además, no sé si es su respiración o mi cerebro el que me está produciendo un cosquilleo que me va a llevar nuevamente a ese apacible sopor que...

Mi vejiga.

Mi vejiga va a explotar y Paula tiene el muslo sobre mi estómago.

Piensa en otra cosa. Piensa en otra cosa, Carlos.

¡El Sol!

Sí, el sol. El sol está entrando por la ventana y las motas de polvo juegan al tobogán. Se deslizan, se deslizan, como los chorros de una fuente. Sí, igual que cuando la luz refleja en el agua y...

¡No!

No surte efecto. Tengo que ir al cuarto de baño o la fuente voy a acabar siendo yo. Así que, levantando mi rodilla, logro que Paula deje de presionar mi pobre y llena vejiga. Es el turno ahora de mi brazo sin sangre. Empujando con la cabeza, logro que se mueva al tiempo que se me escapa un gemido de dolor.

¡Libre!

Me pongo los calzoncillos, que andan perdidos entre el revoltijo en el que se ha convertido el edredón, y me levanto. Me mareo. Vuelvo a sentarme. Respiro hondo. Mis vísceras y mi cerebro vuelven a su sitio y me levanto de nuevo. Mantengo el equilibrio y me felicito por hacerlo. ¡Soy todo un machote!

Miro a Paula y en mi cabeza se dibujan escenas de la noche anterior.

La deseo. La deseo de nuevo.

Pero aún no.

Me estoy meando.

Salgo de puntillas. El suelo está congelado. Miro el reloj. Solo son las nueve. Es temprano y tenemos toda una larga mañana de sábado para retozar como conejos. Corro hacia el cuarto de baño y, sin detenerme a cerrar la puerta, levanto la tapa del váter. Me bajo velozmente el calzoncillo hasta las rodillas y desenfundo.

Mear es un placer comparable al orgasmo.

Y ahí, de pie delante del váter, fuera de la atmósfera vaporosa de la habitación soy consciente de lo que ha pasado.

Creo que la quiero. La quiero

Y no es que no supiera que la quería antes de lo de ayer. Tampoco es que no hubiese querido a nadie antes, pero es que la quiero y, bueno, lo de ayer tiene que haber significado algo, ¿no?

Siento vértigo.

No es lo mismo liarte con alguien cuando tienes veinte años que enredarte cuando tienes veintiocho. No. No es lo mismo. Cuando tienes veintiocho años parece que te quedan menos cosas por conseguir, que se te van llenando las parcelas de logros y que hay prisa por ir llenando las que van quedando vacías. Cuando tienes veintiocho parece que eso de escribir un libro, plantar un árbol y tener un hijo no queda tan lejano. Y la verdad es que asusta solo esa idea. Cuando tienes veintiocho años te entran las prisas porque se supone que eres más responsable, que no tienes edad para perder el tiempo y esas cosas.

Además, en las películas solo te enseñan hasta el beso. Te muestran todo el proceso, la conquista, la reconciliación y finalmente, el beso. ¡Que le den por culo al «vivieron felices para siempre»! ¿A quién va a importarle el resto, el «fueron felices y comieron perdices»?

Pues precisamente a mí.

A ver quién es el director de cine listo que me cuenta a mí qué hacer ahora. Que uno es un buen alumno y se ha tragado todas las comedias románticas desde *Pretty Woman* hasta *Bridget Jones*, pasando por todas las Armas letales, absorbiendo de paso el ideal masculino de las féminas del siglo XXI.

Pero todas las películas te enseñan hasta el beso. Y ahí se acaba.

A ver, Almodóvares de pacotilla, a ver quién es el listo que me enseña a mí qué hacer ahora. ¿Le llevo el desayuno a la cama? ¿Le digo que la quiero? ¿Me callo y espero? ¿Le presento a mi madre? ¿Nos compramos un gato? ¿Un bonsái? ¿Qué? ¿Qué?

Dejo de hacerme preguntas al instante porque un grito de terror interrumpe mi línea de pensamientos suicidas y temerosos.

Un grito femenino.

Otro.

Y alguien que corre por el pasillo.

Por supuesto, ese que corre por el pasillo soy yo que, sin tirar de la cadena, voy raudo y veloz hacia mi cuarto. La puerta está abierta. Yo la había dejado cerrada. Sale mucha luz. Cuando me fui, la persiana no estaba tan subida. Se oyen voces y, que yo supiera, Paula no es la niña del exorcista.

Claro que la gente siempre puede sorprenderte.

Doy un frenazo para entrar en la habitación y me encuentro con el espectáculo a punto de comenzar.

Óscar, de pie, mira a Paula, que está en cuclillas sobre la cama, cubierta con el edredón, mientras le echa a voces de la habitación. Cosa que ya ha conseguido con Marcos, ya que se cruza conmigo por el pasillo.

Mierda.

El ritual de los sábados.

Mierda al cuadrado.

—¿Qué coño hacéis? ¡¡Fuera!! —les grito con toda la dignidad que me es posible, teniendo en cuenta que ando en calzoncillos.

A la media hora logro salir de la habitación con Paula, después de convencerla de que no, no vivo con violadores, de que sí, son gilipollas por hacer el juego de despertarme en la cama desde que éramos pequeños, imitando a mi madre o a una amante bastante fea, y de que sí, los hombres no maduramos y nos quedamos estancados en los catorce años.

Pero, sobre todo, salgo jodido porque se me ha fastidiado el tan soñado polvo matutino.

Mis juguetones compañeros de piso nos esperan sentados en el sofá. Se levantan nada más vernos aparecer.

—¡Lo siento! ¡Lo siento! —Óscar hace incluso reverencias—. Es que no sabíamos que Carlos estaba con alguien, como nunca está con nadie pues...—Gracias, Óscar, pienso— ¿Quieres un café? ¿Unas tostadas?

Marcos simplemente murmura un «lo siento» y desaparece por la puerta de la cocina. Gracias también a ti, Marcos, ¿te corroe la envidia? No puedo evitar que una sonrisa de satisfacción me cruce la cara, al sentirme ganador por una vez. Miro a Paula, que está sentada junto a Óscar en el sofá y sonríe divertida. Menos mal.

—Paula, este es Óscar y ese de allí tan simpático es Marcos. Te presento a mis flamantes compañeros de piso.

Mientras Óscar le hace una nueva reverencia, la cabeza de Marcos aparece por la puerta de la cocina para murmurar un antipático «hola» y volverse a esconder de nuevo.

Finalmente, todo parece haber vuelto a la normalidad. El susto ha quedado en una anécdota que, por supuesto, no pienso contar a nadie, ni siquiera bajo síntomas de embriaguez. Todo fluye a la perfección. Todo menos Marcos, que intenta hacerse el simpático, pero le conozco y sé que está tenso.

A media mañana, Paula decide marcharse sola a pesar de mi digno ofrecimiento a acompañarla.

—No me va a comer ningún lobo, ¿sabes? —me dice al darme un golpecito en la nariz con los dedos y susurro un rugido—. Te llamo luego.

Me da un pequeño beso en los labios. Yo me siento tan inexperto como un niño de catorce años al pensar que su frase suena más a amenaza que a algo placentero y cierro la puerta con el ojo pegado a la mirilla para ver cómo coge el ascensor.

—¡Me gusta! —dice Óscar a mi espalda—. Buena caza, amigo Carlos —me dice mientras corre a abrazarme—. Has aprendido bien del tito Óscar

—A mí no. —La voz de Marcos suena fría—. Tiene algo que no me gusta nada. Hazme caso, Carlos. Olvídate de ella.

Y se va del salón dando un portazo.

Esto no me gusta.

## Episodio 17: El del pánico escénico

«Te llamo luego». Las tres palabras resuenan en mi cabeza. «Te llamo luego». Y es que la Paula que entró ayer en casa no es en absoluto la misma que ha salido hoy. Me tiro en la cama sin hacer y me quedo mirando cómo el humo del cigarrillo se eleva hasta techo. No. No es la misma. Hasta ayer yo podía comportarme con cierta normalidad. Toda la normalidad que se espera de alguien que está colado hasta los huesos de una chica y no quiere que se le note, claro. Hasta ayer ella no tenía ni idea de lo que sentía o, al menos, como ella decía, la despistaba, la perdía. Hoy lo sabe y me muero de la vergüenza. Se me han abierto las puertas a los rincones más íntimos del mundo de Paula y me asusta no estar a la altura y no ser lo que ella se cree que soy.

Aunque, bueno, algo me tiene que haber visto si ayer me dijo que le gustaba, que quería estar conmigo. Pero ¿y si se ha equivocado? Todo puede pasar. ¿Y si ella cree que se ha enamorado de mí cuando en realidad se ha enamorado de la imagen que me he esforzado en darle todo este tiempo?

Aunque tampoco es que mi imagen haya sido perfecta...

Doy una profunda calada al cigarro y me quedo con la mente en blanco.

¿Por qué coño todo tiene que ser tan jodidamente complicado? ¿No se supone que ahora todo debería estar bien? ¿Que ella está conmigo y eso es lo que importa? Entonces, ¿por qué narices estoy tan asustado?

Es curioso. Ves desnuda a una persona y no te avergüenzas de hacerle cosas y luego, cuando se te presenta la oportunidad de volver a verla, te bloqueas y no sabes qué decirle. Aunque lo de ayer fue genial, y no solo porque llevase demasiado tiempo sin echar un polvo. Lo de ayer fue genial objetivamente.

Anoche, en esta cama, hice el amor con Paula. Nos enrollamos entre estas sábanas, le quité el sujetador y lo tiré debajo de esa silla, le besé el cuello y le besé los muslos en esta cama. Seguramente estuve bien, ¿no? Quiero decir, le hice todo lo que se esperaba que hiciera, ¿verdad? Porque ella estuvo increíble. Puso sus dedos en los lugares donde debía ponerlos en el momento en el que tenía que hacerlo, no tuvo reparos en recorrer mi cuerpo con su boca y susurró mi nombre cuando llegó al orgasmo.

¡Dijo mi nombre!

Eso es bueno.

¿No?

Experimento una placentera sensación de paz y tranquilidad cuando pienso en ella suspirando mi nombre. También experimento una erección de caballo, pero eso es otra historia.

Lo de anoche fue bien.

Lo de anoche fue perfecto.

Sí, todo va a salir bien.

Todo va a salir bien.

Pero ¿y si no es así? ¿Y si le fallo? ¿Y si no estoy a su altura?

Me escondo asustado bajo el edredón. Huele a ella, estoy seguro. Salgo de pronto, dando un salto, como si hubiese saltado un resorte en mi cerebro y cojo el teléfono. Abro el Whatsapp. Escribo lo más rápido que puedo pidiendo ayuda, pulso «enviar» y selecciono de la agenda de contactos a la única persona que puede ayudarme: Rey. Mejor usar el Whatsapp que llamarla. ¿Y si en ese momento le da por llamarme a Paula y se piensa que estoy hablando con otra? ¿Y si llama y decide que, por estar comunicando, no me va a volver a llamar jamás en la vida?

Estoy paranoico.

También me ronda por la cabeza el asunto de Marcos y su antipatía patológica, pero eso no me preocupa tanto ni tiene tanta urgencia como mi crisis personal de novio a estrenar. Marcos se convencerá de lo encantadora que es Paula en cuanto la conozca. Aunque, pensándolo bien, no deberá conocerla mucho. Solo lo justo. Yo sí que conozco a Marcos y eso de hacer que las novias de otros sean infieles le pierde.

Rey llega a casa a media tarde. Entra directamente en la cocina y deja un par de bolsas sobre el mostrador.

—A ver —dice mientras me rodea—. No te has afeitado, tienes voz de camionero y unas ojeras que te llegan hasta los pies. —Me pellizca los mofletes—. ¡Estás hecho un asco! Estamos ante una crisis de las gordas, ¿no? Pero no te preocupes. —Me da un abrazo sin dejarme hablar—. Aquí estoy yo para solucionarlo.

—¡Rey! ¡Carlos ha ligado! ¡Se ha tirado a Paula, la tía buena del teatro!

Gracias, Óscar. Así se dicen las cosas. Con sutileza.

Rey se separa al escuchar los gritos de mi amigo, que se

ha unido al abrazo en grupo y me da sonoros besitos mientras trato de librarme de él.

—¿Cómo? —Rey se sube sobre la mesa, cruza las piernas y abre una lata de Pringles—. No entiendo nada. Entonces, ¿cuál es la crisis?

—¡Ah! ¿Es que hay crisis? —Óscar descorcha una de las botellas de vino que ha traído Rey y bebe directamente del morro, lo que hace que ella le de una sonora colleja y mi amigo se atragante. Después de toser, carraspea seriamente—: Entonces hay gabinete de crisis y no me has llamado, ¿no? —Se limpia la boca con el dorso de la mano—. ¿Qué pasa? —Se agacha y trata de cosquillearme la entrepierna, logrando que yo dé un salto para atrás—. ¿No te funcionó el pajarito, Machoman? ¡Pues empezáis bien!

—Ese es el problema. —Mi voz suena medio desesperada—: que empezamos.

—¿Y? —dicen al unísono. No me están ayudando nada.

—Pues eso... —Hago un esfuerzo por seleccionar las palabras adecuadas, sin mucho éxito—. Que hemos empezado... o no. ¡O yo qué sé!

Rey se acerca a mí y me acaricia la mejilla.

—Ve a darte una ducha y a afeitarte, hombre de las nieves, que yo esperaré aquí y no consentiré que este —dice mientras le da un codazo a Óscar en el estómago— nos deje en la estacada yéndose con otra chica con el pelo teñido de azul.

Asiento y me dirijo al baño.

—Carlos —Rey llama mi atención antes salir por la puerta—, ¿sabes la teoría que dice que, cuando te excitas, la barba te crece más rápido?

La miro. Extrañado, lógicamente.

—Sí, es porque crece el nivel de andrógenos. Lo leí el otro día en un libro. Así que por las barbas que tienes hoy, anoche

## Carlos, Paula y compañía

te debiste excitar un montón. —Me guiña el ojo y me hace sentir inmediatamente mejor. Rey es así, sabe elegir las palabras adecuadas—. ¡Vamos, tigre! —grita mientras me da una cachetada en el trasero y se va con Óscar al salón.

Tengo los mejores amigos del mundo.

Cuando me meto en la ducha y cae el agua caliente, me doy cuenta de que estoy hecho un verdadero asco, además de reparar en que ahora que tengo novia no voy a poder estar hecho una piltrafa tan a menudo, sin embargo, como es un pensamiento negativo, dejo que se vaya por el desagüe con los restos de espuma.

Me miro al espejo y compruebo la longitud de mi barba antes de echarme el gel de afeitado. No sé si está más larga o no, pero sí sé que anoche me excité muchísimo. Sonrío al recordarlo de nuevo y me siento raro al verme sonreír con naturalidad en el espejo. Normalmente, lo único que recibo de mi reflejo son muecas y poses.

Salgo rejuvenecido, limpio, afeitado y con dos cortes en la cara. No pasa nada. Gajes del oficio. Sin quitarme el albornoz y con el pelo aún mojado entro solemnemente en el salón para someterme a un tercer grado.

Rey y Óscar están sentados en el suelo con la espalda apoyada en el sofá. Ella está sentada con las piernas cruzadas y sostiene una copa de vino mientras asiente con seriedad a lo que le está contando él, sentado junto a ella con las piernas estiradas, afanándose por apurar el bote de Pringles del que ya solo quedan las migajas.

Aparto la mesita que hay delante del sofá y me siento a un lateral, agitando en el proceso la cabeza de un lado a otro para mojarles con las gotas que suelta mi pelo. Abro otra botella. Ya se han bebido una ellos solos. La noche promete.

Me sirvo una copa y compruebo que el móvil está en el bolsillo. No voy a consentir que Paula me llame y yo no me dé cuenta.

—¿Y bien? —les digo tras dar un sorbo del vino.

—Pues... después de que Óscar me lo haya contado todo. —Le mira socarronamente—. Esto me da muy buenas vibraciones.

—¿Tú crees? —yo pregunto y Óscar asiente como un poseso, con los ojos cerrados, respondiendo a mi pregunta aunque no haya sido preguntado.

—¡Claro que lo creo! Porque una chica te pusiera los cuernos una vez, no quiere decir que lo vayan a hacer todas. No somos tan malas.

Óscar ahora niega, intentando que Rey no le vea.

Katherine Cornell. Una preciosidad americana con la que estuve saliendo quince meses en tercero de carrera. Mi única relación seria. Vino a España con una beca y decidió quedarse. Por mí. O eso creía yo, porque a los dos meses de tomar esa decisión la pillé besuqueándose con Raúl, mi exmejor amigo de la facultad, en los baños de la biblioteca.

No volví a hablar con ninguno de los dos.

Desde entonces nadie me ha sido infiel y, aunque he tenido dos oportunidades de hacer que otra persona lo fuera, dejé correr ambas.

Desde entonces no he querido salir con nadie.

Hasta ahora.

—Muchas gracias, Rey, —Tuerzo el gesto—. No estaba preocupado por eso. Pero ahora lo estoy.

Óscar se atraganta con el vino al aguantar la risa y levanta un dedo pidiendo la palabra, a lo que Rey y yo asentimos.

—Sobre ese tema, la cosa está bien clara. —Enciende un cigarrillo—. Previsión, hermano, previsión. Y si la previsión no funciona —dice mientras exhala el humo hacia el techo haciendo una pausa para darle intriga a su aportación—, le pones tú los cuernos también a ella. Así de simple.

—Gracias, Óscar, por tu profundo e interesante punto de vista. —Rey le habla con severidad fingida—. Pero creo que sobra. Entonces, Carlos, ¿qué es lo que te preocupa?

Y ese es el problema. Que no sé exactamente lo que me preocupa ni por qué estoy acojonadísimo, pero el caso es que lo estoy. No podría contarles todas mis comeduras de tarro de hoy porque no sabría expresarlas y acabaría agotado, así que opto por la cómoda acción de encoger los hombros y encender un cigarrillo con gesto despreocupado, esperando a que me lo saquen con cucharilla.

Porque para eso están los amigos.

Entonces, después de un par de horas, tres bolsas de Ruffles, dos botellas de vino, y un paquete de Lucky, creo haber llegado a saber qué es lo que me pasa.

—Lo que me preocupa es que, por mucho que me esfuerce, no voy a salvarle la vida a Paula. No soy su salvación ni su redentor. Aunque esté desfasado, todavía tengo la idea del héroe que salva a la princesa de las garras del dragón y la vida resulta que no es un cuento. Tampoco puedo evitar desear que Paula sea feliz. Conmigo. Y supongo que sonaré idiota porque no hace ni un día que estoy con ella. Ni siquiera le he dicho que la quiero. Porque, joder, la quiero. Y quiero que esto funcione.

Hago una pausa, sorprendido por lo claro que acabo de tenerlo todo de pronto.

—Esto no es una película, es la vida real. Y tenemos que vivirla. Juntos. Pero tengo que convencerme de que no solo estoy yo para hacerle feliz a ella, ella también está para hacerme feliz a mí. Que yo no soy Richard Gere salvando la vida a Julia Roberts. Somos Carlos y Paula, personas normales y corrientes.

Respiro mucho más tranquilo después de haber hablado con ellos.

—Carlos. —Rey se acerca y me da un abrazo—. Eres mi mejor amigo y te conozco a la perfección. Por eso sé que, aunque digas gilipolleces como esta, luego lo harás bien. —Se pone de rodillas delante de mí y me da un golpecito en la nariz—. Y no te preocupes porque esta vez no te harán daño. Y, si te lo hacen, mandamos a Óscar para que parezca un accidente.

Los dos se lanzan sobre mí y me dan un abrazo. Sin embargo, aún sigo acojonado, ¿qué le vamos a hacer? Aunque sepa que no tengo que ser el novio perfecto no quita que se me haya quitado el miedo. Tampoco quita que me muera de ganas por verla de nuevo, todo sea dicho.

Óscar se separa de mí y vuelve a su posición inicial mientras me mira de arriba abajo.

—Que no tengas que salvarle la vida, amigo, no quiere decir que no tengas que ser el amante ideal. Todas las chicas buscan un amante ideal. —Arquea las cejas dándoselas de interesante—. Y tú tienes en casa a dos maestros de la seducción.

Rey pone los ojos en blanco. Yo también.

—A ver, ¡oh, gran gurú!, ¿qué es, según tú, ser un amante ideal?

—Para empezar, Carlos, la primera impresión como novio es importante. Tienes que llevarle a un sitio bonito. Ya tendréis tiempo para ser naturales, ahora tienes que hacerle ver que no se ha arrepentido de elegirte.

Y el caso es que no deja de tener razón. Porque de alguna manera hay que celebrar que estamos juntos.

—Sé que hay una obra de teatro que...

Corto a Rey de plano y no le dejo terminar la frase. No.

Al teatro con Paula, no. Me trae malos recuerdos y no quiero revivir la experiencia. Además, quiero ser yo quien elija qué hacer con Paula. Quiero que vea que, aunque no tenga por qué serlo, si me apetece, seré el novio perfecto.

Y lo seré.

Cojo el iPhone y me pongo a rebuscar. Algo tiene que haber en esta ciudad donde pueda llevar a Paula. Abro una de las aplicaciones mientras mis dos amigos se inclinan a mi lado para ver qué estoy haciendo.

Busco en San Google, busco en la web del ayuntamiento, rebusco de nuevo y encuentro lo que quiero. La inauguración de un restaurante francés que tiene pinta de ser El País del Romanticismo. Les señalo el evento con el dedo índice y suelto un grito de victoria mientras ellos aplauden. Ahora solo falta que queden invitaciones. No pasa nada. Soy Carlos-el-novio-perfecto y las buscaré debajo de las piedras. Porque yo lo valgo.

Pero en este momento no me detengo a pensarlo. Suena el móvil y sé que es Paula. Me voy del salón dejándoles haciendo pucheros y me tiro en la cama.

—Hola —digo con una sonrisa de oreja a oreja.

# Episodio 18: El del payaso (primera parte)

Me levanto de un salto, temprano por primera vez en mucho tiempo y voy directo a la ducha, sintiéndome orgulloso de mi hazaña.

Esta es una de las premisas que me he planteado en mi nueva vida de novio perfecto. No más dormir hasta mediodía —a menos que esté acompañado—, no más resacas, no más tabaco —o fumar menos, o cambiar a una marca light—, llevar una alimentación sana, y buscar un trabajo decente.

Por eso esta mañana he decidido ir a una agencia de trabajo temporal. Y es allí donde encamino mis pasos disfrutando del primer, y último, cigarrillo de la mañana. El hecho de que la agencia esté a una manzana del hospital donde trabaja Paula es algo completamente secundario. También lo es el hecho de que tenga que caminar dos kilómetros para llegar. No importa. Forma parte de mi nuevo plan de vida saludable.

Soy un hombre nuevo.

Hablar ayer con Óscar y Rey terminó de convencerme. Que asustarme por estar con Paula es una tontería y que no tengo que hacerlo. Vale, reconozco que la conversación que tuve por teléfono con ella quizá no fue como esperábamos, pero es que estábamos algo cortados.

Ayer le prometí un plan perfecto para la primera vez que saliéramos juntos como pareja. Y da igual que mi cuenta bancaria tenga, no números rojos, sino números fluorescentes, porque hay cosas más importantes que el dinero. Como comer, por ejemplo. Por eso la llevo a la inauguración de Minim's. Nombre muy apropiado debido al tamaño en el que va a quedar mi cartera después de esto. Y no solo me da igual, sino que estoy encantado de hacerlo.

Así que canturreo mientras doy un rodeo de tres manzanas para llegar al restaurante y comprar las invitaciones para la inauguración. También me dan ganas de colgarme de una farola a lo Gene Kelly y cantar a pleno pulmón para que la gente que pase se una a mí en una coreografía improvisada.

Tampoco me importa que las invitaciones cuesten sesenta euros cada una y que mis lloros y súplicas no hagan que la gorda francesa que me las ha vendido me haga un descuento.

Después, desando el camino para llegar a la agencia de trabajo temporal, ahora mucho más ligero. Aunque no sé si es por los euros que han dejado de pesar en mi bolsillo o porque mi cuerpo está reaccionando positivamente a esto de caminar a diario.

Enciendo un Lucky. Creo que me merezco algo de consuelo después de haber soltado tanta pasta. Para que luego digan que ser romántico no cuesta.

Aprieto el paso. Según mis planes, debería haber llegado a la agencia hace una hora.

Disminuyo el paso. Abandono el cigarro a la mitad. No, mi cuerpo no está tan sano como creía y mi ligereza se debía a la falta de dinero.

Además, no sé si lleva ocurriendo mucho tiempo, pero,

desde hace un par de pasos de peatones, me da la sensación de que la gente se queda mirándome. Al principio pensaba que era porque mi aureola de felicidad era casi palpable. Que me veían y la gente pensaba «ese es feliz»; pero después de que se hayan reído y me hayan señalado un par de veces con el dedo, ya no estoy tan convencido de que sea mi felicidad lo que les llame la atención.

Me miro las piernas. A lo mejor tengo andares extraños o algo así, o llevo la cremallera hasta abajo y se me ven los calzoncillos, o me he puesto la camiseta del revés. Sin embargo, después de un examen concienzudo, puedo afirmar que no camino raro, que la cremallera está en su sitio y que me he puesto toda la ropa del derecho, así que sigo adelante y trato de aparentar total tranquilidad, para después darme cuenta de que voy despertando un reguero de expectación a cada paso.

Me estoy mosqueando.

Me detengo en seco y comienzo a toquetearme, simulando que busco algo en los bolsillos de la cazadora. Algo debo de tener para que se rían, ¿no? Me atuso el cuero de la cazadora, me coloco la camiseta y hago como que quito el polvo de mis pantalones. Nada, no hay nada extraño. Me toco la cabeza, me paso la mano a través del pelo. No, ningún pájaro me ha regado con sus excrementos. Miro mis pies. Tampoco he pisado ninguna mierda de perro. Ni despido un olor insoportable, comprobado tras olerme las axilas con disimulo.

Entonces, si no se cumple ninguna de las premisas anteriores, ¿por qué coño me miran? Porque de que me miran ya no hay duda. Ahora mismo, delante de mí tengo a dos viejecitas adorables que no dejan de reírse cuchicheando la una con la otra.

Y no. No tengo tanto ego como para pensar que me admiran por mi impactante aspecto físico. Una cosa es lo de la aureola de felicidad y otra es pensar una cosa tan absurda como esa. Además, ya he comprobado en mis propias carnes, hace un par de esquinas, que no, que tengo el aspecto físico de Keith Richards recién caído de un cocotero. Así que doy un primer paso con aire de condescendencia para, por lo menos, dar la impresión de que no me importa que me miren, que soy un tipo con autoestima y seguro de sí mismo, y continúo mi camino. Si me miran, que lo disfruten.

Doy un par de pasos más y bajo un poco la cabeza para comprobar si mi técnica de la seguridad fingida ha tenido éxito. Mientras, miro por encima de las gafas de sol. Observo mi alrededor y a esas dos señoras se les han sumado un abuelo y su nieto, una niñera con carrito y un grupo de niños con mochilas que no se molestan en disimular y se ríen a carcajada limpia.

No es normal. Ni aires de autosuficiencia ni nada. Tengo que llevar algo gordo para que se estén riendo así. Miro a un lado. Se ríen. Miro a otro. Se ríen otra vez. Les miro y decido comunicarme con los críos, encogiéndome de hombros con cara de perdonavidas. En lugar de salir corriendo como yo pretendía al emular a Clint Eastwood, se vuelven a reír.

¡Jodercagüenlaputa!

Me pongo nervioso y me doy la vuelta.

Al principio no sé qué pinta ahí pero, cuando me paso la mano por el pelo que se me ha venido a la cara y veo que hace lo mismo que yo, caigo en la cuenta de lo que les hace tanta gracia.

Un payaso, con peluca, nariz roja y zapatones me está imitando y hace exactamente lo que yo hago.

Arqueo incrédulo una ceja y suelto una risilla nerviosa, al

tiempo que me cae una gota de sudor por la frente, como si mi cuerpo no pudiera creérselo.

El payaso, por supuesto, imita mi carcajada.

A mí no me hace ni puta gracia.

Decido ser magnánimo y no hacerle caso, así que me doy la vuelta y me pongo a tararear mentalmente el *Here Comes the Sun* de los Beatles, que siempre me pone de buen humor, suponiendo que, en cuanto le ignore, se cansará de mí.

Camino despacio, bien erguido, sin mirar lo que me rodea. Soy adulto. Soy adulto y esto me resbala y no me afecta lo más mínimo. Me río. ME RÍO DE ESTO.

Escucho pasos detrás de mí. El muy cabrón me está siguiendo.

Me apetece un cigarro, pero no puedo encenderlo porque el cabrón del payaso me va a imitar. El pelo se va a la cara, pero no puedo apartarlo porque el cabrón del payaso me va a imitar y tengo las gafas de sol en la punta de la nariz, a punto de caerse al suelo, pero no puedo levantarlas porque el cabrón del payaso me va a imitar.

Estoy cabreado. Si quiere guerra, la tendrá.

Aumento el paso y comienzo a caminar más rápido, como si estuviera en una maratón, encogiendo el trasero y dando pasos largos. Tengo que llegar a la biblioteca cuanto antes.

Las gafas de sol se me caen al suelo y a continuación ardo en deseos de maldecir el mundo que me rodea, pero, como tengo prisa, me contengo y, lanzando un suspiro (imitado a continuación por el payaso de las narices), me agacho a recogerlas en el momento en el que el graciosillo de la nariz roja hace una pedorreta y todos se ríen.

Quiero darme la vuelta, tirarle de la goma de la nariz, quitarle la peluca, bajarle los pantalones y largarme corriendo después de hacerle un corte de mangas. Pero como soy un tío maduro y con sentido del humor que, además, tiene novia, una novia que está buenísima, no pasa nada. Me pongo las gafas y sigo caminando muy recto. Estoy por encima de esto.

Pero me persigue. El puto payaso me persigue.

Camino sin mirar atrás haciéndole caso omiso. También intento olvidar que, precisamente, los payasos no son santo de mi devoción. Mucho menos cuando me persiguen y tocan una bocina a cada paso que doy. Porque esa es otra, ahora le ha dado por dejarme sordo tocándome al oído la bocinita de los cojones mientras yo trato de apartarle como si fuese un moscardón.

No lo soporto más. O le pido, educadamente por supuesto, que me deje en paz o no responderé de mis instintos asesinos. A mi lado, Calígula quedaría a la altura de Mary Poppins.

Así que adopto mi postura más borde, el cuello de la cazadora subido hasta las orejas, me encorvo hacia delante, carraspeo, y me doy la vuelta, mirando al payaso por encima de las gafas de sol.

—¿Me quieres dejar en paz —exhalo un suspiro—, por favor?

Me responde tocando la bocina a lo Harpo Marx, lo interpreto como un «Sí, por supuesto, perdona las molestias» y continúo con mi caminata.

Supongo que he debido de interpretar mal su lenguaje porque sigue caminando detrás de mí. Me detengo y le repito que me deje en paz. Vuelve a tocar la bocina y espero que esta vez vaya en serio.

No va en serio porque continúa siguiéndome, logrando que todo el mundo ría a mi alrededor.

—¿Quieres dejarme en paz, jodido payaso de mierda? —

le grito finalmente, delante de todo el mundo, agarrándole la muñeca en el momento justo en el que va a tocar la bocina. Cosa que hace que, primero, se produzca un abucheo general por parte de los espectadores, y, segundo, que se despierte en mí un odio profundo hacia la raza humana—. ¿Qué? —grito con toda mi rabia mientras le suelto la muñeca a mi acosador particular, deseando abrirle en canal, sacar sus vísceras y lanzárselas a nuestro querido público.

Me giro y trato de continuar con mi camino, respirando pausadamente para relajarme después de la exhibición gratuita de violencia callejera cuando, a los dos pasos, noto cómo un dedo se posa en mi hombro pulsando repetidamente como si yo fuese un interruptor. Así que, reprimiendo mis instintos asesinos por segunda vez y vencido por su insistencia, acabo por darme la vuelta para dejarle jugar conmigo un rato y que me deje en paz de una vez.

Sin embargo, en lugar de una pistola de agua, un bocinazo o cualquier otra perrería a la que ni mi calenturienta mente ha sido capaz de llegar, me encuentro con que el payaso tiene el brazo extendido mostrándome una entrada para su circo.

—No, gracias —le digo con desprecio ladeando la cabeza—. No me gusta el circo.

Y es que en realidad no me gusta nada. No solo rechazo su invitación porque esté de mala leche, sino que lo hago porque jamás me ha gustado el circo.

Nunca entenderé qué tiene de divertido ver cómo un hombre mete la cabeza dentro de la boca de un león, o ver dos hombres en mallas dando saltitos, o unos payasos fingiendo que se caen al suelo.

Mis padres me llevaron al circo cuando tenía tres años por primera y última vez. Cuando aparecieron los payasos en el escenario, empecé a llorar tan fuerte que se percataron de mi presencia y se empeñaron en quitarme de los brazos de mi madre para hacer un numerito conmigo. Lloré y pataleé tanto cuando me llevaron a la pista con ellos que mi padre tuvo que bajar y sacarme de allí muerto de la vergüenza.

Desde entonces, los payasos han sido un tema recurrente en mis pesadillas.

Así que, no, gracias. Rechazo su amable invitación porque no iría ni loco. Mucho menos para que encima me reconozca entre el público, me saque al escenario y experimente... ¿cómo lo diría Paula?, un caso freudiano de regresión y me mee en los pantalones.

—No, gracias —vuelvo a decirle justo antes de que el payaso ponga el semblante triste y me dé un abrazo a modo de despedida para después sacar un pañuelo, hacer como que se suena los mocos y agitarlo mientras me marcho.

Por fin me he librado de él.

¡Lo que tienen que hacer algunos para ganarse el pan!

Finalmente, llego a la agencia con hora y media de retraso. Evidentemente, hay cola y no me darán una cita nueva hasta la semana que viene, así que no me queda otra cosa que hacer: voy a ir a visitar a Paula al hospital, cosa que, por supuesto y con toda la ironía del mundo, no había planeado.

¿Qué estará haciendo ahora? Giro la manzana y observo el edificio del hospital, preguntándome en qué planta trabajará. Al llegar, me apoyo contra la pared y respiro mientras disfruto del que me prometo será el último cigarrillo de la mañana antes de entrar y me lo fumo muy despacio porque, en efecto, será el último.

Sonrío al recordar la primera vez que probé este sabor e inconscientemente me traslado a los recreos de primero de BUP, cuando Óscar, Marcos y yo nos íbamos a la parte de atrás del instituto a aprender a fumar porque nos habían invitado a un cumpleaños de unas tías buenísimas, mayores, que fumaban y, claro, nosotros no íbamos a ser menos. Marcos había comenzado a fumar el verano anterior, durante sus vacaciones en Cádiz y nos ensañaba cómo hacerlo mientras se aguantaba la risa cuando Óscar o yo nos atragantábamos y tratábamos de disimular estoicamente.

Desde aquellos días, nos hemos fumado muchos cigarrillos juntos. Muchos más después de que decidiésemos vivir en el mismo piso. Todavía más cuando alguno de nosotros ha tenido algún problema y necesitaba contárselo a sus amigos.

Por eso no entiendo la actitud que Marcos ha tenido desde ayer. Estos días atrás se había mostrado interesado en cómo me iban las cosas con Paula, sabía que estaba colado por ella y parecía que le interesaba. Claro, todo ha cambiado en cuanto la he conseguido. Por una vez no ha sido Marcos el vencedor que se ha llevado a la tía buena a la cama, sino que he sido yo y no le ha dado la gana de asumirlo.

¿Por qué será tan jodidamente orgulloso?

Para cuando termino el piti, han dado las doce del mediodía, la hora en que Paula tiene su descanso. Así que voy a su encuentro cual caballero en brillante armadura.

Odio cómo huelen los hospitales, no paro de repetirme a medida que voy avanzando por los pasillos en dirección a la cafetería y me va invadiendo el nauseabundo olor a comida reciclada. Al llegar, abro la puerta metálica de color verde, y extiendo la vista en su busca.

Sentada en la barra remueve con aire distraído un café humeante. Noto cómo se me hincha el pecho y se me pinta una absurda sonrisa en la cara. Lleva puesta la típica bata blanca del hospital y mientras me acerco a ella mi mente viaja sola al pensar que solo le faltan unos zapatos de tacón de aguja, un gorrito de enfermera (¡y un látigo!) para cumplir la fantasía sexual de cualquier hombre.

Me pongo a su lado y dejo con fuerza la carpeta de currículums sobre la barra, despertándola de su letargo.

Nos quedamos mirándonos durante unos segundos larguísimos sin saber realmente qué hacer. Es la primera vez que nos vemos después de nuestro primer encuentro y me siento cortado. En el calor del momento, todo fue rodado y natural pero, ahora, sin las copas ni el calentón y con el cerebro funcionando a pleno rendimiento, siento un vértigo enorme cuando la miro, por ser consciente del vínculo que se ha establecido entre nosotros. Que sí, que puede que no nos lleve a nada. O puede que sí. Pero todo eso da igual porque hoy ese vínculo existe.

Sin dejar de sonreír le doy un beso medianamente largo en la mejilla, cerca de la oreja. Un lugar lo suficientemente anodino como para pasar por casto, pero lo suficientemente íntimo como para revelar nuestra complicidad. Me entretengo, además, en cosquillearle la cara con la nariz y ella aprovecha para revolverme el pelo.

Me pregunta por mis avances señalando la carpeta y miento diciéndole que he aprovechado toda la mañana. Todavía no quiero que sepa que soy un vago redomado.

—Así que este es el sitio donde curas a los locos, ¿no? —le digo con sorna, a sabiendas de que el comentario podría ofenderla si no lo hiciese de ese modo.

—Claro, por eso te he citado aquí.

*Touché.*

—Pues no sé cómo pueden curarse en un sitio que huele tan mal. —Arrugo la nariz mientras llevo la taza de café a mis labios. Un poco de charla intrascendente nunca viene mal para romper el hielo.

—Yo ya me he acostumbrado. —Resopla haciendo que su

flequillo suba hacia arriba y suelta una carcajada divertida—. Bueno, ¿cuál es ese plan que me has preparado? Me tienes en ascuas.

Me quedo en silencio con una sonrisa enigmática y arqueo las cejas un par de veces. La tengo en ascuas. ¡Ja! ¡Que Rodolfo Valentino se levante de su tumba para que aprenda quién es el rey de la seducción!

—Pues... —le digo alargando a propósito la palabra para desesperarla un poco. Cosa que consigo porque me da un pellizco en el brazo para que hable, al que yo, por supuesto, no hago caso—. Pues...

Dejando muy lentamente la taza sobre la barra, meto la mano izquierda en el bolsillo de la cazadora y le tiendo su invitación. Solo por este momento bien merecen los ciento veinte euros que he soltado.

La coge con sus dos manos y yo sonrío orgulloso. Si fuésemos dibujos animados, sus ojos estarían llenos de estrellitas y yo iría soltando corazones voladores que se desharían como pompas de jabón.

—¿Cómo lo sabes? —dice dejando caer los brazos sobre su regazo bastante sorprendida.

Arqueo las cejas de nuevo disfrutando del momento. Sabía que había dado en el clavo. Si es que a mí no se me escapa una. *Mon amour*, una cena íntima en un restaurante francés os gusta a todas. Pero claro, eso no puedo decírselo porque la ofendería y, lo que es peor, me quitaría todo el mérito de haber acertado.

—En serio, Carlos, ¿cómo lo sabes? —Está extasiada.

Asiento con los ojos cerrados mientras me cruzo de brazos y me doy aires de seguridad y autosuficiencia. Carlos-el-novio-perfecto ha acertado. Y lo ha hecho bien. No, lo ha hecho de puta madre. ¡De putísima madre!

—¿Cómo sabes que me encanta el circo?

Sigo asintiendo hasta que asimilo lo que acaba de decir y abro los ojos de golpe. ¿Al circo? ¡¿Al circo?! ¿Quién ha hablado aquí de circo? Si donde te voy a llevar es a un restaurante francés con velitas y suficiente comida aderezada con condimentos afrodisíacos para que luego tú y yo lo pasemos bien. ¿Al circo? El circo no es romántico. ¿Qué se nos ha perdido en el circo? El circo puede ser divertido, pero no romántico; el circo está bien para llevar a tus sobrinos, el circo está bien cuando tienes tres años y no te dan miedo los payasos. Pero, sobre todo, el circo está bien cuando te gusta.

Y yo odio el circo.

Bajo la vista y compruebo lo que tiene en las manos. ¡Es la entrada que le había rechazado al payaso!

¿Cómo coño ha llegado ahí?

Me quedo helado cuando recuerdo el abrazo que me dio payaso. ¡El muy cabrón debió de meterme la entrada en el bolsillo sin que yo me diera cuenta!

—Verás, es que yo... —balbuceo sin saber qué decirle.

Pero Paula se abalanza sobre mí y no me deja continuar, dándome un abrazo que casi me tira del taburete con un sonoro «gracias» que retumba en mis oídos.

Agarrándome por la cintura, se cuelga sobre mí y me sonríe como si fuese una niña pequeña. Después se ríe a carcajada limpia mientras me enumera las maravillas del circo: que si los trapecistas, los payasos, el león, el domador...

Sus ojos brillan y tiene la sonrisa más amplia que le he visto nunca, así que me rindo ante ella. Sería un error decirle la verdad. Chasqueo la lengua y me comporto como si ya supiese de qué va la cosa, aunque tenga la respiración entrecortada por tenerla tan cerca y sentirla tan feliz. Acabo también rodeándola con los brazos y me uno a su entusiasmo.

Cuando por fin se da cuenta de que es la hora de irse, me aprieta fuerte y me susurra de nuevo «gracias» al oído. Yo la aprieto contra mí, notando cómo apoya su cabeza sobre mi pecho.

Si los hospitales olieran así, no haría falta ninguna medicina.

# Episodio 19: El del payaso (segunda parte)

Paso el resto de la mañana en una cafetería.
Sin echar currículums, por supuesto. Porque, aunque no caí en la cuenta hasta el momento en que me despedí de Paula, tengo un problema. De los gordos.
Y es que, si las cosas siguen como hasta ahora, yo puedo prometérmelas muy felices, pero, como mucho, llegaría con Paula hasta la puerta del circo y allí me despediría de ella. Porque no tengo entrada. El jodido payaso solo me ha metido una en el bolsillo y, hasta donde yo sé, las entradas ya no están a la venta.
Tengo que conseguir una cueste lo que cueste o el título de Carlos-el-Supernovio me será arrebatado.
Sin embargo, cuando el café frío, ya tengo un plan trazado y calculado al milímetro. Y es tan fácil que hasta yo mismo me sorprendería si saliera mal. Tan solo tengo que recorrer el camino de vuelta y pedirle al payaso otra entrada. Fácil, ¿no? Incluso, si es necesario, estoy dispuesto a ponerme de rodillas o a hacer malabares con tartas montado en bicicleta.
Con paso firme y decidido llego al lugar donde me despedí del payaso, pero no hay rastro de él, por lo que mi corazón amenaza con subírseme a la garganta. Intento

tranquilizarme y tantear la situación. Que no esté en esta calle no quiere decir que no esté por los alrededores. Solo han pasado unas tres horas desde que pasé por aquí, todavía tienen que quedar rastros o, al menos, una entradilla de nada en el suelo, que el que no se consuela es porque no quiere.

Avanzo un par de calles y, al girar la esquina, contemplo sin ocultar una sonrisa de oreja a oreja que mi maquillado amigo se entretiene repartiendo entradas en la puerta de un colegio. Ni yo mismo puedo creer que tenga tanta suerte. Esto va a ser pan comido.

Avanzo hacia él y confío en que me reconozca, al sobresalir como sobresalgo de entre el coro de niños que hay a su lado. Sin embargo, parece ignorarme, así que me coloco delante de él y le saludo con la mano, enseñándole los dientes en una maravillosa sonrisa no fingida.

Nada.

No surte efecto. Trato de colarme entre los niños como puedo y me acomodo frente a él, mirándole directamente a la cara, aunque, como si estuviera empeñado en ignorarme, se da la vuelta y continúa repartiendo entradas a otro grupo de niños concentrado a su espalda.

Así que quiere guerra.

Le sigo, paso por delante de sus narices con la cabeza bien alta y me sitúo entre el grupo de niños hacia el que se aproxima, como si yo fuera uno más, aunque les saque más de medio cuerpo. Pero el payaso, al verme, se detiene a medio camino, lo que hace que los niños, en medio de un griterío descomunal, casi me arrollen en su carrera hacia él.

Jodidos críos.

Como si fuesen obstáculos, voy apartándolos uno a uno, produciendo llantos y pisotones coléricos que no me importan, me pongo de nuevo delante del payaso y esta vez extiendo el brazo. ¡Yo también quiero!

—Tú ya tenerr una —me suelta despectivamente con su acento ruso y un aliento con olor a vodka que echa para atrás.

—Por favor... —le digo juntando las palmas de las manos con la confianza del que piensa que ese gesto tiene valor universal y espera ser entendido.

Pero, tal y como me esperaba, después de todo el numerito, no quiere dármela. Parece incluso ofendido por que se la pida. No entiendo por qué, yo solo le mandé a tomar por saco delante de todo el mundo. Nada que no me hayan hecho a mí en las últimas semanas. De todos modos, no pienso darme por vencido todavía. Si es necesario, incluso recurriré a su técnica: «da por culo hasta conseguir lo que quieres».

Paso de largo por delante de él, le saludo con la mano, le rodeo y vuelvo al punto de partida sin perder contacto visual. Arqueo las cejas y, mientras, me coloco las gafas de sol por encima de la punta de la nariz para lanzarle mi más oscura mirada de póquer. Que sepa que voy a seguir por aquí.

Pero pasa el tiempo y, aunque me esfuerzo por llamar su atención, el muy hijoputa hace como que no existo. Poco a poco, los niños van dispersándose y, con ellos, disminuye mi esperanza y aumenta mi ansiedad.

Al final, sentado sobre el respaldo de un banco, fumándome un cigarrillo, vencido por las circunstancias, observo cómo el payaso se encoge de hombros cuando un nuevo grupo de niños gritones salidos de las profundidades del infierno le piden más entradas. Me regocijo ante su sufrimiento como un vulgar cabrón desalmado y lanzo de un golpe el cigarrillo al suelo, dispuesto a marcharme a casa para esconderme en la cama, fingir que estoy enfermo y cancelar el plan con Paula. Es la mejor opción que se me ocurre, porque, después de los ojillos de ilusión que ha puesto cuando ha salido el tema del circo, no quiero que me tire las invitaciones al restaurante francés a la cara. No quiero decepcionarla ahora.

Sin embargo, ese miedo a decepcionarla me hace reaccionar y me levanto de un salto para dirigirme hacia el payaso una vez más. O las que hagan falta. ¿Acaso no me estoy jugando el título de Supernovio?

—Por favor, ¿no puede darme otra entrada? —le pregunto muy despacio, pronunciando cada sílaba con la boca muy abierta, tratando de vocalizar al máximo para asegurarme de que me entiende.

Se limita a encogerse de hombros y me señala al último grupo de niños que, con sonrisas resplandecientes, les enseñan a sus madres las entradas recién conseguidas. Entonces, me giro sin despedirme de él y, cagándome en todos los de su especie, me adentro en el tumulto formado por las madres y los niños.

Tengo que conseguir una entrada por cojones.

Analizo la situación desde dentro, avanzando en el grupo hacia donde quiera que vayan, adoptando un aire distraído mientras observo todos y cada uno de sus movimientos desde detrás de mis gafas de sol como si fuera James Bond.

**OPERACIÓN ENTRADA**
Objetivo: Conseguir una entrada para el que suscribe, lograr ir con Paula al circo y hacerla tan feliz que luego me lo agradezca un par de veces.

Materiales: Dedos largos, finos y hábiles. Piernas tan rápidas como el viento. Pulmones no contaminados por el tabaco. En su defecto: Yo mismo.

Análisis de la situación: Niña con trenzas a mi derecha se mete la entrada en la mochila: objetivo inalcanzable. Niño gordito a mi izquierda le da la entrada a su madre y esta se la guarda en el bolso: agua.
Ampliando el campo de visión.
Escáner buscando entrada de circo.
Niña preciosa se mete su entrada en el bolsillo de su abrigo.
Agudizando visión.
Sobresale una de las esquinas con la longitud suficiente como para poner en marcha la operación.
Tocado.
Y espero que hundido.
Preparando material: Chasqueando falanges, tensando músculos, hiperventilando, sentidos activados, dedos preparados.
Comenzando operación.
Adelanto mis pasos y comienzo a caminar con rapidez para ponerme a la altura de la niña cuya entrada pienso robar. Sí, soy un cabrón desalmado. Lo sé. Pero seguramente a esta niña no le guste el circo. O puede que le genere un trauma, como a mí. En el fondo, le estoy haciendo un favor

Me coloco en paralelo a ella estratégicamente y saco la mano derecha del bolsillo de la cazadora, moviendo mis dedos como si cosquilleara el viento y, en un golpe que presumo limpio y seco, logro arrebatarle la entrada de su escondite y me guardo el preciado trofeo en el bolsillo, para seguir caminando como si no hubiera pasado nada. Haya paz y después gloria.

Aumento la velocidad y me sitúo delante, justo en el momento en que la niña se da cuenta de la desaparición y escucho cómo se lo dice a su madre. No pasa nada, sigo disimulando, mientras camino delante, porque conmigo no va la cosa, por mucho que la niña se empeñe en acusarme y señalarme con el dedo. Comienza a llorar, grita, me llama, pero tengo que ser fuerte y no hacer caso a mi conciencia. Recuerda, Carlos, que le estás haciendo un favor.

—Mira, mamá, la lleva ahí, se la ve saliendo del bolsillo. Es la mía porque tenía pintado un tigre.

Mierda.

Miro hacia los lados buscando un paso de cebra que me quite la retaguardia y poder continuar mi camino con tranquilidad, pero no hay nada más que altos edificios que me cortan la salida.

—¡Oiga, usted! —Finjo que no escucho a la madre de la víctima—. ¡Oiga! —Pero, en un acto reflejo, me doy la vuelta mientras me maldigo por hacerlo, y miro a la señora—. ¡Sí, a usted! ¡Devuélvale la entrada a mi hija! ¡Aprovechado! ¡Criminal! —Niego la cabeza con hipocresía, haciéndome el sorprendido—. ¿Cómo que no sabe? ¡Será...!

Bolsazo.

Me cubro la cabeza con las manos y, al sacarlas del bolsillo, veo que mi preciada entrada cae al suelo y que tanto la madre como la hija se ponen histéricas al verla, llamando la atención del resto del grupo. Pasa una décima de segundo y la niña del exorcista y su madre se abalanzan sobre mí, pegándome cada una por su lado, ¿en qué hora se me ocurriría robarle la entrada a una niña?

Otro bolsazo.

Tirón de pelo.

Patada.

Me agacho ante el acoso del ataque combinado madre.hija del que deberían aprender Ryu, Ken y compañía, y suelto un gemido. Aunque mis gemidos duran poco tiempo porque tengo que centrarme en otro asunto: la entrada está aquí, a mis pies. ¡La entrada está a mis pies! Si yo me agacho...

Haciendo acopio de todas mis fuerzas, cojo la entrada, me la guardo en el bolsillo y, sin apoyar las manos en el suelo para incorporarme, me levanto y echo a correr.

En cualquier dirección. Me da igual.

¡Pies, para qué os quiero!

Cuando los gritos se han disipado finalmente (tanto los míos como los de mis atacantes) doy un frenazo en seco y miro mi trofeo a la luz. Le falta un poco de la esquina y está algo sucia. Pero es mía. Lo he conseguido.

¡¡¡MISIÓN CUMPLIDA!!!

Resultado:
Una entrada para el circo a 50.000 puntos
Cinco moratones a -25.000 puntos
Numerosas contusiones a -25.000 puntos
Un mechón de pelo menos a -25.000 puntos
PUNTUACIÓN FINAL: -25.000 PUNTOS.

¡Pero tengo una entrada!

## Episodio 20: El de CarPa

Me miro al espejo al salir de la ducha y me gusta lo que veo. Aunque me sienta tonto, aunque sepa que, ahora mismo, la mitad de la población mundial esté sintiendo lo mismo que yo, me siento especial. Soy El Elegido y tengo una misión que cumplir, me digo imitando uno de los caretos más feroces de Luke Skywalker en el espejo al pensar en todos mis esfuerzos para conseguir la entrada.

A pesar de los dos cortes sobre el labio, fruto de las prisas en el afeitado, tengo que reconocer que no estoy tan mal. Es más, aquí desnudo, en el cuarto de baño, me siento el tío más atractivo, por lo menos, de cien kilómetros a la redonda. Desde que me acosté con Paula, algo ha cambiado. Siento que en vez de sangre la excitación es lo que me recorre las venas y que, en el mismo momento en que ella ponga un dedo sobre mí, voy a sucumbir a su voluntad. Pero no me pesa. No me pesa en absoluto. Es más, estoy deseando que ocurra.

Es curioso lo que sucede cuando te acuestas con una persona y todo sale bien. Y no me vale pensar que llevaba más de un mes deseando que ocurriera, o que llevara cerca de tres meses sin echar un polvo en condiciones. No. Tampoco me refiero, con eso de salir bien, a que no me entraran ganas de salir huyendo después de estar con Paula, cosa que me ocurre a menudo cuando, después de la excitación y la borrachera, compruebas que te has acostado con la hermana fea de Freddy Krueger, o con alguien que te ha atado a la cama y te ha estado observando toda la noche mientras dormías con una sonrisa digna de Hannibal Lecter. Me refiero a algo tan simple como a querer volver a hacerlo. Con esa persona, claro. A haber sentido la conexión que se supone que tiene que haber entre dos.

Por supuesto que nada tiene que ver el hecho de que Paula esté realmente buena ni a que me tenga sorbido el seso, bromeo delante del espejo mientras decido si gastar el aftershave de Marcos o el de Óscar, preguntándome a la vez cuál de los dos me escocerá más.

Y es que no me había dado cuenta hasta ahora, pero desde hace dos días vivo en un estado de excitación constante. La perspectiva de sexo inminente sin que mi mano tenga nada que ver, me mantiene en vilo veinticuatro horas al día. No solo en cuestión de higiene personal (que también) sino por esa sensación parecida al júbilo que siento en la boca del estómago cada vez que pienso en cómo terminará esta noche. Y todas las demás.

Resoplando a causa del escozor producido por el Old-Spice de Marcos, por el que al final me he decidido, me separo un poco más para ver mi estampa completa y sigue gustándome lo que veo porque ese soy yo. Y yo le gusto a Paula. Aunque tenga este michelín casi colgando sobre la cintura.

Al cabo de un rato, salgo del cuarto de baño y voy directo al salón a poner música. Hay que entrar en calor, así que, mientras el *Hey You!!!* de los Cure suena a todo volumen, salto desnudo por toda la casa pegando gritos y haciendo como que toco la guitarra.

—*Hey you!! Yes, you!! The one that looks like Christmas, come over here and kiss me. Kiss me!* —Es lo que tiene que mis compañeros de piso tengan una vida social más activa que la mía. Que me dejan solo más tiempo del debido—. *Hey you!! Yes, you!! The one that looks delirious, come over here and kiss me. Kiss me!*

Abro el armario de Marcos con la intención de elegir qué ropa pedirle prestada mañana (cuando descubra que ya se la he cogido) porque, aparte de que el acto de vestirse es importante en sí mismo, no ya por las normas sociales, sino porque en diciembre sería de locos salir a la calle como Dios nos trajo al mundo, vestirse para alguien es todavía más importante. Cuando te vistes para alguien, ya no piensas en lo que te gusta a ti, sino que ahora piensas en que a la persona en cuestión tiene que gustarle lo que vea, así que es por eso por lo que no me fío ni de mi armario ni del de Óscar. En Marcos está la clave. Y el dinero también.

Y, aunque ahora mismo haya bloqueado esa parte de mi mente que tiene la dura tarea de ensombrecer los mejores momentos con agradables pensamientos de negatividad, no puedo evitar preguntarme acerca de su reacción cuando descubra que le he cogido ropa sin su permiso. En circunstancias normales, sé de sobra que sería él mismo quien me abriese su armario y hasta el cajón de la ropa interior si hiciese falta, pero su actitud de estos días dista mucho de parecerse a la de las «Hermanitas de los Pobres». Bueno, en realidad dista mucho de parecerse a algo porque, sin contar los gruñidos de «buenos días», parece que me ha estado evitando. Bueno, no lo parece. Lo ha estado haciendo.

Sin embargo, prefiero comportarme como si no ocurriera

nada, porque es mucho más fácil esperar a que se le pase lo que sea que tenga en la cabeza, que enfrentarse a él directamente, cosa que, por otra parte, es mucho más cansado y conlleva más riesgos. Por eso he decidido hacer lo que cualquier hombre haría en mi situación: ignorarla.

Tras unas cuantas vueltas helado de frío por andar todavía desnudo y una montaña enorme de ropa sobre su cama que pienso dejar ahí, me decido por un grueso jersey de lana que dan ganas de abrazar como si fuese un peluche. Porque eso es lo que quiero: que Paula sienta una necesidad irrefrenable de abrazarme.

Voy a mi cuarto y, abriendo el cajón de la ropa interior, escojo unos Calvin Klein comprados especialmente para la ocasión porque, aunque Paula ya me ha visto con mis viejos calzoncillos de corazoncitos, esta vez prefiero ir preparado de pies a cabeza. Después, me encajo en mis gastados Levi's, me pongo unas zapatillas y, echándome medio bote de colonia de Óscar, vuelvo a contemplarme en el espejo para estudiarme de arriba abajo, ensayando mi sonrisa más seductora.

Al final, tardo más de lo que debía admirando mi imagen perfecta como si fuese la Reina de Blancanieves y salgo tarde de casa. Para variar, claro.

—Date la vuelta —susurro como si fuese un experto Jedi al llegar donde hemos quedado. Paula me da la espalda absorta en un escaparate de dulces navideños. Lleva una coleta que deja su cuello al descubierto y tiene las manos sobre el cristal, con la nariz pegada a él—. Date la vuelta —vuelvo a murmurar, añadiendo el tradicional giro de muñeca que acciona La Fuerza, tal y como haría el gran Obi-Wan.

Aspiro profundamente buscando su olor antes de dar el último paso y me coloco a su espalda. Mi reflejo sonríe en el cristal. La rodeo por la cintura hasta tenerla pegada a mí, mi pecho contra su espalda y mi cabeza sobre su hombro. Noto cómo se le acelera la respiración ante la sorpresa y veo en el cristal cómo se dibuja una sonrisa en su cara ante nuestro reflejo.

—Llegas tarde —susurra antes de darme un pequeño mordisco en la oreja.

—Lo sé.

Le doy un beso en la frente en señal de disculpa e introduzco nuestras manos entrelazadas en el bolsillo de la cazadora huyendo del frío. No sabía que pudiese hacerlo. No sabía que pudiese comportarme como parte de una pareja, sentirme con la suficiente confianza como para ser natural. Pero es que con Paula es fácil. Es fácil darle la mano cuando vamos hacia el circo, es fácil reírse con ella, es fácil mirarla a los ojos y mantener la mirada firme.

Seguía haciendo frío cuando terminó la función, pero ni a Paula ni a mí nos apetecía ir a casa. Queríamos pasear alrededor de la carpa, por entre las casetas de los feriantes, cotilleando por todos lados, acompañados únicamente por nosotros mismos y por la música que animaba la feria de barrio en la que estaba instalado el circo. Recorrimos uno a uno los pequeños puestos de chucherías, retrasando el momento de volver, como si temiésemos que al salir de allí volviésemos a ser unos extraños.

Me separé un momento y me subí a una barandilla a fumar un cigarrillo mientras ella se probaba mil y un pendientes. Era divertido estar allí sentado mientras ella se comportaba como si yo no estuviera, distraída en el espejo. Me sentía como un espectador viendo a su actriz preferida en una película y de pronto me dio miedo porque yo no quería ser un espectador, sino el protagonista.

Eso me flipó un poco.

También me asustó bastante, por qué no decirlo.

Cerré los ojos al dar una fuerte calada al cigarrillo incapaz de seguir la velocidad de mis pensamientos. Cuando volví a abrirlos, Paula estaba allí, delante de mí, mirándome a través del humo. Me observaba sin parpadear, con la cabeza inclinada. Se acercó a mí lentamente, balanceando sus manos dentro de los bolsillos de su gabardina. Tragué saliva incapaz de respirar, y me di cuenta de que estaba temblando, no sé si por el frío o por ser consciente de cómo se llamaba lo que estaba sintiendo allí en aquel momento. Paula se sentó a mi lado y, agarrándome del brazo, apoyó la cabeza contra mi hombro.

Creía que tenía que hacer algo: ser sincero, arriesgarme a decepcionarle, a gustarle o lo que fuera porque quería que me viera y quería verla a ella, tal como éramos. Me sentía desnudo, pero no me daba ninguna vergüenza.

Levanté la cabeza y la miré. Conteniendo la respiración porque había algo en mi garganta que no me dejaba respirar con normalidad, me quedé mirándola fijamente sin saber qué decirle, pero sintiendo a la vez que tenía todo un mundo por decir.

Paula bajó su mirada, pero yo la detuve cogiéndola de la barbilla porque necesitaba seguir mirándola. El vapor que despedía por su boca se entremezclaba con el mío. No sabía qué nos pasaba, pero ninguno de los dos era capaz de decir palabra cuando, hasta el momento, no nos habíamos callado.

En un gesto casi inconsciente le aparté el flequillo de los ojos y se lo coloqué detrás de la oreja, como si así pudiese llenar el vacío de las palabras. En aquel momento dejé de

tener miedo. Sentía cómo la emoción se iba apoderando de mi cuerpo, pasando en un flash por mi mente las imágenes de todo lo que había vivido desde que la conocí hacía más de un mes.
Cerré los ojos.
—Te quiero. —Las palabras subieron por mi garganta sin ser consciente de lo que significaban hasta escucharlas con mi voz.
—¿Cómo? —dijo al cabo de unos segundos interminables.
—Creo que te quiero —le repetí con decisión.
No dijo nada. Se limitó a acariciar mis labios y supe que no necesitábamos decir nada más. Me miró sonriendo y se apoyó en la barandilla para mirar la carpa que se levantaba detrás de nosotros.
—Carlos, yo. —Le temblaba la voz— yo...
No quería que dijera nada, así que la atraje hacia mí y la abracé con fuerza, pero al cabo de unos minutos se separó y señaló al suelo con una enigmática sonrisa:
CarPa.
Nuestras iniciales estaban escritas en la arena. Sin darme cuenta, como he hecho tantas otras veces desde pequeño, había tratado de escribir mi nombre con la punta del pie en el suelo mientras mis pensamientos volaban de un sitio a otro, y Paula había aprovechado para añadir sus iniciales en uno de mis intentos fallidos. Así que allí, delante de mí, delante de nuestras iniciales, se levantaban la ciudad y la carpa del circo, rodeada de cientos de farolillos, a rayas rojas y blancas, coronada por banderines que ondeaban al viento al compás del «Más Difícil Todavía».
—CarPa... —dije en alto mirándola a los ojos. No hacía falta decir más porque nuestros nombres lo decían por sí solos. Allí, delante de la carpa del circo era donde teníamos

que estar. Fuera no había nada y, aunque lo hubiera, nos daba igual porque nos teníamos el uno al otro— . CarPa... —repetí. ¡Curiosa combinación la suya y la mía! Y es que Paula tenía razón, la vida no era más que un espectáculo y nosotros dos éramos los artistas principales. Noté cómo mi pulso se aceleraba cuando ella me abrazó de nuevo.

Tenía que besarla.

## Episodio 21: El de la vida en pareja

Al final resulta que la vida en pareja no está mal del todo. No sé quién ha sido el que ha dicho que los hombres no estamos preparados para el compromiso, que nos da miedo o algo así. ¡Ja! Me río yo del miedo. Seguro que el artífice de tan inteligente teoría, a partir de ahora le llamaremos simplemente «el gilipollas», es un pobre diablo acomplejado que no se ha comido un colín en su vida o que no ha salido de entre las faldas de su madre, o que ha estado saliendo con la hija de Satán y le ha quedado un trauma enorme después de la experiencia.

¡Eso! Seguro que tiene un trauma. Uno bien gordo, porque mira que no apreciar las bondades del compromiso... Eso sí que tiene delito porque, vamos a ver, para empezar, está lo del polvo asegurado cada noche (y cada mañana, si se tercia). Factor muy importante, por supuesto. Pobre pajarito nuestro, el de los hombres, la de nidos desagradables en los que tiene que cohabitar de vez en cuando para encontrar sustento. Lo que cuesta encontrar un lugar calentito donde pasar la noche. Entonces, ¿para qué abandonar el nido cuando encuentras uno a tu medida donde hay alimento cada noche? Mucho mejor, además, si hay alimento hasta saciarte. ¡No más noches solitarias! ¡No más noches donde el único sustento viene de mano de uno mismo!

En este mes, dos semanas y tres días con Paula he descubierto que es genial llegar hecho polvo y tirarme en su cama con toda la confianza del mundo. ¿Es preferible salir de caza todas las noches a eso?

Definitivamente, el gilipollas no ha tenido estas cosas, porque luego está lo de la seguridad, la tranquilidad y el sentir que por muy mierda que te sientas (y yo hay días en los que acabo siendo una cagaluta andante y olorosa) hay alguien dispuesto a ducharse contigo. ¡Eso es amor y no lo de las películas! Porque, ojo, cuando me siento una mierda apestosa puedo llegar a ser el engendro más plasta de la historia.

También es estupendo levantarse por las mañanas al lado de Paula. Evidentemente, se levanta antes que yo. Es lo que yo llamo «la suerte del parado», que puede dormir hasta cuando le dé la gana mientras que su conciencia no moleste.

El hecho de que Paula se vaya de la cama es suficiente para que me despierte. Se nota demasiado no tener a nadie contra quien acurrucarme. Y no, que a Óscar a veces le dé por hacerse el gracioso y me despierte fingiendo que es Paula no es en absoluto lo mismo. A veces me quedo arropado con el edredón, haciéndome el dormido, aunque en realidad lo que hago es espiarla a hurtadillas en la penumbra de la habitación mientras se viste.

Es excitante hacer de voyeur. Además, mirar cómo se viste ratifica mi teoría sobre las tías buenas. Porque, por supuesto, para esto también hay una teoría. A una tía buena siempre le costará ponerse los pantalones y tendrá que intentarlo un par de veces. Indudablemente, esto no es más que el resultado de tener un culito demasiado perfecto como para embutirlo en unos pantalones, ya que este se resiente de tener que ir todo el día prietamente ajustado.

Debo reconocer que a veces no es suficiente con mirarla desde la cama. Siempre había pensado que no había nada que me excitase más que desvestir a una chica. Ir descubriendo poco a poco cómo se liberaban sus pechos o si tenía algún lunar escondido. Pues no. Estaba equivocado. Algo me excita todavía más, si acaso es posible. Y eso es vestir a Paula.

Hay algo de morboso y pícaro en levantarse de la cama y, sin decirle una palabra, vestirla yo mismo. Sentarla sobre la cama y subirle las medias despacio, muy despacio, acariciando de paso sus piernas, sintiendo el crujido de la licra, sin dejar de mirarle a los ojos mientras trato de reprimir una sonrisa de satisfacción al tenerla en mis manos, a mi entera disposición. Escuchar su respiración acompasada por el sonido de la cremallera de sus botas, o colocarle la falda, poniendo más tiempo del debido mis manos en sus caderas. Es todo un ritual.

Aunque lo mejor viene cuando me coloco de pie, frente a ella, para abrocharle la camisa. La miro fijamente a los ojos, sin parpadear, hasta que ella no puede sostenerlos y baja la mirada mientras mis dedos se detienen en los botones a la altura de su pecho, acariciándolo por encima del sujetador.

Entonces ella desliza sus manos por entre mis calzoncillos hacia mi vivaracha erección y me hace estallar de contento, mientras me muerde el labio para castigarme por haberle abrochado mal los botones de la camisa, como vago pretexto para retenerla a mi lado un rato más.

Sí, la vida en pareja tiene estas cosas tan cojonudas. Y seguro que el gilipollas nunca ha tenido ninguna de ellas.

Será gilipollas...

Mientras pienso estas cosas entre sueño y desvelo matutino, me doy la vuelta en la cama buscando a Paula. Es lo que tienen los sábados por la mañana, que no hace falta vestirla porque no tiene que moverse de mi lado. Palpo con el brazo donde se supone que debería estar, pero no está y, con un sobresalto, miro a través del borde temiendo, con mi absurda lógica de madrugón, que se ha caído de la cama y se encuentra durmiendo plácidamente sobre la alfombra de polvo y pelusas que hay en el suelo de mi habitación.

Abro los ojos. Resulta que todavía los tenía cerrados y todo lo de Paula durmiendo a pierna suelta en el suelo no era más que producto de mi imaginación. Pestañeo un par de veces hasta que mis ojos se acostumbran a la penumbra y compruebo que, efectivamente y para mi desgracia de libido hasta los topes, Paula no está. Pero su ropa sigue en el suelo, justo en el lugar donde la dejé caer anoche, y lo único que falta es mi albornoz. Así que no debe de andar muy lejos.

Me levanto de un salto digno de un anuncio de Cola-Cao y me pongo los pantalones del pijama para ir en busca de mi gentil damisela con la firme esperanza puesta en que se esté duchando y pueda sorprenderla en plena faena.

Pero no, la puerta del cuarto de baño está abierta y la luz apagada. Sin embargo, vienen voces desde la cocina, así que corro hasta allí para quedarme plantado justo antes de entrar, apoyado en la pared, sorprendido por lo que se escucha.

—Marcos, creo que tenemos que dejar de vernos...

—Pero Paula...

—No, Marcos. Aquí no —le dice mientras escucho el tintineo de las tazas de café justo cuando Paula aparece por la puesta con el semblante serio y da un respingo al verme en el pasillo—. ¿Ya te has levantado? Ven, he preparado el desayuno —dice mostrándome una sonrisa demasiado evidente con un tono de voz demasiado alto antes de darme un beso en los labios que me sabe a culpabilidad, a lo que decido no hacer caso porque, al fin y al cabo, se trata de Paula.

¡Oh, sí! ¡La vida en pareja! Las comeduras de coco, los celos y los nudos en el estómago. No, si al final el gilipollas voy a acabar siendo yo, pienso mientras me adelanto a Paula, que después de cerrar la puerta detrás de mí, me abraza por la espalda mientras me besa el cuello.

Ay, la vida en pareja...

## Episodio 22: El de la paranoia

Saco el teléfono del bolsillo, marco su número y me lo coloco pegado a la boca. Que se me escuche bien. Entonces lanzo hacia el aparato un sonido gutural parecido al de cuando vomitas después de una noche de borrachera. La voz de la otra línea lanza un suspiro por el auricular mientras escucho cómo se acomoda.

—A ver, ¿qué es lo que te pasa hoy? —Estaba seguro de que Rey sabría interpretar mi lenguaje no verbal.

—¿Es que acaso me pasa algo todos los días? —le replico haciéndome el ofendido mientras aspiro con fuerza el cigarrillo que acabo de encender.

—¿Tengo que responder a eso?

—Vale, vale. Empecemos de nuevo.

Y vuelvo a vomitarle al teléfono.

—¿Sí, hay alguien en la otra línea? —responde ella— Dígame. Le atiende la línea caliente. Señoritas de toma pan y moja siempre a su disposición. ¿En qué puedo ayudarle?

—¡¡Rey!! —le grito desesperado.

—Está bien, ¿qué te ha pasado con Paula?

Hay veces que pienso que las mujeres realmente tienen ese sentido escondido del que hablan en el *Cosmopolitan* o en el *Telva*. Incluso en el *Playboy* o en el *Penthouse* se habla de él. Saben qué pasa por tu cabeza, si te gusta alguien, si a ese alguien le gustas o si te odia con solo echar un vistazo.

Desde luego, da miedo.

Luego está cuando uno se abre a ellas contándoles que te gusta su mejor amiga y al cabo del tiempo te enteras de que lo siguiente que hizo fue llamarla para contárselo, pero es otra historia que aún desde mi más tierna adolescencia me traumatiza y me ha hecho desconfiar de todas y cada una de las mejores amigas de las novias o pseudonovias que he tenido. Así que no me sorprendo cuando Rey sabe sin que yo le diga nada que me ha pasado algo con Paula y le cuento todo sobre la conversación que he escuchado a escondidas y, vale, lo exagero un poco, pero ¿para qué están los amigos si no es para aplicar la complacencia con uno mismo y para que le consuelen en consecuencia?

—Muy bien, Charlie —dice mientras escucho el chistar de su mechero al otro lado de la línea—, ¿qué es lo que tenemos? Que Paula y Marcos han hablado en la cocina. Si yo fuese tú, iría directo al sindicato de novios cornudos. —Comienza a reírse. ¡Comienza a reírse! —. Carlos...

—¿Qué?

—Que no tienes que ponerte paranoico. No te preocupes.

Que no me preocupe. ¡Que no me preocupe! Habrase visto tal desfachatez. Claro, para ella es muy fácil decírselo a su amigo el paranoico. ¡El paranoico! Encima me llama «el paranoico». Pesado, sí. Algo plasta, tal vez. Cotilla, pues también. Cabezón, despistado, burro, insensible, salido, dependiente, graciosillo.... pero ¿paranoico? ¿Paranoico yo? ¡Nunca! Pienso mientras aspiro lo que queda de mi Lucky con fuerza, consumiéndolo a velocidades vertiginosas para ratificarme justo antes de apagarlo con fuerza mientras me deleito en ver cómo se deshace sobre el cenicero a rebosar de colillas de frustración.

—¡Paranoico! ¿Paranoico, Rey? Claro, escuchar al salido de tu mejor amigo diciéndole a tu novia que quiere volver a verla es una situación tan normal... ¿Para qué preocuparme?

Rey no me responde.

Suspira.

Escucho cómo enciende otro cigarrillo.

Hago lo mismo.

Vuelve a suspirar y me da la sensación de que se está aguantando la risa.

—Estoooo, Rey, espero que hayas captado el tono irónico de mi anterior frase. No es que se me haya solucionado el problema, ¿eh?

—No te preocupes, Carlos, la sutileza nunca ha sido tu fuerte. Volvamos al punto de partida. ¿Qué es lo que tenemos? Marcos ha hablado con Paula, ¿eso es malo? Si llevas un mes intentándolo y llegaste a la conclusión de que no se soportaban. ¿De qué te quejas ahora? Verás, en los hombres, la novia de un amigo despierta los más bajos instintos de...

—Hace una pausa y escucho cómo le da una calada al cigarrillo para hacer tiempo porque sabe que odio la incertidumbre— de intimidad, Carlos, de intimidad. Si yo te contara la de veces que me han llorado los amigos de mis novios buscando consuelo. ¡Más que tú! ¿Qué le decía Marcos a Paula? No llegaste a escuchar casi nada. Muy bien, Carlos el Paranoico, ¿quién? ¿Cómo? ¿Dónde? ¿Cuándo? ¿Por qué? ¿De qué te sirve aquella asignatura de libre elección de Criminología que escogimos? Cualquiera diría que te pasaste cinco años en la Universidad para no aprender nada. —Chasquea la lengua del mismo modo que lo haría una madre al ver aparecer a su hijo lleno de barro de pies a cabeza y no se da cuenta de que, precisamente, no aprendí nada en Criminología porque estaba aprendiendo cosas mucho más interesantes con Katherine en los jardines de la facultad—. Analiza, Carlos, analiza. ¿Y si Marcos tenía compañía aquella noche? En fin, no sé para qué lo pregunto si la tiene todas las noches...

—Bueno... —Noto cómo van cediendo mis defensas ante la llave con doble efecto dialéctico que me ha hecho Rey, mientras se dibuja una sonrisa en mi cara y como si me quitasen una mochila de cien kilogramos de los hombros.

—¿No te parece que, simplemente, le estaba contando cómo le había ido la noche? Típico de Marcos, además, lo de alardear de sus conquistas. ¡O pedir consejo! Lo de pedir consejo a la novia de tu amigo también se estila porque, ¿qué quieres que te diga?, Marcos podrá follar mucho pero tiene la sensibilidad de un ornitorrinco. Y respecto a lo que le decía Paula, ¿no crees que podría estar respondiendo a alguna pregunta que le hubiera hecho Marcos? O ahora, después de tantos años va a resultar que dominas la telepatía y resulta que también conoces mis más secretas fantasías sexuales contigo.

El caso es que me río. Con fuerza. Con ganas. Y Rey se ríe conmigo y toda la frustración de los últimos días, las ganas de darle un par de patadas en los huevos a Marcos, fingir que no me pasa nada delante de Paula, haber fumado tres paquetes de tabaco en dos días, la mala leche, los malos humos, las borderías y el mal aliento no tienen sentido comparados con el ataque de risa que me está dando.

—Vale, sí, lo admito, Rey, —No me queda más remedio que rendirme ante la evidencia—: Soy un paranoico.

—Muy bien, así me gusta. Que atiendas a razones cuando te hablo y me des la razón en todo lo que te diga, que todo el dinero que me he gastado en tu educación a base de invitarte a copas haya merecido la pena. Y ahora te dejo, que tengo plan para esta noche.

Me recuesto en el sofá, enciendo un cigarrillo más y noto el relax del momento a medida que la nicotina invade mi cuerpo, como si fuera un ritual de purificación, un bautismo de alegría y buenas voluntades que se llevan las malas sensaciones en la nube de humo que sube hacia el techo, haciendo que dentro me quede espacio de sobra para la energía, dándome ganas de salir a la calle aunque haga un frío del carajo, convenciéndome de que precisamente es eso, mi nuevo estado de pletorismo inquebrantable, no que me haya quedado sin tabaco, lo que haga que me levante de un salto, me bañe en colonia de tío, robada de Marcos por supuesto, y salga por la puerta silbando una absurda balada que me devuelve a ese estado tan ñoño de enamoramiento del que jamás debería haber salido.

Después de un mes, es de esperar que ya no vaya dando saltitos por la calle ni que me salgan corazoncitos del pecho a lo Disney, pero me siento seguro. Incluso a pesar de mis paranoias. Sí, paranoias (puede que otra cosa no, pero soy rápido asumiendo cosas). Además, como me ha hecho ver Rey, todo se resume en la confianza. A confianza en ella, a confiar en mí mismo, porque a veces me da la sensación de que no he confiado en mí mismo, en serio, con ganas, desde hace eones y creo que ya va siendo hora de hacerlo porque, bueno, porque alguien me ha elegido y eso tiene que ser por algo.

Por eso, cuando la veo en el escaparate, no puedo evitar pensar en Paula. Nunca le he hecho un regalo y ese parece el perfecto, así que entro en la tienda de antigüedades y, ni corto ni perezoso, cierro los ojos y le entrego todo el dinero que me queda, calderilla incluida, al vejete que está detrás del mostrador, para llevarme la caja de música que hay en el escaparate, una caja de música que lleva escrito el nombre de Paula con tinta invisible pero indeleble.

Y, no, que me sienta terriblemente culpable por haber desconfiado de ella no tiene nada que ver con que haya decidido mantenerme el mes que viene con las sobras de Óscar y Marcos, o gracias a la caridad de Rey. O, al menos, eso me digo a mí mismo, tratando de convencerme para quitarme la sensación que tengo en la boca del estómago, mientras el hombrecillo de la tienda de antigüedades da cuerda a la caja para comprobar que, a pesar de los años, todavía funciona.

Pero es que no puedo evitar sonreír cuando compruebo cómo, al compás del tintineo del mecanismo, la porcelana esmaltada gira sobre sí misma mientras brillan los leones, los payasos y los equilibristas pintados cuidadosamente sobre la caja de música, porque, sí, porque la caja de música tiene la forma de una carpa de circo. Nuestra carpa.

## Episodio 23: El de las hienas

Sé que no debería haberlo hecho, pero abrir la caja de música, darle cuerda, ver cómo da vueltas y escuchar el tintineo que ya me sé de memoria ha podido conmigo.
   Uno nunca debería desenvolver un regalo. Ni siquiera para enseñarlo y demostrar el buen gusto que tiene. Los de las tiendas son los que saben hacerlo y no, aunque te empeñes en comprar celo y un papel de regalo mucho más bonito que ese que viene de serie, o aunque compres tarjetitas y las pegues o incluso aunque le digas a alguien que lo envuelva por ti, nunca, nunca quedará tan bien como cuando lo envuelven en la tienda.
   Cuando desenvuelves un regalo te arriesgas a quedarte a medias con el papel de regalo al intentar envolverlo de nuevo, a llenarte el cuerpo de trocitos de celo, a cortarte con las tijeras, a doblar, redoblar y requetedoblar el papel para que encaje y a gastarte todavía más dinero en el papel que en el regalo, para que, al final, acabes metiéndolo en una bolsa, delatando vilmente que no has podido resistirte y has abierto algo que no era para ti, faltando al respeto de ese vínculo tan profundo de intimidad que se había establecido entre el hombre de la tienda y el destinatario del regalo,

como si lo que hubieras hecho fuese leer una carta que no era para ti.

Aunque, la verdad, realmente sí que es algo parecido.

Pero es que no puedo evitarlo. Me tumbo en la cama, me coloco la caja de música sobre la barriga, le doy cuerda y me siento mejor, imaginando la cara que pondrá Paula cuando se la dé sin que se lo espere, sin ninguna razón aparente, sin ningún po qué aparte del porque sí.

Y, vale, sigue habiendo un gilipollas metido en mi cabeza que me dice que el regalo no es más que una mordaza para hacerle callar cuando me dice que debería sentirme culpable, pero eso no va a empañar lo que siento.

O sí.

Bueno, solo un poco.

Pero es que Rey tiene razón. Soy un paranoico y eso es algo que tengo que cambiar si quiero seguir ostentando el título. Y también tiene razón, solo un poco, la voz de mi cabeza: Me siento culpable. Me siento culpable por haber desconfiado de Paula, más que nada porque de quien en realidad desconfiaba era de mí y no de ella.

Así que le doy cuerda a la caja y mientras me recuesto fumando, la escucho y me concentro en la melodía porque no solo tengo que preocuparme de la voz de mi cabeza, que ya es bastante. No, tengo que preocuparme de otras voces que voy a escuchar más tarde: ha llegado el momento que todo novio que se precie de serlo tiene que superar.

Y no, no me estoy refiriendo a conocer a los padres de Paula. Conocer a los padres de una pareja no tiene que ser muy difícil. Con un par de sonrisas por ahí, tres galanterías por allá y cinco cumplidos por acullá supongo que es fácil tenerles en el bote. Además, la mayoría están deseando entregar a la chica en cuestión al primero que pase.

No. Lo que tengo que afrontar esta tarde supera el conocer a los padres de tu pareja. Lo de esta tarde es la prueba, el examen, la oposición de toda relación.

Esta tarde tengo que conocer a sus amigas.

Y todos sabemos que no hay animales más descarnados que un grupo de cacatúas con bolsos de piel y botas de tacón de aguja.

Así que me pongo lo que me han dicho que me ponga, me echo la colonia que me han dicho que me eche, me miro al espejo, pido suerte a Óscar que se ríe de mí cuando voy a salir por la puerta (no sin antes recordarme las lindezas de las relaciones sin compromiso) y cojo el ascensor para ir de Safari, con la voz de Félix Rodríguez de la Fuente de fondo, que no me deja pensar con claridad.

Ante nosotros tenemos a un majestuoso ejemplar de *novius magnificus* dispuesto a efectuar el ritual de apareamiento tan típico de los de su especie, mientras es observado por un grupo de cuatro hienas salvajes dispuestas a despedazarle al menor descuido.

Como podemos ver, nuestro ejemplar de *novius* entra tímidamente en el lugar, tras unir sus labios a los del ejemplar de *novia-noviae* que le esperaba, aferrándose esta a él con la devoción esperada, bajo la atenta mirada de las cuatro hienas, que ya se han colocado en posición de ataque, haciendo que nuestro *novius* retroceda en sus intentos de apareamiento y se coloque erguido, mostrando todo el esplendor de su plumaje, cacareando como solo saben hacerlo los de su especie, y segregando una sustancia líquida y transparente que le corre por la frente y le humedece las axilas; clara señal del miedo ante lo que se avecina.

En este instante, la primera de las hienas efectúa su danza de protección del terreno, haciendo una perfecta demostración de su poderío, desplegando su larga cabellera. Lanza a continuación el primer ataque, al tiempo que las otras tres la secundan con la tan conocida «risa de las hienas», que no es más que un código secreto todavía por descifrar.

Nuestro ejemplar de *novius magnificus*, sin embargo, distraído en alimentar con su propia mano a la *novia-noviae*, no repara en sus movimientos y no prevé el ataque. La hiena se acerca, le acorrala. El pobre *novius* está perdido, la última de las hienas suelta un grito de ataque y se abalanza hacia él sin que nadie pueda hacer algo por evitarlo...

—Entonces, dices que te dedicas a... —La que dice llamarse Julia adelanta el brazo lleno de pulseras para dar un sorbo de su Coca-Cola, conteniendo una sonrisilla de satisfacción, ondeando su larga melena, mientras doy cariñosamente una patata frita a Paula y se me hiela el corazón ante la fatídica pregunta.

—¿Perdón?

Mi mirada se desliza desde el cuello de Paula y adopto ese aire de condescendencia tan típico del que no tiene ni idea de qué responder, pero es demasiado orgulloso como para reconocerlo. Y no es que no tenga ni idea de qué responder, la respuesta es tan simple como un «nada» tan grande (o tan pequeño, según se mire) como una casa porque, reconozcámoslo, la diferencia entre lo que hago y nada es mínima.

—Que a qué te dedicas —añade la otra hermanastra de Cenicienta con una sonrisita que no sé cómo interpretar, mientras ambas me miran expectantes.

—Carlos es licenciado en Historia y da clases particulares —se apresura a decir Paula mientras se agarra de mi brazo como protegiéndome.

Gracias. Gracias, gracias, gracias, gracias. Si hasta este momento no me había llegado a sentir como un miembro integrante de la conversación, sino como un mero espectador del que se da la extraña circunstancia de ser el protagonista de la misma sin comerlo ni beberlo, ahora ya solo me siento invisible, pienso mientras expulso el humo de un invisible cigarrillo, con mis invisibles labios, asintiendo invisiblemente.

Porque está claro. No solo acaban de recordarme que hace tres años que no hago nada aparte de dar ridículas clases a niños a los que me gustaría colgar de un pie a lo Michael Jackson, o que sigo viviendo de mis padres o de la caridad de mis amigos, sino que, además de eso, acaban de darse cuenta de que mi novia habla por mí.

—Y también hice un máster... —añado en un intento de salvar la situación, colocándome sobre el respaldo tan recto como una vela tras dar un trago largo a mi cerveza, como si eso ayudara a darle más vehemencia a lo que hago.

Porque, en realidad, supongo que todo se trata de eso. De darse aires. Y yo también sé hacerlo.

## Episodio 24: El de La Charla

—¿A qué ha venido ese tratado sobre el noble arte de escribir currículums, Carlos?

Así que era eso. Por eso Paula ha estado tan callada desde que hemos salido del bar en dirección a su casa.

—Vale, puede que —le digo mientras me siento sobre la cama con la intención de quitarme los zapatos— haya exagerado un poco.

—¿Un poco? ¿Cómo era? —Me hace gracia ver cómo sus rizos se mueven alrededor de su cara al cruzarse de brazos— ¡Ah, sí! «Mi familia viene de una larga estirpe de ociosos que se remonta a cincuenta años atrás, no pienso conformarme con migajas» o, espera que esta sí que ha sido buena, «no todo el mundo tiene talento suficiente para soportar a un grupo de niños estúpidos que se merecerían arder en el infierno». ¿Qué era lo que pretendías exactamente? ¿Hacer creer a mis amigas que estoy saliendo con un psicópata con delirios de grandeza? —Paula se sienta a mi lado dándome unos toquecitos en la espalda, y después de esta, su gran intervención, se me han quitado las ganas de quitarme los zapatos o de estar sentado en su cama—. Porque, si es así, lo has conseguido. ¡Enhorabuena!

—¡Con delirios de grandeza! ¡Con delirios de grandeza! —digo imitando su tono de voz, arrepintiéndome al instante porque:

1) No mejoras la situación, Carlos.
2) No le está haciendo la gracia que pretendes.

Así que finalmente opto por quedarme callado. Miro el vacío con el gesto torcido, ato y desato los cordones de mis zapatillas compulsivamente, también tarareo al Boss en mi cabeza para evitar que la bocanada de mala leche suba desde mis vísceras hasta la boca, y me arrepienta de lo que una voz quiere que diga.

—¿Y bien? —Paula inclina la cabeza mirándome fijamente, y yo aparto la mirada—. Mírame, Carlos. —Y lo hago. Fijamente. Sin parpadear—. ¿Y bien?

No tengo ganas de hablar. En mi cabeza se repite una y otra vez una imagen de mí, levantándome de la cama dignamente y largándome dando un portazo.

Y es que, a veces... a veces reconozco que es mucho más sencillo levantarse dramáticamente y no decir nada. Simplemente porque escucharte decir lo que piensas duele el doble que pensarlo. Joder, no creo que con evitar el dolor se cometa un crimen o algo así. Es algo perfectamente normal que está en nuestra naturaleza. Instinto de supervivencia, creo que lo llaman. Sin embargo, por mucho que una parte de mí quiera levantarse y huir, sé que no puedo dejarla allí con la palabra en la boca. Sencillamente no puedo. Porque también está en nuestra naturaleza lo de enamorarnos como gilipollas.

Entonces caigo en la cuenta: Acaba de llegar ese fatídico momento en toda relación de pareja que es completa y absolutamente ineludible. Estamos hablando, señoras y señores, de La CONVERSACIÓN, La CHARLA o como queramos llamarlo porque, al fin y al cabo, no es más que un marrón. Un marrón porque, llegados a este punto, hombres y mujeres tenemos modos opuestos de funcionar. Hipótesis, tesis, antítesis y síntesis comprobada y avalada por los mejores expertos en relaciones de pareja, titulados por la Universidad del Doctor Love.

En efecto, cuando se trata de discutir y solucionar un problema, los hombres recurrimos al sexo para solucionarlo. Está claro que los hombres solemos recurrir al sexo para casi todo, aunque ese no es el tema que nos ocupa. Los hombres recurrimos al sexo para sentir que todo va bien mientras que la mujer necesita aclarar el problema primero para después llegar al sexo. Lo que, desde mi punto de vista, es una de las pérdidas de tiempo más grandes de la historia porque, ¿para qué atravesar ese vasto campo yermo de dimes y diretes, palabras, palabras y más palabras si, al fin y al cabo, el atajo de los hombres lleva al mismo sitio?

Si los hombres recurrimos al sexo es porque nos sentimos tan vulnerables en este tipo de situaciones que necesitamos desesperadamente saber que todo va bien. Y la mujer necesita que todo vaya bien para el sexo. Ergo de ahí vienen los desesperados intentos de los hombres por sobar a sus novias y tratar de besarlas en medio de una discusión.

Para mí, todo se arreglaría si Paula se sentara sobre mí, comenzara a desabrocharme la camisa y, mientras me besa el cuello, susurrase que no me preocupara, que todo estaba bien y que fuera lo que fuese que hubiera hecho mal no tenía importancia porque quería estar conmigo. Y yo sabría que ella está bien porque, si quiere acostarse conmigo, todo está bien y, por lo tanto, yo estaría bien. Después ya hablaríamos.

Sin embargo, por alguna extraña razón que desconozco, sé que ha llegado el momento de tenerla. Sí, La CHARLA. Así que, sin anestesia ni evasivas, le doy la respuesta que busca porque, para qué negarlo, esta vez no quiero fastidiarlo y tengo que reconocer que, aunque me cueste admitirlo y sea mucho más largo, el camino de las mujeres es garantía de solución. Aunque sea un camino tan cansado, pesado y molesto como los anuncios de la D.G.T., que son duros pero se aseguran de que llegues a tu destino. Así que aquí estás, Carlos. Mucha suerte: la necesitarás.

Doy un suspiro.

—Si realmente piensas que lo que tenía esta noche eran delirios de grandeza, estás bastante equivocada.

Paula se separa y deja entrever una sonrisa de satisfacción que no sé a qué viene, pero creo que tiene que ver con ese impulso mío de haber sido sincero.

—Sé perfectamente que no son delirios de grandeza. No creas que me paso el día analizando a la gente. Si fuesen delirios de grandeza, créeme que me estaría riendo contigo. ¿Qué pasa, Carlos?

Y de nuevo nos encontramos ante la gran disyuntiva. ¿Aparentar que todo va bien o ser sincero? Porque el primer impulso siempre es pintarte la sonrisa en la cara y decir que no pasa nada, que uno ha tenido un mal día y punto. Y sopeso esa perspectiva con adoración cuando me sorprendo a mí mismo paralizado. Porque quiero ser sincero, pero ¿cómo coño le digo que me he sentido como que no tenía nada que ofrecerle sin parecer que realmente no tengo nada que ofrecerle?

Además, no soy precisamente un especialista en este tipo de conversaciones. Las dos veces en mi vida que he tenido la posibilidad de tenerlas han acabado mal. Aunque, bueno, con Katherine cualquier conversación acababa mal. Supongo que sería cosa de ese lenguaje tan parecido al spanglish que utilizábamos para entendernos. Con ella, el sexo sí que solucionaba los problemas de comunicación. Aunque, haciendo memoria, ni siquiera aquello era bastante.

Lo que me lleva de nuevo a sentir que quizá yo no sea suficiente para Paula. Si de verdad fuese honesto (y ser honesto significaría no timarla ofreciéndole algo que no creo ser) tan solo se lo diría. No sería difícil. Es más, está bastante claro en mi cabeza: «Mira, tus amigas me han hecho sentir una mierda. Algo que no me pasaba desde el instituto. Han hecho que me dé cuenta, gracias a su poderosa visión de rayos X, que les hacía ver a través de mí, que era invisible, que realmente no tengo nada que ofrecerte. Así que lo mejor es que coja mis cosas y me vaya. No quiero hacerte perder el tiempo». Casi hasta puedo imaginarme a Paula, asintiendo finalmente mientras abro la puerta y me despido de ella, y sabiendo que es lo mejor aunque sienta una punzada de tristeza en el estómago.. Lo mejor para ella, claro. Porque lo mejor para el que suscribe es estar con Paula.

Pero no soy honesto. Y hace tiempo que descubrí que no era perfecto.

Quiero estar con ella. Necesito estar con ella. Así que no sé cómo decirle estas cosas sin cagarla, sin dejarme en evidencia. Porque quiero ofrecerle algo, pero no tengo qué.

La miro fijamente de nuevo y, por primera vez en mucho tiempo, no sé qué decir. Porque todo lo que pienso parece una tontería, balbuceos de un crío que no llegan a ninguna parte. Así que me levanto, camino hacia la chaqueta, enciendo un cigarrillo y vuelvo a sentarme a su lado.

Siempre he pensado que existen varias clases de tíos. Están los que se acuestan con todo bicho viviente sin importarles nada y sin que su conciencia se resquebraje por ello. Luego están los que se enamoran de lo primero que ven que tenga dos piernas y dos tetas y deciden rendirle pleitesía sin pensar en nada más. En medio de ellos, estamos nosotros, «los chicos buenos», como nos bautizó Rey. No destacamos por nada, ni siquiera somos unos santos, pero hay algo en nosotros que inspira confianza y seguridad. Por eso gustamos.

Jamás me he considerado «un chico bueno» por mucho que Rey se haya empeñado a lo largo de estos años. Tengo la sensación de que, a veces, me he comportado como un cabrón egoísta, porque muchas cosas que hacía o decía simplemente eran para llevarme a la chica en cuestión al huerto. Cuantas más veces, mejor. Estaba claro que ser así atraía a las chicas y por eso lo hacía.

Sin embargo, hoy más que nunca me gustaría ser «un chico bueno». Porque a «un chico bueno» le salen bien las cosas, porque se merecen lo que les pasa, porque se comportan como tiene que ser.

Pero sé que no lo soy y el problema lo tengo hoy. Ahora. En esta habitación. En esta cama, donde siento que, joder, quizá sí que me merezca que esto salga bien. Aunque suene como un crío egoísta basándose en el principio de causa-efecto. Aunque, y este es el problema, por mucho que me esfuerce no veo la causa por ningún sitio.

—¿Por qué estás conmigo, Paula?

—¿Cómo?

—Que por qué estás conmigo. ¿Qué es lo que hace que estés aquí y no te vayas corriendo con otro? —Tomo aire para no embalarme. De alguna manera, tengo la sensación de estar pagando mi ira con ella, como si de pronto volviera a asaltarme la duda de lo que pasó con Marcos el otro día, pero no fuera capaz de decírselo y me fuera por otros derroteros—. ¿Qué tengo yo para que te hayas fijado en mí?

—¿Y por qué —inquiere al acercarse y siento como si ella

ya supiera que le iba a plantear esa cuestión— tendría que responderte, Carlos? ¿Tienes algún derecho a hacerme esa pregunta? ¿Crees que tengo por qué responderla? Es más, ¿sabrías responderla tú?
—Sí.
—Hazlo.
Pero no sé qué decir. Y no deja de resultar curioso. Me he pasado toda la vida pensando que los tíos no nos comíamos la cabeza y que, en el hipotético caso en que lo hiciéramos, era para buscar soluciones. Y aquí estoy. Como un inútil plantado delante de Paula, sintiéndome la persona más vacía del mundo. Y la más cruel, por estar haciéndola pasar por esto.
—¿Y bien? No puedes, ¿verdad? —replica ante mi silencio—. Porque no hay una razón, Carlos. Ni mil. ¿Crees que no me he dado cuenta de que te has sentido una mierda? ¿Crees que no estaba esperando a que me lo dijeras? No soy una estatua de mármol ni una muñeca de porcelana a la que haya que proteger. No es lo que soy, ni eso es lo que quiero que hagas. No te quiero para que me salves la vida, ni para que arregles todos mis problemas o para demostrarme todos los días que eres la pareja perfecta. Porque no lo eres, Carlos. No lo eres ni quiero que lo seas. ¿Crees que a mí me importa lo que piensen algunas de mis amigas?
Sigo en silencio e intuyo que espera una reacción por mi parte. Pero yo sé que no la va a tener, porque estoy helado. Helado porque no soy capaz de procesar al completo lo que me está diciendo, hundiéndome todavía más en el pozo de culpabilidad en el que me he metido yo solito. Sintiéndome una mierda por ser el Hombre Dramático, por sacarlo todo de sus casillas ante el miedo de que algo no pueda salir bien. Forzándolo a que salga mal. Porque a mí sí. A mí sí me importa lo que

piensen mis amigos. Es más, aquí plantado, tengo la sensación de que todo esto no es más que la consecuencia de que me importe. Porque no puedo quitarme de la cabeza lo que sea que Marcos piense de ella. No soy capaz de olvidar que les escuché hablar íntimamente en la cocina. No soy Marcos y Marcos siempre ha sido mejor que yo en todo. Quizá debería aprender de él, y de Paula, y olvidarme de lo que piensan los demás. Pero no lo he hecho. No. Tenía que sumergirme en el drama.

—¿Es que todavía no te has dado cuenta —me dice agachándose y mirándome desde el suelo— de lo que significa todo esto? Confianza, Carlos. Todo esto va de la confianza. Yo no necesito preguntarme a cada segundo por qué estás conmigo. Estás conmigo y punto. Confío en que, si no quisieras estar, simplemente no estarías. Confío en ti. ¿Confías tú en mí, Carlos? ¿Confías?

La miro impasible. Como si me hubiera convertido en una estatua de piedra o en algo así, intentando que sus palabras signifiquen algo y me lleguen, porque, joder, tiene razón. Paula no es Katherine y ni siquiera yo soy el mismo que era cuando estaba con ella. Y siento que se me va. Que Paula se está yendo y yo la estoy dejando escapar. Y no quiero. Joder. No quiero. Quiero confiar en ella. Y me lo está poniendo en bandeja. Ella confía en mí. ¿Por qué coño no me dejo de dudas y tonterías y sigo su ejemplo? ¿Por qué coño no confío en mí? Porque confiar en ella es fácil. Es Paula.

Y asiento. Asiento dos veces. Con fuerza.

Después la levanto y la abrazo. Necesitaba hacerlo. Le paso la mano por la espalda, aspiro el olor de su pelo y, por primera vez en esta noche, lo siento mío. Me siento en casa. Pero no puedo evitar sentir que no estoy haciendo de nuevo más que evitar lo que realmente me preocupa. Como buen tío que se precie. Así que me separo y la miro a los ojos.

—Antes de nada, tengo que preguntarte algo: ¿de qué hablabas con Marcos en la cocina?

Paula se separa de mí, esquiva, y no puedo evitar pensar que ya sabía que iba a pasar aquello incluso antes de preguntárselo. Por eso no quería hacerlo: era dejar demasiado patente mi jodida inseguridad. Y no era justo. Le había dicho que iba a confiar en ella. Pero si no me respondía sabía que no iba a hacerlo. Sin embargo, lo que he logrado es que ella se separe de mí y esquive mi mirada. Justo lo que quería evitar.

—¿Qué escuchaste? —Paula está tensa, erguida sobre la cama, mirando al vacío.

—Dímelo tú.

—No, Carlos —le tiembla el labio—. No tengo que ser yo quien te lo diga. Si quieres saberlo, tienes que preguntárselo a Marcos. Yo solo te puedo pedir una cosa, Carlos. ¿Confías en mí?

Y quiero hacerlo. Quiero hacerlo.

Y lo hago. Es Paula. Puedo confiar en ella.

—Sí.

Así que la beso. Porque es lo que estaba deseando hacer desde que la vi esta noche. La empujo sobre la cama, ya no quiero pensar, no quiero escuchar una sola palabra más. He escuchado suficiente.

La vuelvo a besar. Con urgencia. Deslizo mi mano bajo su ropa y le acaricio el estómago. Desabrocho su camisa y la arrojo al suelo. Me abraza, su mano se enreda en mi pelo. Me separo. La miro. Me desabrocho la camisa y también la lanzo al suelo, junto a la suya. Me mira. Segura. Echo su pelo para atrás y me inclino para besarle el cuello, todavía huele a colonia. La mordisqueo. Ella pasea sus dedos por mi espalda. De arriba abajo, de abajo arriba. Entonces siento un escalofrío. Suspiro, ella suspira. Deslizo mi mano por su espalda y llevo mis yemas hacia abajo. La acaricio. La...

Suena su teléfono.

Vuelvo a subir mis dedos por su espalda, como si no hubiéramos escuchado nada. Rozo levemente mis yemas por sus hombros, por sus brazos, sus muñecas, hasta que nuestras manos se entrelazan.

Suena el teléfono otra vez.

Pero ella me arroja sobre la cama y me besa los labios. Los muerde. Me mira. No parpadea. Sus manos, mientras, juguetean en mi nuca y yo la abrazo.

Y el teléfono sigue sonando.

Se incorpora. Trato de hacer lo mismo, pero me empuja hacia la cama de nuevo. Me da un golpecito en el estómago y me quita el pantalón.

Aquí es cuando el sonido del teléfono empieza a ponerme nervioso, pero ella parece no inmutarse.

Me mira. Se pone en pie y me mira, de arriba abajo.

Pero el teléfono no para de sonar.

Paula se agacha. Mis manos acarician sus rizos y suelto un gemido tras otro. Uno tras otro.

El teléfono, por fin, deja de sonar.

Mis manos acarician sus caderas y después todo va rápido, más rápido. Más rápido.

Más

Rápido.


No sé cuánto tiempo ha pasado ni me interesa saberlo cuando nos recostamos el uno junto al otro en la cama, agotados y desnudos, sin decir una palabra hasta quedarnos dormidos.

Es de día cuando Paula me despierta, me dice que me ha hecho el desayuno y que se va corriendo al hospital porque es muy tarde. Es de día cuando, después de escuchar el portazo que indica que ya se ha ido, voy a darme la vuelta en la cama para dormir un rato más y me doy cuenta de que se ha dejado el teléfono sobre la mesilla de noche. Y hay todavía más luz en la habitación cuando soy consciente de ello y me incorporo, medio atontado por el sueño, para gritarle que se lo ha dejado en casa, solo para darme cuenta de que, o me compro por e-Bay un megáfono y me lo envían en dos segundos, o no me va a escuchar. Y no precisamente porque mis pulmones estén a medio rendimiento por el tabaco, no, sino porque debe de hacer más de media hora que ha salido.

Así que, feliz y contento por el reencuentro de anoche, me incorporo para darme una ducha que devuelva mis sentidos al sitio que les corresponde y me doy cuenta, con el teléfono en la mano, de que hay dieciséis llamadas perdidas.

Dieciséis. Ni una más ni una menos. Dieciséis.

Y sé que no debo hacerlo, pero prefiero anular a la pesada voz de mi conciencia a estas horas de la mañana y pulso el botón.

Me arrepiento al instante de haberlo hecho.

Porque una cosa está clara ya. Me fío de mí. Me fío de mi novia, pero hay una persona de la que no me fío en absoluto.

Y yo conozco a la perfección a esa persona.

Confío en mí, me digo, confío en Paula. Pero de quien no me fío nada de nada es de mi amigo Marcos.

Y Marcos ha dejado dieciséis llamadas perdidas en el teléfono de mi novia.

## Episodio 25: El de los periódicos

—Como sigas dándole vueltas al café, va a salir volando. O eso, o la cucharilla acabará desapareciendo por combustión espontánea.

La observación de mi ojeroso amigo me trae de vuelta a la superficie terrestre, consciente de que no me he levantado a las siete de la mañana y le he arrastrado de la cama para nada, así que suelto un gruñido mientras me llevo la taza a los labios y compruebo que el café debe de haber dejado de echar humo hace un buen rato. Está helado.

La situación me gustaba más cuando estaba dándole vueltas al café, con la mente en blanco, proyectándome en la cucharilla, como si mi vida girara a trescientas revoluciones por minuto desde que estoy con Paula y yo no fuera capaz de controlarlo. Así, igual que la cucharilla. Dando vueltas, del gozo más absoluto a la desesperación más oscura, para estar pletórico otra vez y vuelta a empezar.

—¿Estás seguro de que quieres hacerlo?

—Claro. O tú te crees que yo me levanto cuando todavía es de noche por deporte.

—¿Y qué coño es lo que esperas encontrar?

Le miro mientras me tiende el paquete de cigarrillos una

vez más desde que bajamos a la cafetería de la esquina hace cuatro cigarrillos. Tiene un aspecto horrible. A Óscar nunca le ha sentado bien madrugar. Mucho menos después de una noche de juerga universitaria desenfrenada en la que los conceptos Erasmus, guiri, sueca, chocolate y he-bebido-demasiado están presentes, por lo que he podido deducir mientras tiraba de sus mantas y él trataba de inventarse todo tipo de excusas para seguir en la cama. Aunque, ahora que lo pienso, tampoco hace falta una juerga universitaria para que Óscar no quiera madrugar. Se pueden contar con los dedos de una mano las veces que vino a primera hora en el instituto.

Pero aquí está.

Ojeroso, con resaca y medio muerto, pero aquí al fin y al cabo. Porque Óscar nunca abandona a un amigo a su suerte... y tampoco rechaza la oportunidad de echarse unas risas. Aunque sea a costa de ese amigo. O sea, yo.

—Tienes una pinta terrible esta mañana —le digo mientras me acerco a él y cojo el mechero del bolsillo interior de su chaqueta—. ¿Te has duchado?

—¿Tengo que recordarte que cierta persona me ha levantado esta mañana a punta de pistola? Y no, no me mires con esa cara que no me estoy refiriendo a tus erecciones matutinas. Además, no me jodas y no cambies de tema. ¿Qué coño esperas encontrarte a estas horas de la madrugada?

—¡Yo qué sé! Mira, si Marcos fuera hoy a trabajar, llevaría —le enseño mi reloj— más de una hora fuera de casa y nosotros llevamos aquí una hora y media y todavía no ha salido. Y, además, sabemos que ha quedado con alguien. Esta mañana. Alguien tan importante como para no ir a trabajar. Nos lo dijo cuando le comentaste lo de la fiesta. Y Marcos no rechaza una fiesta con guiris así como así, ergo tengo que saber adónde va y con quién.

—Muy bien, señor Descartes, supón que sale de casa, supón que lo seguimos, supón que ha quedado con una tía increíble, supón que... supón que... ¡Yo qué sé! ¡Tío, repítemelo otra vez, que no acabo de captarle el sentido! ¿Para qué coño quieres que sigamos a Marcos?

—Porque quiero saber adónde va, qué hace y, sobre todo, con quién hace lo que hace. Y por qué coño tiene el teléfono de mi novia. Y por qué la llama. Y por qué tiene conversaciones con ella en la cocina. Y por qué...

—Macho, te estás emparanoiando.

—Lo sé.

—¿No has hablado con Paula sobre el tema? No soy muy ducho en relaciones de pareja, pero es que, no sé, todo apunta a que sería más fácil.

—Ya lo he hecho y discutimos. Me dijo que confiara en ella. Le dije que lo haría. Así que mejor no sacarlo.

—Razón de más para que te olvides del asunto. ¿Discutir? Discutir solo sirve para perder el tiempo. Tiempo que es mejor emplear en cosas más... —Da una profunda calada al cigarrillo mientras arquea las cejas, consciente de que va a decir algo de peso (al menos para él)— placenteras.

—Pero es que no se trata de Paula, tío. Es Marcos, que se trae un rollo rarito con ella.

—¡Darth Vader mío! —Óscar se lleva las manos a la cabeza, gime y sé perfectamente qué es lo que viene a continuación—. Debo de haber sido abducido por extraterrestres, me he quedado atrapado en un bucle temporal o mi amigo tiene que estar volviéndose completamente loco porque no es posible que estemos teniendo esta conversación. Otra vez. Y seguramente ahora me dirás que tampoco hablas con Marcos del asunto porque no te da la gana de asumir que empezase con mal pie con Paula y, bueno, tienes tanto miedo en el cuerpo que ni te planteas sacarle el tema.

Gruño. Porque gruñir es lo único que queda para seguir conservando los restos de dignidad que me quedan.

—Que conste, amigo mío, que te acompaño para que te convenzas de una vez por todas de que eres un jodido paranoico y terminemos con esta historia, tú puedas comer perdices y yo pueda levantarme a la hora que me dé la gana.

—Lo que tú digas. Pero si no quieres cooperar simplemente tienes que... ¡Coño! —Objetivo avistado. Acabo de ver a Marcos en la puerta de nuestro edificio—. Ahí sale.

En efecto.

Casi dos horas más tarde de lo que debería haber hecho en un día normal, Marcos sale de casa, vestido tan de punta en blanco como siempre y yendo en dirección contraria a la que debería haber tomado para ir a su trabajo. Andando. No en coche. Algo huele a podrido en Dinamarca...

—Vamos, tío —le digo a Óscar tras dejar un par de euros sobre la barra—. Que se nos escapa.

—Vos ordenáis y yo obedezco.

Salimos de la cafetería a trompicones y decido seguir a Marcos por la acera de enfrente, a una distancia prudencial. Si acaso lo que estamos haciendo puede considerarse prudente. Porque, vale, sí, lo admito: la palabra paranoico puede que se quede corta a mi lado o que, dentro de unos años, en la próxima edición del DRAE aparezca una foto mía al lado de la definición de gañán-desconfiado-y-extremista, pero es lo que hay.

Doblamos a la derecha, seguimos recto, giramos a la izquierda y las calles se dibujan borrosas a nuestro alrededor, porque nuestro objetivo va demasiado rápido. Los hados del destino, el tráfico y las ancianitas con el carro de la compra se han conjurado contra mí esforzándose por que, cuando yo quiera dar un paso, dé medio y por que, cuando me toque atravesar un paso de peatones, el semáforo se ponga en rojo, y toda la caballería intente atropellarme al tratar de cruzar la calle porque, evidentemente, no voy a amilanarme ante una nimiedad como esa. No, señor.

—Sigue hacia delante. No le pierdas de vista, Sherlock. Ahora vuelvo.

Óscar desaparece entre la multitud mientras yo sigo órdenes, para después aparecer con un cigarro en la boca y dos periódicos enormes bajo el brazo.

—¿Para qué coño has comprado eso? —le digo sin reducir la velocidad.

—Lo sé. —Está casi sin aliento—. Sé que no debería fumar. Me llevas a un ritmo en el que no podría respirar ni Flashman, pero, ya sabes, el alma necesita alimento.

—No, gilipollas. —Pero le robo un cigarrillo porque soy envidioso por naturaleza—. Me refiero a los periódicos. No has leído uno desde que salió aquel coleccionable de cochecitos de juguete.

—Macho, ¿tú no has visto una película en tu vida? —Se detiene en seco—. Son para escondernos si se da el caso. —Abre el enorme periódico—. ¿Ves? Bueno, no podrías verme porque estoy detrás del periódico.

—Estás como una cabra. —Tiro de él para seguir adelante porque Marcos acaba de apretar el paso—. Lo sabes, ¿verdad?

—Y me lo dice la persona que está siguiendo a escondidas a uno de sus mejores amigos. Sí, definitivamente, los videojuegos vuelven tarumba a la gente. Ya que estamos de persecución, tendremos que hacerlo bien. Además, es algo que siempre he querido hacer. Eso y lo de «siga a ese taxi». ¡Qué pena que Marcos no haya cogido un taxi!

No. Marcos no ha cogido un taxi. Ha ido por unas calles que me resultan extrañamente familiares. Y ahora sé por qué.

Ahora, con todo el dolor de mi corazón, sé por qué.

Porque Marcos está entrando por una puerta que conozco bien.

La puerta del hospital, claro.

La puerta del grande, blanco y alto hospital donde trabaja Paula.

Porque, claro, no podía ir a otro sitio.

—¿Alguien dijo que yo era un paranoico? —anuncio vehementemente al verle entrar.

Contemplo cómo Marcos sube con paso firme y seguro las escaleras sin saber exactamente qué hacer, porque, joder, todos los caminos llevan al mismo sitio y una cosa es ser paranoico y dramatizar todo lo dramatizable y otra muy distinta es ver con tus propios ojos cómo tus paranoias y comeduras de cabeza tienen toda la pinta de ser ciertas.

—Vamos, tío. No te quedes ahí parado. Esto tiene pinta de ponerse interesante.

—Interesante para ti. Jodido para mí.

Pero tratar de encontrar a Marcos en el hospital no es tan fácil como fue seguirle por la calle. Colarse en el hospital es adentrarse en sus terrenos pedregosos, llenos de zonas restringidas y lugares en los que es mejor no entrar.

Óscar se acerca al mostrador sin titubear, con una de sus sonrisas más seductoras (robada de Marcos, claro) como si estuviésemos dentro de una película (todavía no sé si esto no es como una película para él) y habla con la enfermera, haciendo amago de echarle un vistazo a los papeles que la señorita en cuestión tiene sobre la mesa, mientras juguetea con el bolígrafo.

—Nada, macho, no hay nada que hacer —imita la voz de la enfermera—. Es información confidencial. ¿Información confidencial? O esa tía es lesbiana o ya he llevado esta camiseta más días de lo estrictamente necesario y huelo mal, porque mira que no rendirse a los encantos del tito Óscar...

—Te lo estás pasando bien, ¿verdad?

Tengo que reconocer que no hay nada más gratificante en estos momentos de tragedia que descargar mi enfado con mi mejor amigo, que además es, por cierto, la única persona que se ha ofrecido a acompañarme en esta peligrosa misión. Lo que demuestra una vez más mi soberana falta de inteligencia y mi enorme frustración porque, joder, joder y joder, incluso en estos momentos de ridículo y exposición (sí, soy consciente de ello. Lo sé) hay una voz en mi cabeza que me dice que ni se me ocurra ir con pies de plomo, que me presente en la consulta de Paula con los ojos fuera de mis órbitas, gritando y señalando con el dedo a un paciente que no conozco de nada. Menos mal que está Óscar conmigo para pagar mi furia, permitiéndome centrarme en otros menesteres. Como mi dignidad, por ejemplo.

Porque todavía me queda dignidad.

Un poco, pero dignidad al fin y al cabo.

—Sígueme. Quiero llegar al jodido final.

Pero no puedo ver si lo hace porque, desoyendo lo que sea que me está gritando la enfermera, meto las manos en el bolsillo y avanzo hacia la zona de pacientes del hospital como si estuviese entrando en mi casa. No puedo ver si Óscar me sigue, pero estoy seguro de que se ha encogido de hombros y me ha seguido. También sé que ha aprovechado para dedicarle una sonrisa socarrona a la enfermera mientras le decía adiós porque Óscar me seguiría hasta el fin del mundo.

Hasta que se cruzara con un par de tetas, claro.

Aunque es más fácil decirlo que hacerlo. El hospital es un laberinto de pasillos, batas blancas, malas caras, buenas caras, ascensores, camillas, escaleras y un montón de aparatos que prefiero no saber para qué sirven y que reafirman la teoría, muy a pesar de mi madre, de por qué nunca me dio por ser médico.

Y sí, podría parecer sencillo seguir los carteles informativos. Claro, sería sencillo si uno supiera qué coño es U.C.I., qué coño es C.A.D.I. y tropecientas siglas más. Así que hago lo que cualquiera en su sano juicio haría.

Coger el ascensor y pulsar el primer botón que se le pase por la cabeza.

Sí, porque incluso en medio de la zozobra, confío en mis instintos.

O, más bien, le tiento a la suerte.

O a la desesperación, que es más propio.

Así que mejor pulso todos los botones.

Lo que pasa es que cuando un gafe como yo le tienta a la suerte, ocurren cosas como ver a Marcos con su polo rojo, con su chaqueta verde, los andares seguros, esa nariz tan característica y su sonrisa inconfundible justo antes de que las puertas se cierren. Me entra el pánico y miro angustiado a Óscar para comprobar que él también lo ha visto, pero que ya es demasiado tarde: subimos con rumbo desconocido mientras nuestro objetivo se aleja.

«Si me atreviera...», pienso.

Pero no hace falta que me atreva porque Óscar ya ha pulsado con decisión el botón de alarma y las puertas se abren en el segundo piso. Que casi esté a punto de darle un infarto a la ancianita que subía con nosotros es algo completamente secundario, porque en momentos como este me siento muy orgulloso de él.

Aunque, en momentos como este, no hay lugar para sentimentalismos. Tenemos una misión que cumplir, así que giramos raudos y veloces por el pasillo por el que ha girado Marcos, pero nos detenemos después de la carrera: estamos ante un callejón sin salida.

—Tiene que estar por aquí. —Me siento en una silla con la intención de esperar a que se abra alguna puerta y pillarle in fraganti—. En alguna de estas consultas.

—¿Tú crees que después de traerme hasta aquí me voy a quedar parado? ¡Y una mierda! Observa y verás.

Y observo, claro que observo. Pero también me levanto y me quedo pegado a su espalda porque el que sea él quien entre desesperado mientras yo finjo indiferencia no atenta contra mi dignidad, ¿no?

Supongo que es la hora del espectáculo.

Nos miramos y asentimos justo antes de que Óscar llame con sus nudillos a la primera puerta, como si realmente estuviera llamando con mi corazón porque, literalmente, tengo el corazón en un puño.

Llama. Nadie contesta. Vuelve a llamar y alguien vuelve a no-responder, pero se escuchan ruidos dentro.

Nos miramos de nuevo y Óscar gira el pomo. A medida que se abre la puerta de par en par, en mi cabeza, la película X titulada *Marcos y Paula se lo montan sobre la mesa del despacho* se da de bruces con la inyección más grande que he visto nunca, a rebosar de ese líquido rojo del que he intentado alejarme durante toda mi vida, que acaba de ser extraído de un hombrecillo sin camiseta, con la cara aún retorcida por el dolor que, además, trata de evitar mirarse al brazo, del que todavía gotea un incansable reguero de sangre.

Lugar en el que, por supuesto, fijo los ojos.

—Óscar, ¿te he dicho alguna vez que soy hemofóbico?

Pero no sé qué me responde, porque todo empieza a nublarse a mi alrededor justo después de que sienta cómo me fallan las piernas.

Creo que esta es la verdadera razón por la que nunca me planteé lo de ser médico.

Blanco.

Techo blanco.

Acabo de construir un sintagma, así que vamos avanzando. Veamos, techo blanco, techo blanco, sábanas blancas, paredes blancas, extraños artilugios colgando de las paredes y Óscar mirándome fijamente.

—¡Tío! Me has dado un susto de muerte. Estabas de pie, a mi lado, en la puerta y, de pronto, estabas en el suelo. Macho, no se me dan sustos como esos, que pensé que tenía que dejarte a solas con la enfermera del bigote y ¿quién sabe lo que habría hecho esa fealdad personificada con un hombre indefenso como tú? —Me da un cachete—. ¿Estás bien? —Asiento. Sí, supongo que estoy bien. No es que sea la primera vez que me haya pasado. De hecho, ya conocía mi fobia a la sangre, pero es la típica cosa que no les cuentas a tus amigos para no ser el centro de atención en el vestuario tras la clase de educación física—. Vamos, me dijo la enfermera que, cuando te despertases, tomases algo con mucho azúcar en la cafetería. Así que no me quedará más remedio que invitarte a lo que sea, que ya hemos tenido demasiadas batas blancas por hoy. —Me ayuda a levantarme y compruebo que se está mejor de pie que en una cama de hospital—. ¿La cerveza tiene azúcar?

No puedo hacer otra cosa que reírme y dejar que me lleve a la cafetería. Tampoco me queda más remedio que rendirme porque, después de todos los inconvenientes, desmayo incluido, no está en mis manos controlar todo lo que haga mi novia y, bueno, quizá Marcos haya venido al hospital porque tiene una enfermedad venérea que vaya a hacer que se le quede pequeña y se le caiga y por eso no nos ha dicho nada. Tendría gracia, la verdad. Tendría mucha, mucha gracia.

—¡Joder!

Cortándome de lleno la feliz fantasía de un Marcos en esa situación, Óscar se para en seco al abrir la puerta de la cafetería porque, claro, si pudiese hacer que el corazón bajara de mi garganta, yo también proferiría exclamaciones injuriosas y juramentos sacrílegos. Como no puedo, me conformo con abrir los ojos como platos que, supongo yo, también son la mar de expresivos en lo que a sorpresa se refiere.

Aunque no es que sea una sorpresa exactamente, porque esto era lo que yo había venido a buscar:

Que no puede ser otra cosa que Marcos y Paula sentados en la mesa más apartada. Juntos. A solas. Es decir, sin nadie. El tipo de visión que podría hacer que me desmayase de nuevo si no fuera porque acaba de bajar el corazón a su lugar, lo que ha dejado suficiente espacio en mi garganta para un cabreo cálido y nada, nada enternecedor.

La cafetería. Claro, la cafetería. Nota mental: Carlos, la próxima vez que tengas que vigilar a tu novia no dejes que tus propias fantasías sexuales te confundan y échale lógica y ve a la cafetería. Dicho sea de paso, si no tienes que volver a vigilar a tu novia, mejor.

—¡Dame eso! —Me sorprendo a mí mismo robándole a Óscar uno de los enormes periódicos después de ir hacia la barra, donde me siento, abro las páginas y me escondo detrás.

No hago más, porque no quiero saber qué es lo que está ocurriendo entre ellos.

Me debato entre la razón y la sinrazón, y ahora es cuando realmente le veo el sentido a frases tan manidas como «ojos que no ven, corazón que no siente» porque, sin lugar a dudas, yo estaría mejor en mi casa, bajo las mantas de mi mullida cama que aquí, en la barra de una cafetería, escondido detrás de un periódico lleno de anuncios de contactos, a dos metros de distancia de mi novia que, casualmente, está sentada con uno de mis mejores amigos que, para más inri, parece proferirle un extraño odio-obsesión que, según todas mis fuentes, soy el único cuerdo capaz de ver.

Aunque eso de ver es un decir porque todavía no he apartado la vista del periódico.

No. Definitivamente no es una situación que le recomiende a alguien.

No quiero mirar pero, a la vez, lo estoy deseando. Asomo la cabeza por el borde de las páginas y veo los rizos de Paula. Sin embargo, al instante, vuelvo a esconderme. Da igual que me diga que, si yo estoy haciendo algo a escondidas, ella también, porque no hay forma de convencerme de que solo el hecho de estar vigilándola ya me hace sentir culpable.

—Están discutiendo. —Óscar acaba de recordarme a José María García retransmitiendo un partido de fútbol, lo que hace que esta situación me parezca todavía más grotesca—. No puedo escuchar qué están diciendo, pero el tema parece grave porque Paula está muy seria y dice que no con la cabeza.

—¿Qué desean tomar?

Ignoro al camarero que nos pregunta y, si pudiera pensar,

sería consciente de que esta es la primera vez en toda mi vida que siento absoluta indiferencia ante una cerveza bien fría. Más bien siento deseos de asfixiar, colgar de un pie y dejar que los cuervos saquen los ojos al camarero que me ha apartado el periódico de la cara sin ningún reparo.

—Marcos parece desesperado, tío. Acaba de dar un puñetazo sobre la mesa, pero ella erre que erre sin abrir la boca y sin dejar de negar con la cabeza. Tu Paula no es muy habladora, ¿no?

Podría dramatizar. Podría dramatizar y mucho, además. Podría levantarme, podría levantarme y plantarme allí, delante de ellos con el rostro desencajado e histérico porque, sí, soy también un histérico y seguro que eso es lo que se espera de mí; que me levante, monte uno de mis espectáculos y trate de marcharme fingiendo que llevo la cabeza alta. Por eso, hasta yo mismo me sorprendo de no hacer nada y quedarme allí, quieto, detrás del periódico, mirando a Óscar con los ojos muy abiertos sin perderme una sola de sus palabras.

—Ahora no hablan. Marcos se ha quedado mirando al café de la mesa y Paula bebe de una taza. Joder, tío, parece hasta que evita mirarle, pero el cabrón no se rinde, ahí vuelve a hablar. ¿Qué coño le estará diciendo? ¿No te mueres de curiosidad por saber de qué cojones están hablando?

Me da la sensación de que todavía voy a tener que recordarle a Óscar que estamos espiando a mi novia y que no estamos viendo una mierda de programa rosa en la tele.

—¡Espera! Que ahora Marcos ha puesto una mano sobre la de Paula, que estaba apoyada sobre la mesa. La técnica de la presión, ¡qué maestro, el tío! Le está pidiendo algo. Me juego lo que quieras.

Lo que quiero es que mi mejor amigo no esté aquí con mi novia a mis espaldas, porque, después de cómo les he tratado en las últimas semanas, dudo que estén planeando algo para mi cumpleaños. Por eso y porque mi cumpleaños no es hasta dentro de seis meses. Pero, claro, eso no puedo jugármelo. Si pudiera jugármelo, apostaría todo al número que fuera si con ello ganara un hacha, un hacha afilada y hermosa con la que cortar cabezas.

—Ahora ella se levanta dejándole con la palabra en la boca y se va. ¡No! Viene hacia aquí. ¡Viene hacia aquí!

Claro. Por supuesto. Estaba claro. ¿Cómo no iba a pasar? Por supuesto que Paula no va a marcharse por la otra puerta. No. Tiene que venir hacia aquí, donde estamos nosotros.

No hay mucho tiempo para pensar, pero vuelve a invadirme esa sensación tan desgraciadamente familiar de querer desaparecer, de arrepentirme de haber venido y de que pasen por mis ojos todas y cada una de las ocasiones que he tenido esta mañana para echarme atrás.

Pasa también por delante de mis ojos mi vida al completo, porque eso es lo que dicen que ocurre cuando uno está a punto de morir y yo, señoras y señores, estoy en el patíbulo, juzgado y condenado a cadena perpetua de arrepentimiento en este preciso instante.

También da saltitos por mi mente la vaga ilusión de que, en esta situación, arriesgada a más no poder, salgan a flote mis ocultos superpoderes, escondidos en algo así como mi aura, mi sangre, la punta de la nariz o dondequiera que escondan sus poderes los de la Patrulla X; lo que haría que me diluyera en un charco de agua y si te he visto no me acuerdo, permitiéndome escapar ileso de mi juicio y, de paso, salvar a la humanidad, que no es poco y es lo que hacemos los superhéroes como yo. Pero no me queda más remedio que levantar el periódico tan alto como puedo, pegar mi cara a la página y rezar a todo lo que se me ocurre.

## Carlos, Paula y compañía

Y sé que Paula está aquí, justo a mi lado, que si el periódico fuese invisible podría verla. Y no me hace falta implorar por mis añorados superpoderes porque hasta me da la sensación de que los tengo cuando me doy cuenta de que soy capaz de distinguir su olor entre todos los de la cafetería.

Aprieto los ojos y espero recibir el jarro de agua fría de un momento a otro. Estoy convencido de que, ya mismo, Paula va a descubrir que el tío con esa postura tan rara detrás de un enorme periódico soy yo. Rechino los dientes, contengo la respiración y espero. Escucho cómo pide la cuenta, cómo paga dos cafés, le deja el cambio al camarero y se va por la puerta.

No es hasta después de unos minutos interminables cuando abro los ojos, compruebo que Marcos también se ha marchado, miro a Óscar y respiramos aliviados.

## Episodio 26: El de la doble vida

Estoy seguro de que 007 o los Cuatro Fantásticos no lo pasan tan mal como yo con su doble vida. Seguro que Superman incluso se divierte con eso de fingir que es un pardillo por el día y el tío más fuerte y chulapón a la orilla oeste del río Mississippi por la noche. Yo no nací para llevar una doble vida. Es estresante, cansada y angustiosa, porque te pasas la ídem con los cojones de corbata con miedo a que te pillen. Al menos yo, que no sé mentir.

Mis padres supieron que fumaba a la semana de empezar porque se me olvidó guardar el paquete de tabaco a buen recaudo. Si se me olvidaba hacer los deberes en el instituto, no podía inventar una excusa, me ponía tan colorado que el profesor se daba cuenta enseguida. Todavía puedo escucharle en mi cabeza: «Martínez, si realmente se piensa que voy a creerme que se ha quedado encerrado en el ascensor, que los bomberos han tenido que rescatarle por una trampilla muy estrecha por la que no cabía la mochila y que, por eso, no ha traído los deberes, mientras su cara puede compararse con el semáforo de la esquina o Salgado y Enríquez contienen la risa, va listo. Cuando aprenda a contar buenas historias, le aprobaré en Lengua. Mientras tanto, ensaye delante del espejo si mañana no trae los deberes y no quiere que le mande al despacho de la directora».

Tampoco es que recibiera mucha ayuda por parte de Óscar o Marcos en aquellas ocasiones, y tampoco ayudaba mucho que en nuestras fantasías sexuales Miss Falda de Cuero, también conocida como Señorita Directora, tuviera el papel protagonista y ambos estuvieran deseando tener cualquier excusa para ir a verla.

Incluso aunque esa excusa fuera putear al pobre amigo Carlos.

Lo jodido es que ahora el que se putea soy yo solito, sin ayuda de nadie. Y me lo merezco. Sí, me lo merezco por pardillo, cobarde y cabezón. Pardillo por dejar que me engañen de esa manera, cobarde por seguir con ella y cabezón por no escuchar los consejos de los demás. Soy toda una ensalada de virtudes, sí, señor.

Hace por lo menos tres semanas que descubrí a Marcos y a Paula en el hospital y aparentemente no ha cambiado nada. Todos los días creo que me levanto con el valor suficiente como para enfrentarme a alguno de los dos y pedirles explicaciones, pero es mucho más cómodo hacerse el tonto y esperar a que pase algo. A que pase algo, como, por ejemplo, que un día se presenten, me pidan disculpas y yo, todo magnánimo, les perdone porque vea el sincero arrepentimiento en sus ojos. Sí, lo sé, lo sé, que para que pase eso debo esperar sentado, pero no es tan fácil asumir que tengo que separarme de Paula. Y es todavía más difícil cuando la miro, sonríe y parece que todo está bien, es como si cayera sobre mí una capa cálida que me atonta y hace que me olvide de todo lo que ha pasado. Y lo malo es que esos ataques de falta de lucidez ocurren todos los días, desde el mismo momento en que clavo mis ojos sobre los suyos.

Lo que ha dado lugar a una extraña, confusa y, sobre todo, obsesiva sed de curiosidad que me corroe por dentro el tiempo que Paula no está cerca. ¿Cómo, cuándo y dónde se conocieron? ¿Por qué me lo ocultan? ¿Qué hacen? ¿Qué se dicen? ¿Qué no hacen? ¿Qué no se dicen? ¿Hablan de mí? Y, sobre todo, ¿es mejor Marcos que yo en la cama?

Aunque me empeñe en disfrazarlo de curiosidad, es celo, instinto de posesión. El ser humano es celoso por naturaleza. Cuando consigue su presa, la guarda, la cuida y no deja que ningún depredador se la arrebate. Y, si de algo estoy seguro, es de que Marcos es un depredador nato. Más que un depredador, es como una de esas plantas carnívoras que son muy bonitas por fuera, pero que, cuando menos te lo esperas, ¡zas!, va y te come.

Le he visto atacar. Demasiadas veces. Le tengo estudiado, más que nada porque su táctica es tan perfecta que no he tenido más remedio que hacerlo para sobrevivir en la jungla del ligoteo nocturno. Es lo que tiene a bien llamarse Instinto de Conservación. Pura lógica. Pura selección natural. Ya lo dijo Darwin. Solo los fuertes sobreviven. Vigila a tu enemigo, aprende sus movimientos, cuida de tu espalda y, si tienes los cojones, trata de imitarle, tío, porque él liga y tú no. Que es lo que también se llama, ni más ni menos, que el síndrome de las sobras. Tú te quedas con lo que otros mejores y más capaces que tú no han querido.

Y esta vez ha sido al revés. El segundón, o sea yo, se ha quedado con la presa, y el cazador, o sea Marcos, no está dispuesto a permitirlo. Se ha transformado en un cazador furtivo dispuesto a saltarse todas las reglas.

Lo que él no sabe es que yo llevo aprendiendo de él tanto

tiempo que no voy a dejarme cazar. Esta vez vamos a contar la historia del «cazador cazado».

En su propia jaula.

—No me pises.

—Si no te sintieras tan tremendamente culpable como para andar dando saltitos como una remilgada, no te pisaría.

—¿Qué quieres que le haga? Esto de entrar a hurtadillas en la habitación de alguien y revolverle sus intimidades nunca ha sido mi estilo.

—Claro, tu estilo es más sofisticado, ¿verdad? ¿Quieres que te recuerde el verano en que te colaste en la habitación de aquel ruso en la residencia de Edimburgo, con intención de revolverle algo más que la habitación, solo para descubrir que se lo estaba montando con su compañero de cuarto, Rey?

Si había algo claro en esta historia es que, fuera lo que fuera lo que iba a hacer, no iba a hacerlo solo. Óscar y Rey me acompañaban. Si quería adentrarme en las profundidades de la habitación de Marcos mientras él estaba en un congreso no—sé—dónde para ver si encontraba alguna prueba que satisficiera mi curiosidad, no iba a hacerlo solo. Si lo hiciera solo, estoy seguro de que metería la pata y Marcos me descubriría en cuanto llegara.

—¿Queréis dejar de hacer el gilipollas y de susurrar? —Abro la puerta—. Marcos no está en casa.

—Es verdad. Porque ir por la calle y romperle el espejo retrovisor a su coche no es hacer el gilipollas, ¿no, Carlos?

—Nadie es perfecto y como Rey sabe que yo lo soy menos que nadie, pues le gusta recordármelo, para que no se me suba a la cabeza la primicia de no serlo—. O echarle sal al café en vez de azúcar. Eso no es hacer el gilipollas.

—Sobre todo si el que se bebe el café no es Marcos, sino yo. También está claro que no voy a volver a ser sincero con ellos. Luego me lo echan en cara. Si no fuera porque suelen acompañarme en misiones tan complicadas como esta, no los tendría como amigos. Son demasiado ruidosos y espantarían a cualquier fiera si realmente estuviéramos de caza.

—Muy bien, Carlos, ¿qué es lo que estamos buscando?

Ni yo mismo lo sé. Esta mañana, tratando de aparentar frialdad delante de Marcos mientras me tomaba un café, se me ocurrió. No es que piense que es el plan maestro. Es más, reconozco que no es más que un vil amago de solución que servirá para aplacar mis celos, quiero decir, curiosidad, durante unos días.

—Da igual, Rey. Tú ponte a buscar.

Primer sitio, por supuesto, su cajón de la ropa interior. Todos sabemos que el lugar donde el hombre guarda sus más oscuros secretos es el cajón de la ropa interior. Pensamos que es un lugar tan íntimo que nos llegamos a creer que nadie va a mirar ahí y, desde los catorce años, es el lugar ideal para guardar recortes memorables del *Playboy*, condones, tabaco, cartas de amor y otras nimiedades que tu madre ve nada más lavarte la ropa. Más que nada porque tienes catorce años, vives en casa de tus padres y tu madre se sabe de memoria cada rincón de tu habitación. Pero da igual, porque, aunque seas consciente de que alguien te ha revuelto el cajón, tú seguirás guardando ahí tus secretos, en el lugar más cercano a... tu corazón. Porque, al fin y al cabo, la ropa interior es lo más cercano al corazón de un chaval de catorce años y nunca hay que renunciar al sentimentalismo. Así que, sin ningún miramiento, abro el cajón de su mesilla.

Abro el cajón de su mesilla y no encuentro absolutamente nada de interés. Si por interés entendemos algo que me dé información sobre su relación con Paula, porque si estuviera haciendo un estudio antropológico, seguramente el cajón de la ropa interior de Marcos sería un lugar digno de estudio. No todos los días un estudioso de la raza humana tiene la posibilidad de encontrarse en un mismo sitio un ejemplar de *Hustler* de importación, que orgullosamente le regalamos Óscar y yo al cumplir dieciocho años, la figurita del niño Jesús del portal de Belén y las bragas de Sandra Tovar, primera novia de Marcos, trofeo que le pedimos para que dos incrédulos vírgenes, cabrones y envidiosos como nosotros nos creyéramos que realmente se acostaban. Desde luego, encontrarse juntos estos tres elementos tiene que ser una prueba vigente de que el hombre ha evolucionado del simio o, al menos, de que el cerebro del hombre está compuesto en dos terceras partes de sexo.

—¿Habéis tenido éxito? —les pregunto mientras cierro con un golpe y me agacho a ver si entre las pelusas de polvo asesinas y los calcetines caníbales que hay bajo su cama se esconde algo más contundente.

—Bueno, ya me imaginaba que los gustos literarios de Marcos no eran muy, bueno, literarios, pero lo que no me esperaba es que fuera tan monotemático. —Rey se gira hacia la estantería—. *El hombre desciende del sexo, Eros (Los mundos de la sexualidad), La joya del sexo, Anatomía del amor: Historia natural de la monogamia, el adulterio y el divorcio...*

—*El deseo sexual.* —Óscar se levanta y con una sonrisa de oreja a oreja acompaña a Rey en su ejercicio de declamación de títulos y como uno, qué vamos a hacerle, sucumbe enseguida ante la perspectiva de reírse un rato con sus amigos, abandono la misión de búsqueda en pos de una actividad mucho más divertida, placentera y, por supuesto, cultural.

—En fin, supongo que ya sabemos de dónde viene su experiencia —sentencio con mi tono de erudito más exagerado—. Al fin y al cabo, toda práctica siempre procede de una interesante teoría: *Varones y mujeres. Desarrollo de la doble realidad del sexo y del género.*

—*Sexualidad humana: el enigma de un sentido.*
—*Manual de sexualidad humana.*
—*Sexualidad, parentesco y poder.*
—*La modificación de las prácticas sexuales.*

—A ver este. —Saco un libro que parece estar más ajado que los demás—: *Respuesta sexual humana.* —Abro una de sus páginas y me pongo a leer en alto—. «Las mujeres, en teoría menos excitables a través de la vista, suelen fijar la mirada en unas nalgas pequeñas». —Evalúo el culo de Óscar—. «Vientre plano». —Mejor no mirar el mío, no sea que me entre la depresión—. «O las expresiones de los ojos». ¿Y bien? —Me dirijo a Rey—. ¿Es esta teoría acertada, doctora?

—«La mujer es más excitable a través de la visión de una pareja heterosexual, seguida de una relación grupal». —Óscar me quita el libro y sigue leyendo—. «Y, por último, un encuentro sexual masculino o femenino». ¡Lo sabía! Macho, tenemos la Biblia en casa. La Biblia del Sexo. Y gratis. —Me zarandea sujetándome por los hombros en un ataque de éxtasis—. ¡Relación grupal! Creo que es la primera vez que tengo deseos reales de leer un libro. ¿Tendrá ilustraciones?

Pero no. Parece ser que no tiene ilustraciones, porque cuando Óscar hojea el libro en su busca, lo que cae de él no es una ilustración de una feliz pareja haciendo el amor con la que educar nuestras más oscuras fantasías y deseos de aprendizaje. No. Lo que cae de un libro que se llama *Respuesta sexual humana* y que está en la estantería de mi amigo Marcos es una foto. Una foto de Paula. En bikini.

Nos quedamos helados y en silencio. La jodida vida me ha cortado la respiración y no soy capaz de reaccionar. Menos mal que he traído conmigo a Rey, que no se deja impresionar por una nimiedad cualquiera y se agacha a coger la foto del suelo.

—«Una imagen vale más que mil palabras». —Contrae la boca en una mueca de disgusto al mirar el dorso de la fotografía—. Una imagen vale más que mil palabras. Tu novia no se lo curra mucho en las dedicatorias, ¿verdad?

No le respondo, porque todavía no puedo creerme lo que estoy viendo. Y eso que algo así era lo que venía a buscar. Pero es que no puedo creer que tenga en mis manos la prueba que necesitaba. Claro, Marcos se cree muy listo pensando que no íbamos a mirar entre sus libros, pero está muy equivocado porque he demostrado que a mí no me la vuelven a dar con queso. Y como no me la dan con queso, la mierda de la dedicatoria ha sido lo que ha hecho que salte el resorte en mi mente y recuerde que es posible encontrar una prueba mejor todavía: mil palabras.

—Carlos, ¿estás bien? Di algo, macho.

—El diario.

—¿Qué?

—El diario de Marcos. La Libreta Negra. El lugar donde apunta todas y cada una de las tías con las que se acuesta. Se la hemos visto mil veces. ¿Dónde coño lo guarda?

—¿Para qué quieres verlo, macho? ¿No has tenido suficiente? ¡Déjalo ya, joder! Habla con ella. Habla con quien te dé la gana, pero deja ya esta mierda, que te estás volviendo tarumba, tío. Y nos estás volviendo tarumba a los demás.

—Carlos. —Rey se acerca a mí y me pone una mano sobre el hombro. Doy un respingo—. Es una foto. Una foto. Ya está. No desperdicies tu relación con Paula por una foto. Hacía siglos que no te veía tan contento. Y eso, a pesar de tus paranoias y tus celos. No mandes a paseo tantos años de amistad con Marcos porque se haya enamorado de tu novia. Sí, no me mires así. Es que, ¡vaya! Resulta que el mundo no gira a tu alrededor y los demás también nos enamoramos y lo pasamos mal y muchas cosas más, ¿sabes? —No sé que me hubiera dolido más: una bofetada o el tono helado que Rey está utilizando conmigo—. No tienes ni idea de lo que está pasando entre los dos y ya estás poniéndote en lo peor. Como siempre. Joder, Carlos, que acabarás perdiendo tú. Piensa por una vez y déjalo correr. No leas el diario. No lo leas y confía en ellos.

—¡Bah! —Me aparto su mano del hombro, le quito la foto y me marcho de la habitación sin decir una palabra.

Me tiro sobre la cama y enciendo un cigarrillo tras otro mientras miro fijamente a la sonriente Paula de la foto. Es irónico que esta sea la primera foto que tengo de Paula. Varios meses saliendo y la primera foto suya que tengo ni siquiera lleva una dedicatoria para mí. Las cosas no tenían que ser de esta manera, joder. Y lo peor es que tengo la sensación de que me lo he buscado yo solito. Doble vida. Doble vida ¡y una mierda! A veces nos creemos que podemos pasar de las cosas que nos ocurren yendo por los caminos secundarios en vez de ir directamente al grano. Si hubiera hablado directamente con Marcos desde el primer momento, ahora las cosas serían diferentes y no estaríamos donde estamos ahora. No tendría que fingir que todo va bien delante de Paula y no tendría deseos de contratar a un asesino para que mate a mi amigo.

Lo peor de todo es que se supone que yo ya había solucionado toda esta mierda. Que yo ya había hablado con Paula de esto y que confiaba en ella. Y eso es lo peor, que cuando estoy con ella sí que lo hago, pero a solas me hundo yo solito en mis propias películas de terror, horror y pavor. Y ya no quiero tener que vivir doblemente, tengo que acabar con esta mierda de una vez por todas. No voy a mirar el diario, está bien. Pero hoy hablaré con Marcos. Le enseñaré la foto y tendrá que contármelo todo. Por mis cojones que lo hará.

Así que me levanto de la cama, decidido y con fuerza, para comunicárselo a Óscar y a Rey, que sigue en casa. Pero no solo está en casa, sino que no se ha movido de donde la dejé hace un buen rato. De hecho, sigue con Óscar, tienen la puerta abierta y están hablando entre ellos.

—«Primero, subí por sus piernas, despacio, muy despacio y no dejé que ella me tocara nada. Después volví a bajar, tal y como me dijo Paula que hiciera, tenía que retrasar el momento, eso era lo mejor...». Joder, tía, qué fuerte.

—Cállate, Óscar, y sigue leyendo.

—«Eso era lo mejor para mí. Tenía razón, retrasar el momento era la clave. Después le quité la camiseta, y me centré en sus pechos sin acordarme de nada más. Paula es toda una experta en estas cosas, todo lo que me dice que haga va bien».

No puedo creer lo que estoy escuchando, porque si la foto ya me había puesto la mosca detrás de la oreja (bueno, vale, tenía detrás de la oreja todo un enjambre desde hacía ya ni se sabe cuánto tiempo), esto ya es la gota que ha colmado el vaso. Me he caído del guindo. Bueno, siendo sincero, no me he caído de un guindo, yo estaba en el Empire State Building, me he asomado a la barandilla y me he caído dando un salto mortal con doble efecto y triple vuelta para estamparme en el suelo, cual coyote persiguiendo al correcaminos.

Carraspeo apoyado en el quicio de la puerta, pero no me ven, tan enfrascados como están en la lectura del diario, del que ya no quiero seguir escuchando nada. Así que vuelvo a carraspear.
—¡Joder!
—¡Tío, qué susto!
El diario se les cae al suelo y me miran. La culpabilidad se huele en el ambiente.
—Así que era malo para mí leer el diario, pero bueno para vosotros, ¿no?
Me doy la vuelta. No quiero estar allí. No quiero estar en ningún sitio. Me giro para volverles a mirar y, no sé cómo, pero logro dibujar una medio sonrisa que yo creo enigmática en mi cara. Que sufran. Se lo merecen.
—Carlos, ¿qué vas a hacer?
—Voy a matar a Marcos.

## Episodio 27: El del duelo

Un pasillo no es el lugar ideal para hacerlo, lo sé. Pero el cabrón de Marcos, con mucho énfasis en lo de cabrón, no se merece que le prepare una cena suculenta con velitas para que me permita entrar en su subconsciente a través del estómago. Y puestos a merecer, ni siquiera se merece un tercer grado en condiciones. No quiero desperdiciar mi saliva jugando al poli bueno y al poli malo, así que supongo que el pasillo de casa es tan buen lugar como cualquier otro.

También puede ser que soy tan jodidamente impaciente que, nada más escuchar cómo se cierra la puerta de entrada, salgo de mi habitación como alma que lleva el diablo para enfrentarme a él. Y sí, soy consciente de que esto es total y absolutamente un síntoma claro de mi intolerancia a la incertidumbre, pero no me importa. No me importa, porque hoy ya no puedo caer más bajo.

—¡Tú! —le grito desde la otra punta del pasillo. La primera vez que me dirijo a él en semanas, a pesar de estar compartiendo sesenta escasos metros cuadrados. Supongo que tiene que parecer graciosa la comparación. Al menos a mí me lo parece. Él con su traje de sastre y yo en pijama. Él afeitado y yo con barba de dos días. Mis queridos michelines y su trabajada tabula rasa y, ahora, él en una punta de la casa y yo, en la otra. Él acercándose a mí, casi a cámara lenta y yo inmóvil en la puerta de mi habitación mirando cómo se acerca. Si le echase imaginación, podría escuchar hasta los silbidos de una composición de Ennio Morricone. Porque, señoras y señores, estamos a punto de presenciar un duelo al más puro estilo western. Y yo ya he perdido antes de empezar.

Me calo el sombrero de vaquero, abro las piernas y le miro fijamente a los ojos mientras mastico con indiferencia una hebra de trigo que he arrancado de los campos de la señorita Smith al salir del Saloon. Él me mira a los ojos. Coloco mis manos en posición. El revólver ha de estar cargado y a punto. Cinco, cuatro. Marcos está contando los pasos que le quedan antes de acercarse a mí. Tres. Solo tengo que hacer un rápido movimiento y lanzar mi mejor descarga. Dos. Apunto. Uno. Y disparo.

—Solo quiero que me respondas a una pregunta. Una y te dejaré en paz. ¿Os estáis viendo? —Siento cómo se me quiebra la voz—. Dime. ¡¿Os estáis viendo?!

—¿Quién? Carlos, si crees que he aprendido a leerte el pensamiento, a pesar de todos estos años, creo que me sobrestimas.

Y encima tiene cojones de venirme con cachondeítos. Y se sonríe, con esa sonrisa de superioridad que le hace ganar todos los partidos. Y los duelos, en este caso.

—¿Quién coño va a ser? ¡Paula! ¡Paula y tú! ¡Mi jodida novia y tú! ¿Os estáis viendo?

Se calla. Por lo menos ahora tiene la decencia de ponerse serio. Es más, está tenso. Sí, así me gusta. Que por lo menos sufra. Su nuez vibra en su garganta mientras traga saliva y puedo ver hasta cómo dos gotas de sudor le recorren la frente.

—Tío, eres un paranoico. —Trata de abrirse camino hacia su habitación, fingiéndose el ofendido—. ¡Déjame en paz!

—¡No! —Le sujeto del hombro y trato de que se dé la vuelta. No. Esta vez no va a dejarme con la palabra en la boca—. No te vayas tan rápido —hablo despacio, saboreando mis palabras—. Entonces, ¿tú cómo interpretarías esto?

Palidece. La cara de Marcos pierde todo su color cuando le enseño la foto.

—No sé de dónde ha salido esto. Sigo sin saber de qué me hablas.

—No tienes que saber nada ni yo voy a hacerte un croquis de la situación. Simplemente tienes que responder a mi pregunta. Dime, ¿te ves con Paula? ¿Sí o no?

—Sí.

Cuando uno lo ve en las películas no se imagina que realmente sea así, que tu mundo puede derrumbarse con una sola palabra. Pero realmente puede. Ahora mismo incluso parece lo más fácil del mundo, como si el mío no fuera más que un castillo de naipes, Marcos haya lanzado un soplido y lo haya echado abajo. Sé que debería decir algo, mantener mi orgullo, darle un puñetazo o tirarle al suelo y no dejar de darle patadas, pero desde pequeño he sido buen perdedor. Y ahora no va a ser una excepción. He perdido. Marcos ha ganado y no puedo más que rendirme ante la evidencia. Se están viendo. Se están viendo. Y yo no he podido ser más gilipollas. ¿Amor? ¿Para qué? La próxima vez diré: «no, gracias».

Solo que ahora mismo no soy capaz de ver próxima vez.

Porque, en el fondo, esperaba que esta vez no hiciera falta próxima vez.

Pasan por delante de mis ojos estos últimos meses con Paula sin que se lo haya pedido a mi cerebro. Y, cuando lo que debería sentir es una tristeza inmensa por haber perdido la partida, no puedo evitar sentirme engañado, estafado, timado y un montón de cosas más que no soy capaz de descifrar porque la rabia me ciega. Y aunque una vocecilla me dice que la rabia no es más que un escondrijo donde ocultar mi pena, dejo que me ciegue y me sumerjo en ella.

Y tampoco sé por qué le pregunto a Marcos cosas que no quiero saber, pero es como si algo me impulsara a conocerlo todo. Necesito hacerlo todo lo real posible, no quiero medias tintas, no quiero estar dentro de una pesadilla de la que no sepa despertar. Si me tiene que doler, quiero que me duela hasta la médula.

—¿Desde cuándo?

—Desde antes de que ella te conociera.

Me derrumbo y no quiero. No quiero porque necesito mantener la fuerza. Le miro fijamente tratando de adivinar sus pensamientos. Me pregunto cómo debe de sentirse. ¿Cómo se siente uno cuando no tiene escrúpulos? Supongo que uno no tiene que sentir nada, ¿no? Porque yo sí que lo sentiría, sí que sentiría joderle la vida a mi amigo. Algo en mi cerebro tira de mí hacia una caída llena de pensamientos retorcidos, dramatismo e histeria, como el pensamiento anterior, pero trato de ser más fuerte. Esta vez no voy a caer por la pendiente del dramatismo exagerado. No voy a dejar que me vea como una víctima.

—¿Por qué no me dijiste nada?

—Te lo dije el primer día que la trajiste a casa.

—¿Seguís viéndoos?

—Sí.

—¿Pensáis seguir haciéndolo?

—Sí.

Vuelvo a mirarle fijamente a los ojos, sin apartar la mirada, retándole a mantenerla, en silencio. Me hace sentir mejor el pensar que no va a aguantar mirarme a los ojos, que va a apartarlos, avergonzado, pero parece que Marcos se da cuenta y me pone la mano sobre el hombro, así que lo aparto sin ser capaz ya de mirarle a la cara.

—Carlos, lo siento.

—Haberlo pensado antes. Ahora no lo sientas. No, mejor no lo sientas ni ahora ni luego, porque parece que te va muy bien sin sentir nada. Que te aproveche.

Cierro mi cuarto de un portazo y comienzo a vestirme. Al principio, lo hago sin conciencia de estar haciéndolo, como si fuese un autómata, como si, al quitarme el pijama, se fuera toda la mierda. No quiero pensar. Me gustaría bloquear la mente y quedarme quieto, mirando al vacío sin hacer nada. Pero sé que no puedo. Me paso la mano por el pelo metódicamente para peinarlo, me lavo la cara sin ser capaz de quitarle el tono blanquecino que ha adquirido esta tarde. Me miro al espejo y no soy capaz de ver más que ojeras, mi barba de varios días, la comisura de mis labios congelada en un rictus que me impide sonreír, los ojos inyectados en sangre y la mandíbula apretada. Si ha habido algún momento en mi vida en el que no me he gustado, es este.

No puedo dejar de preguntarme qué es lo que he hecho para que todo haya salido mal. ¿Habrá habido algún momento en el que yo hubiera podido hacer algo para salvar la situación? ¿Habrá habido algún momento...? ¿Habrá habido algún momento...?

¿Me habrá querido Paula alguna vez?

Sumerjo la cabeza bajo el grifo para detener mis pensamientos y vuelvo a mirarme al espejo con las gotas chorreando por mi cara.

    Contengo un gemido.

    Aún hay algo que tengo que hacer esta noche.

# Episodio 28: El de Elton John

Al despertarme, gimo dolorosamente.
Anoche debí de quedarme dormido sobre la carretera y ha pasado una apisonadora sobre mí. Abro un ojo y me quedo ciego al instante siguiente a causa de los polvorientos rayos de sol que entran a través de la persiana.
Gimo de nuevo. Más fuerte.
Suelto un gruñido mientras la cabeza me da vueltas y mi cerebro trata de escapar de la cárcel en la que se ha convertido mi cráneo. Estoy seguro de que soy presa de una enfermedad asiática, producto de la ingesta de hamburguesas de McDonald's, y mi cráneo se ha reducido durante la noche.
Me incorporo y vuelvo a tumbarme de un golpe, incapaz de sostenerme. No puedo pensar, no puedo hablar. Soy una mierda. Si viniese ahora mismo un jardinero, me recogería y me usaría como abono para los árboles de cualquier jardín porque mi estado de descomposición raya lo grotesco.
Los latidos de mi corazón se escuchan palpitantes en mi cerebro como si lady Gaga estuviese ensayando la coreografía de uno de sus éxitos discotequeros dentro de mí, y me planteo seriamente la alternativa de cortarme el cuello y meter la cabeza en el congelador, para que la banda de ma-

jorettes que acompañan a mi amiga Gaga, o bien pierdan el ritmo, o me dejen en paz. Aunque mejor pienso en tirarlo por el retrete porque, al volver a intentar incorporarme, mis vísceras, mi estómago y mis pulmones se han propuesto escapar de mi yo-mierda en cuanto han tenido la mínima oportunidad.

Normal. Yo también lo haría.

La habitación es un digno contenedor de la basura que soy. En la penumbra distingo un par de botellas vacías de White Label's y un cenicero volcado con cientos de colillas esparcidas por el suelo, que explican por qué mi lengua es de papel de lija y mi garganta se ha estrechado tanto que no me deja ni tragar saliva. El olor es tan nauseabundo que me pregunto con la neurona que aún no ha huido de mi cerebro si, por un casual, no estoy en la perfumería del infierno en vez de en mi cuarto.

Conteniendo las arcadas, me apoyo contra la pared y compruebo que me acosté vestido, sin quitarme las zapatillas siquiera y, de un golpe más doloroso que el repiqueteo de mi cabeza, vienen a mí todos los recuerdos de la noche anterior, que me sumergen al instante bajo el oloroso edredón para huir de todo lo que me rodea, y buscar la sensación de justo después de despertarme, cuando parecía que nada había ocurrido.

Anoche había salido de casa decidido a aclarar de una vez por todas las cosas con Paula, había decidido cerrar mi sensibilidad para no darle vueltas al asunto y me había preparado para lo que fuera, lleno de energía, como si yo fuese Terminator.

No, yo era Terminator. Una mezcla entre el Vengador y

Angela Channing. Estaba dispuesto a hacer daño, a dar donde dolía. Porque no iba a consentir que siguiese riéndose de mí como lo había hecho.

Cuando la vi, pensé que no iba a poder hacerlo. Las piernas me flaquearon. Caminaba sonriente, con las manos en los bolsillos de su abrigo, y cuando vio que yo la estaba esperando, miró su reloj e hizo un gesto de sorpresa al ver la hora. Era la primera vez que yo llegaba puntual.

Hice un esfuerzo por sonreír, tratando de aparentar que no ocurría nada, e incliné la cabeza a modo de saludo. Aprieto el paso y, dando saltos, se plantó delante de mí dispuesta a darme un beso. Me rodeó, pegó su cara a mi pecho y yo no pude reprimirme. La estreché con todas mis fuerzas. Hundí mi cabeza en su pelo y cerré los ojos. Quería que el tiempo se detuviera allí mismo, que no hubiese antes ni después. Sin poder mirarla a los ojos, la besé, consciente de que era la última vez.

Fuimos hasta el restaurante cogidos de la mano. Ella no paraba de charlar, pero yo me limitaba a asentir y mirarla, con la mano sudorosa apretada a la suya, deseando no soltarla jamás, pero sintiendo deseos de apretarla hasta hacerla sangrar. Al llegar al restaurante, nos soltamos. Era la última vez que sentiría su piel. Después de aquel roce, ya no habría nada.

Aparté su silla y la invité a sentarse. Había algo de macabro en comportarme con toda la caballerosidad del mundo mientras se pensaba que estaba bromeando, como si aquello me diera la frialdad que necesitaba para hacer lo que tenía pensado. Me senté enfrente de ella y encendí un cigarrillo sin decirle nada, notando cómo iba adoptando una postura cada vez más tensa sobre la silla, sin saber cómo colocarse. Tengo que reconocer que tuve un momento de flaqueza, estaba realmente preciosa con aquel vestido blanco mirándome sorprendida, con una sonrisa contenida esperando mi reacción, pero lo superé, porque aquella persona no era de quien me había enamorado, de hecho, en aquellos momentos dudaba si había existido alguna vez.

Mi cabeza daba vueltas intentando encontrar las palabras adecuadas. En casa, delante del espejo, con los ojos cargados por la rabia, había sido tan increíblemente fácil hacerlo que me sorprendía que ahora no fuera capaz de articular palabra cuando había dicho tanto en mi mente. Así que me concentré en la rabia que sentía en aquel momento, lo único que podía mantenerme en pie. Tomé aire y sentí que las fuerzas volvían a mí cuando recordé a Marcos diciendo que seguían viéndose.

Pensar que Paula era una zorra había servido de anestesia al principio, cuando aún no conocía el dolor que ser consciente de todo aquello me iba a producir. Sin embargo, que ella fuese una zorra no cambiaba que yo hubiera vuelto a ser un tontaina al que le podían dar bofetadas sin que se enterara. Había quedado con ella. Aquella mañana había quedado con ella y unas horas más tarde me sentía el ser más gilipollas del mundo. Todo estaba demasiado claro, ¿para qué engañarnos más? ¿Qué sentido tenía?

Tomé aire y la miré directamente a los ojos.

—Ya he hablado con Marcos —dije con el tono más frío del que era capaz para que no me temblara la voz.

—¿Y? —Alargó su mano para tocar la mía sobre la mesa y se sorprendió de que yo la apartara bruscamente.

—Pues... —Hice una pausa, como si todo aquello no fuera real y ella no fuera Paula, sino una pesadilla que la había sustituido—. Pues que ya sé por qué te gusta tanto el circo. —La miré con desprecio—. Porque te encantan los payasos.

—Traté de aparentar la más absoluta frialdad. Este era mi momento, no me importaba hacerme daño haciéndole daño a ella. Al fin y al cabo, ¿qué más daba un poco más de dolor? No dijo nada. Por supuesto que contaba con ello, habían sido más de cuatro meses de mentiras, ¿qué podía esperar si no? Se limitó a cruzarse de brazos torciendo el gesto a la espera de una explicación—. Pero yo no voy a dejar que te rías de mí otra vez.

—Carlos, ¿de qué estás hablando?

—Sabes perfectamente de lo que te estoy hablando. —Las palabras surgían a trompicones, sin pensar en lo que decía, movido únicamente por el asco que me daba todo aquello—. Espero que, al menos, te lo hayas pasado bien, ¿no? Eso de tener a dos hombres a tu entera disposición tiene que ser la caña. Pero lo que todavía no entiendo es cómo te dividías el tiempo. ¿Qué hacías? Después de echarme un polvo, cuando me quedaba dormido como un gilipollas, te ibas con Marcos, ¿no? A terminar la faena. ¡Claro! Me había olvidado de que yo no era suficiente para ti. ¿No era eso lo que te decían tus amigas? ¿Que yo era un perdedor y que estabas perdiendo el tiempo conmigo? Aunque, bueno, supongo que quizá no sabían que tú, de perder el tiempo, nada de nada. —Me reí como un histérico después de dar la última calada al cigarrillo y apagarlo violentamente en el cenicero—. ¿Te divertiste? ¡¿Te divertiste?! Dime por qué. ¿Por qué, Paula? ¿No podías haberlo dejado conmigo? No soy tan inmaduro ni tan poca cosa como para no aceptarlo, ¿sabes? Aunque supongo que ni te habrás molestado en conocerme en este tiempo. ¿Por qué, Paula? ¿Por qué? Yo...

No pude seguir porque comenzó a temblarme la voz y no quería hacer más el ridículo. Ya se habían reído de mí lo suficiente. Además, no tenía nada más que decir. Me quedé mirándola sin parpadear esperando una respuesta pero no se inmutó. No movió un solo músculo de su cuerpo. Su cara había adquirido una palidez sepulcral a pesar del maquillaje y se aferraba al mantel con los puños apretados.

Arqueé una ceja con desprecio, incrédulo. Se lo había dicho. Se lo había dicho todo y de pronto me había quedado vacío. Hasta aquel momento había tenido mi rabia y mi rencor. La habría emprendido a puñetazos contra la pared si no me hubiera controlado, pero ya no tenía nada. Estaba solo.

Bajé avergonzado la cabeza. No podía soportar mirarla a los ojos después de todo lo que le había dicho. Ella no se había movido, tenía los ojos clavados en mí, la boca contraída, como si estuviese con los dientes apretados. Quise gritarle, agarrarla de los hombros y zarandearla para que reaccionara, que me insultara, que me gritara, que me dijera que todo aquello era mentira. Por favor, Paula, dime que todo esto es mentira. Pero no se inmutó. Parecía muerta en aquella postura, rígida y contraída.

Me armé de valor y me atreví a mirarla de nuevo. No sé cuánto tiempo estuvimos sin decirnos nada, mi vista borrosa, perdida en algún lugar más allá de su cara hasta que un movimiento en su cuerpo me hizo volver a fijarla en ella. Muy lentamente, sin parpadear, Paula se levantó como si algo, un peso enorme, la tuviera pegada a la silla y le impidiera hacerlo. Suspiró entrecortadamente mientras le temblaba el mentón y, entonces, se dio la vuelta. Cuando quise reaccionar, caminaba tambaleándose hacia la salida, apoyando la mano en la pared, con el abrigo arrastrándose por el suelo. A la vez, como los trozos de un espejo roto, pasaron por mi mente todos los recuerdos que había compartido con ella.

Pasado un rato, me levanté como un autómata dejando al

camarero con la palabra en la boca y me dirigí estoicamente hacia la salida. Caminé hasta casa, mirando al suelo, concentrado en pisar la línea que hacían las baldosas de la acera. No había nadie y agradecí que fuera así. Cuando por fin cerré la puerta de mi cuarto, en la oscuridad de mi habitación, me dejé caer en el suelo, restregando mi espalda contra la pared. Abrí una de las botellas que había cogido de la cocina y bebí un trago largo, notando a la vez cómo la mitad de lo que bebía se escapaba por mi barbilla. Levante las rodillas y escondí la cabeza mientras pulsaba el botón play del iPod. Elton John invadió mis oídos con su *Sorry Seems the Hardest Word*. Era tan previsible dado mi estado de dramatismo que ni si quiera me sorprendí de que hubiera saltado esa y no otra canción. Subí el volumen al máximo. No quería escucharme llorar.

## Episodio 29: El de la autocompasión

—Carlos, ¿quieres hacer el favor de abrir la puerta? —Óscar la aporrea. Yo no le hago ni caso. Estoy concentrado en otros menesteres—. O, al menos, por favor, ¡cierra esa jodida caja de música!

Llevo dos días encerrado en la habitación.

Al principio, el solo hecho de estar mirando a la pared en estado catatónico parecía dejarme al margen, como si la vida siguiera moviéndose y yo me hubiera quedado quieto en medio del camino, con la tecla «pause» pulsada.

Aquí, en mi habitación, puedo jugar a que no ha pasado nada. Aunque el juego no dura mucho tiempo.

Tengo el ordenador encendido y la lista del Spotify es el reflejo perfecto de mi estado de ánimo. Todas y cada una de las canciones deprimentes que se me han ocurrido circulan continuamente con derecho a repetición. The Corrs y su *Long Night* hacen compañía a Elton John y su *Sorry Seems the Hardest Word*, pasando por James Blunt con *Goodbye My Lover*, Abba y su *The Winner Takes It All* (¿qué ocurre? Todos tenemos nuestras debilidades) y el *This doesn't Feel Right* de E&M; sin olvidarnos de los clásicos: *Still Loving You* de los Scorpions, *Sad Eyes* del Boss, y por supuesto, el himno del masoquismo: la banda sonora de *La lista de Schindler.*

Y es que masoquismo es lo único que me queda.

Masoquismo y autocompasión.

Por no hablar de la impotencia.

Sentirte una mierda, así como tal; bueno, saberte con el derecho a sentirte una mierda puede llegar a ser una de las grandes bendiciones del cielo, porque entonces puedes llegar a hacer cosas tan desesperadas como abrir la caja de música que le ibas a regalar a tu novia, darle cuerda y no parar de escucharla en dieciocho horas, creo, sin sentir que estás tirando tu vida por la ventana. Porque estás hecho una mierda y los que están hechos una mierda pueden hacer lo que les de la gana.

—¡Hago lo que me sale de los cojones! —le grito a Óscar desde mi cómoda posición.

Porque luego también está sentir que te mereces lo que te está pasando. Sí, regodearte en el dolor. Acostarte en tu cama, pensar que todavía huele a Paula, que se te claven diez puñales en el estómago y todavía seguir pensando que mereces seguir viviendo para expiar tus pecados.

¿Decir que me arrepiento sirve ahora de algo?

—Lleva encerrado dos días. Por favor, haz algo tú.

—Carlos. —Desde detrás de la puerta se oye la voz de Rey. Supongo que fuera de esta habitación se está viviendo una emergencia. Aquí dentro simplemente huele a mierda—. No te lo voy a repetir dos veces y sabes que odio comportarme como si fuera tu madre. O abres la puerta o... la echo abajo. O algo.

—Está abierta. —No la he cerrado en estos dos días. Si hubieran querido entrar, lo podrían haber hecho perfectamente (lo que tiene que hacer uno para llamar la atención).

Me deslumbra la luz que viene desde fuera y, en un acto reflejo, me escondo debajo de las mantas. Ya no huelen a Paula.

—Macho, el olor de esta habitación es repugnante.

No los veo, pero imagino que Rey se ha sentado sobre la cama y le ha lanzado a Óscar una mirada de reproche, de esas que echa ella cuando quiere hacerse cargo de alguna situación.

—¿Qué es lo que pasa, Carlos?

No respondo. Todavía no estoy preparado para enfrentarme al mundo, así que ahogo un gemido.

—Se ha ido. —Es lo único que atino a decir—. Bueno, no. La he echado yo.

—Lo sé. Me lo dijo Marta. —Rey me acaricia por encima de las mantas y no lo soporto, no soy un niño pequeño que necesite compasión. De hecho, compasión es lo último que quiero. Quiero estar aquí, solo, a oscuras.

—¿De qué coño estás hablando, tío? —Óscar me descubre de las mantas de protección y desaparece todo el cuidado cuando empieza a zarandearme. No sé si es por la cantidad de alcohol ingerida estos dos días, por ser consciente de lo que está pasando, por la vergüenza o por qué, pero mi cara debe de haberse vuelto verdosa porque tengo ganas de vomitar.

—¡Déjale que se explique, Óscar! —(¡Ah, la sutileza femenina! ¡Cómo la echaré de menos!)—. Mejor date una ducha primero. No voy a dejar que sigas aquí. Voy a hacer café y quiero que luego vengas limpio.

No digo nada. Con la cabeza gacha, los hombros encorvados y un dolor de espalda que me está matando, me levanto de la cama y voy directo al cuarto de baño, temiendo tener que encontrarme con Marcos en el pasillo, que es otra de las razones por las que no he salido de mi escondite.

Bajo la ducha, siento que el agua me moja, pero en absoluto siento que me limpie, como si estuviera podrido, como si mi imagen fuera borrosa. Como si, hiciera lo que hiciera, no fuese capaz de gustarle a nadie, me deleito en mi propio dramatismo para justificar que, cuando me miro en el espejo una vez limpio, tenga ganas de lanzar el jabón contra mi reflejo y romper el cristal. Porque, además, después de arreglarme, he averiguado la causa de por qué no he querido ducharme en estos días. Supongo que era más fácil pensar que Paula no me quería si estaba sucio, guarro y poco higiénico, en lugar de verme limpio, reluciente y perfecto, así que salgo y me tiro en el sofá, con la intención de seguir vegetando un par de días más.

—¿Entonces es por eso por lo que Marcos lleva dos días sin aparecer por casa? Rey me lo acaba de contar.

Ella le da un codazo. Como si la sutileza me importara. Ahora que he vuelto a la realidad, me he dado de bruces con la vida. Y esta se me ha vuelto gris. Y ahora Rey se sienta a mi lado, me pasa el brazo por el hombro y me trata con cuidado, como si me fuera a romper.

—No soy de cristal, Rey. No hace falta que me trates así.

Enciendo un cigarrillo y miro al frente. Aunque lo de mirar es un decir, digamos que pierdo la vista en el aparador, entretenido en la colección de figuritas de los huevos Kinder que tan afanosamente hemos ido coleccionando desde que nos vinimos a vivir aquí. El silencio es incómodo. Me gusta que sea incómodo. Me gusta no tener que ser yo quien lo rompa.

—¿Cuánto tiempo piensas permanecer así?

—El que me dé la gana.

—¿No piensas hacer nada?
—No.
—¿Sabes que si no haces nada la estarás perdiendo?
—Ya la he perdido.
Óscar entra en escena.
—¡Pero, ¿qué dices, macho?! Un error lo comete cualquiera. Mira, estoy seguro de que vas a su casa, te disculpas y...
—Óscar, las cosas no son tan fáciles. A lo mejor en tu mundo de hombría, masculinidad y feromonas, las cosas se arreglan así. —Rey chasquea los dedos justo al lado de mi oreja y creo que mi cabeza es capaz de explotar si vuelve a hacerlo—. Pero las mujeres somos diferentes, cuando nos hacen daño, necesitamos pensar, necesitamos... ¡yo qué sé! Nuestro propio espacio.
—¿Y para qué sirve vuestro propio espacio sino para perder el tiempo? En el rato este que estamos aquí hablando, Carlos y Paula podrían estar disfrutando de su amor. Y cuando digo disfrutando, es disfrutando. Lo que tiene que hacer es ir ahora mismo a disculparse. Ampararse en que los hombres somos así de gilipollas de vez en cuando, y correr un tupido velo.
—Lo que tiene que hacer ahora es animarse y pensar en lo que ha ocurrido, en por qué ha sido tan paranoico y en cómo cambiar para arreglarlo. No era sano lo que estaba viviendo.
Miro al vacío y doy una calada.
—Por lo que tú y yo sabemos, de paranoico poco, porque Marcos se ha ido de casa con paradero desconocido el mismo día que Carlos descubrió su extraña obsesión con Paula. Ahora mismo puede estar tirándosela en cualquier hotelito romántico. Así que, a lo mejor, nuestro

amigo aquí sentado no es tan paranoico como tú te crees. Quizá ese otro miembro de tu maravilloso sexo femenino estaba en realidad poniéndole los cuernos y no se atrevía a decírselo.

—Pensar eso de Paula es mezquino por tu parte. Piensa que tu mejor amigo no tiene tan mal ojo, que le pusieran los cuernos aquella vez en la Universidad no quiere decir que tenga la negra, como os gustaba decirle cuando le pasó. A decir verdad, teníais un modo muy particular de quitarle hierro al asunto. Que yo sepa, recordárselo todos los días no es que sea muy altruista. A lo mejor por eso ha estado paranoico ahora, ¿no se te ha ocurrido pensarlo?

Sigo mirando al vacío. Vuelvo a darle una calada a mi cigarrillo, esta vez de las profundas. Si me tiene que matar algo, que me mate la nicotina. Seguro que duele menos que otros cinco minutos escuchando este diálogo de besugos.

—Tía, desde luego que no tenía ni zorra de tu feminismo ultraconservador. ¡Joder! Que es tu amigo el que está aquí sentado. Apóyale, ¿no?

—Óscar, precisamente es lo que estoy tratando de hacer. Apoyar no es darle la razón en todo como a los tontos. Trato de situarme en el punto más objetivo, eso es ayudar. Si se ha equivocado, se ha equivocado y no hay más vuelta de hoja.

—¿Y si no se ha equivocado, qué? ¿Y si Paula es una zorra que le ha estado engañando desde el principio?

—Entonces eso significaría que tu amigo Marcos es un hijo de puta que también os ha engañado. ¿Piensas eso de tu amigo?

—Claro, Marcos siempre ha sido un hijo de puta. Un hijo de la gran puta que ahora se ha pasado de la raya, pero un hijo de puta al fin y al cabo, claro. Yo tengo amigos de muchas clases y colores. No como tú, chicas feministas y remilgadas. Que están muy buenas, eso sí, y por eso te quiero, pero feministas remilgadas.

—Solo te falta decir que les falta un buen revolcón, Óscar.

—Pensaba omitirlo para no ofender al personal, pero, ahora que lo mencionas, sí, les falta un buen revolcón. Y aquí tenemos al candidato perfecto. Y no, no me estoy refiriendo a mí, no me mires con esa cara. —Óscar me coge del brazo y me lo levanta. No opongo ninguna resistencia—. Tienes que presentarle alguna amiga nueva a Carlitos.

Mi cigarrillo se agota, al igual que mi paciencia.

—Desde luego que eres simple. ¿Un clavo saca a otro clavo? —Rey se inclina ante él, como si buscara algo—. Vamos, Óscar, saca El Maravilloso Libro de los Tópicos de donde lo tengas escondido. Tanta inteligencia no es normal en ti, seguro que lo estás plagiando de algún sitio.

—No es tan mala idea, ¿no? Mira, tengo tropecientos dichos al respecto, «hay muchos peces en el mar», «ante la duda... la más tetuda», «en la guerra, cualquier agujero es trinchera», «ninguna mujer es fea si se la mira por donde mea» y, sobre todo, el que nos viene al caso ahora, «dime con quién andas y si está buena me la mandas». La sabiduría popular es sabia. Hagámosle caso a la sabiduría popular. ¿Te ayudan en estos casos tus libros de escritores rusos de nombres impronunciables, Rey? Estoy seguro de que Carlos estará de acuerdo conmigo, ¿verdad, chavalote?

Apago el cigarrillo en el cenicero. Les miro. Me levanto y vuelvo a mi cuarto. Quiero probar hasta dónde puede alcanzar mi grado de patetismo si me acuesto vestido y con zapatillas de deporte.

—Gracias por ayudarme, chicos. Ha sido muy instructiva vuestra clase.

No quería sonar borde pero, por la cara que han puesto,

lo he sido. A su manera estaban tratando de animarme y lo jodido es que sé que tengo que hacerlo, pero no me da la gana, porque me siento más cómodo compadeciéndome de mí mismo.

En estos momentos, asumir que ya no estoy con Paula porque yo he cortado con la relación se me antoja como una especie de Everest que me es imposible alcanzar. Un perfecto estado de karma que me ha sido prohibido. Así que prefiero quedarme en el paso intermedio: soy un gilipollas, soy un gilipollas y soy un gilipollas; porque, por lo menos, podría haberle otorgado el beneficio de la duda, por lo menos podría haber dejado que se explicara. Aunque ahora me doliera más, a la larga, haber escuchado por qué hizo lo que hizo, supongo que me ayudaría.

Bueno, no tengo ni idea de si eso me ayudaría, pero me imagino en una película y creo que todo el mundo me diría lo mismo. Y el cine siempre ha sido sabio. Sí, más que la sabiduría popular, Óscar.

Ninguno de los dos va a poder sacarme de mis trece. Por algo llevo dos días dándole vueltas a la cabeza. Es culpa mía. Y ya la he perdido. Incluso antes de tenerla. Porque si, antes de estar conmigo, ya había estado con Marcos, nunca la he tenido porque me lo ha ocultado. Y, si resulta que sigue con él, igualmente. Lo mismo pasaría si todo son invenciones mías. La habría cagado.

En cualquier caso yo pierdo.

Me siento impotente.

Mejor dicho, soy impotente.

Este descubrimiento lo hice anoche cuando trataba de solucionar una segunda noche de insomnio tal como haría cualquier hombre que se precie: mediante la masturbación. Desde mi más tierna adolescencia, he solucionado el insomnio a través de una larga y placentera sesión de onanismo. Suele dejarme tan agotado que acabo durmiendo tan plácidamente como un bendito.

No anoche.

No puede decirse que no lo intentara. De hecho, no logré superar el insomnio, pero me entretuve durante un buen par de horas. Paseé por mis fantasías, las modifiqué, amplié sus contenidos, navegué por Internet, archivé nuevos datos, añadí personas, aumenté las tallas de sujetador, imaginé tríos, cuartetos e incluso quintetos, pero nada.

En resumidas cuentas y porque nadie nos está escuchando ahora, se ha muerto. Caput. No reacciona. No quiere. Mi polla se ha muerto y no ha dejado siquiera una mísera nota de suicidio. ¡Nada!

Mi cerebro trata de convencerme de que solo es por el asunto de haberlo dejado con Paula, que me estoy castigando por haber sido tan cafre, que es simplemente una reacción de mi cuerpo al estado comatoso en que me encuentro, que es normal que no me apetezca, que se me pasará... pero a mí no me convence. Por lo que a mí respecta, mi polla ha muerto y punto.

Total. Pocas expectativas de uso tengo ahora.

Ni ganas.

Bajo las persianas hasta quedarme en oscuridad absoluta, aunque sean las cinco de la tarde. Solo se ve la estela roja de mi cigarrillo. Me tumbo, cierro los ojos y espero. No sé a qué, pero no tengo otra cosa que hacer más que esperar.

A los cinco minutos exactos se abre la puerta de la habitación y entran una compungida Rey y un Óscar con mirada de cordero degollado.

Sabía que no iban a tardar.

No los veo pero sé que, como lleva siendo costumbre esta

tarde, Rey le vuelve a dar un codazo a Óscar. Se las da de fuerte, pero, cuando llega la hora de mostrar sentimientos, ella es la primera que se echa para atrás.

—Lo sentimos, Carlos.

—No importa.

Ambos se abalanzan sobre mí para darme un abrazo.

Y sí, tengo que reconocer que uno se siente mejor, pero no logran quitar el vacío de mi estómago.

—Mira, Carlos, hemos estado hablando y —Rey le mira—. Vamos a hacer las cosas a mi manera. ¿Sabes qué hacemos las chicas cuando estamos así? —Hace una pausa dramática—. Vamos a la peluquería.

—Luego era yo el de los tópicos, Carlitos. —Estoy seguro de que la sonrisa de Óscar es inmensa y que ha esperado pacientemente para poder hacer este comentario.

—Vale, está bien —Rey se hace la ofendida—. Es que tengo que ir a la peluquería, y Óscar tiene que ir a clase. Lo hemos echado a suertes. Supongo que preferirás ir conmigo que a una clase de Economía Internacional, ¿verdad?

—Lo que está claro es que no vamos a dejar que te pudras aquí solo. Así que tú decides: ¿Economía o peluquería?

Supongo que la decisión está clara. Soy de letras. No tengo un mísero euro y no quiero que encima me lo recuerden en una clase. Además, ni siquiera voy a intentar ignorarles. No suele funcionar.

El mundo de las cremas, las ceras y el champú me ha sido completamente ajeno hasta este mismo momento. Hasta hoy, ir a la peluquería se limitaba a visitar al viejecito ese tan amable con gafas de culo de vaso de whisky, sentarme en la silla de cuero y observar la decoración setentera mientras escucho los deportes en la radio, al tiempo que el viejecito coge una navaja y se encarga de reducir el volumen de mi pelo. No hay preguntas. Cortar el pelo se reduce a cortar el pelo. Y, con suerte, a un caramelo de menta al final.

Ahora acaban de preguntarme cómo quiero que me corten el pelo, si quiero champú anticaspa o si lo prefiero para cabellos grasos. Y si quiero que me añadan acondicionador o gel. Digo que sí a todo, por supuesto.

Una señorita con bata blanca me lleva a una especie de lavabo con un hueco donde colocar mi cabeza. Me tiende, me coloca una bata morada y me dice que cierre los ojos. Escucho el correr del agua y me echa unas gotitas, me pregunta si me gusta la temperatura. Sin saber muy bien por qué, asiento a la pregunta. Sí, claro que me gusta.

La chica de la bata blanca introduce sus dedos entre mi pelo, peinándolo hacia atrás. Pasa sus índices por mis sienes, las masajea y siento el movimiento de sus dedos al compás, acariciándome. Los imagino con mi pelo entre ellos, coquetos, enredándose, liándose, agasajándome, tentándome. Después pasa por mi frente suavemente, tanto, que un escalofrío recorre mi espalda, pero nada comparado al suspiro que exhalo cuando sus manos se pasean por mi nuca mientras me lava el pelo. Cierro los ojos, porque los había abierto al sentir el escalofrío, y me dejo llevar.

Me echa champú, noto una sustancia aceitosa sobre mi cabeza, entonces, enreda, desenreda, pasea, cosquillea y recosquillea mi cabeza. Deambula con sus dedos por mi nuca. Sube hacia arriba. Abre mi raya. Me peina. Me despeina. El chorro de agua me cae sobre la cabeza. ¡Me está haciendo un masaje! Trago saliva. Acompaso mi respiración a su masaje. Imagino sus manos, son pequeñas, creo que tiene los dedos largos. Están intentando desenredar el pelo. Mientras, yo sonrío.

Y otras partes de mi cuerpo reaccionan.

Acabo de añadir una nueva fantasía a mi Top Ten: «La Peluquera Insaciable». Y encima mi pene funciona. No es todo lo que quiero, pero no está mal para empezar.

—En realidad fue idea de Óscar que te trajera a esta peluquería. Dice que, cuando está deprimido, suele venir. Veo que sonríes, así que voy a tener que rendirme ante la evidencia y hacerle caso más a menudo.

La voz de Rey me despierta del letargo. Está agachada a mi lado, con una toalla enrollada en la cabeza. Sigo sonriendo. Sí, no me extraña que Óscar venga a menudo. Voy a tener que hablar con él largo y tendido del asunto.

# Episodio 30: El del Apocalipsis

Nadie te prepara para este tipo de situaciones. Por mucho que se empeñen en enseñárnoslo en las películas, por mucho que digan que el amor (el desamor, más bien) es el tema universal de la expresión artística; por mucho que se diga que todo lo que sube tiene que bajar; por mucho que uno crea entender a las mujeres y la vida en pareja, nadie te prepara para la certeza de haber dejado a la mujer de tu vida, ¡y encima de haberlo hecho uno solito, a sabiendas y en plenas facultades! Desde luego, nadie te prepara para ser el tío más tonto del mundo. O el más cornudo, que para el caso es lo mismo. Aunque, ahora que lo pienso, para ser el más tonto no hace falta preparación. Es una marca de nacimiento.

Sin embargo, pese a la falta de preparación, aun me sorprende que haya algo para lo que todavía nos preparan menos: para la larga y desastrosa etapa en la que la vida después de tener novia es idéntica a una montaña rusa.

**PRIMERA FASE: LA NEGACIÓN**
—¿La llamo?
—No.

—¿Le escribo?
—No.
—¿Puedo ir a verla?
—No.
—¿Y si me está esperando?
—No lo estará haciendo.
—A lo mejor sí, no lo sabes.
—No creo que le hiciera gracia que fueras a verla ahora.
—Pero ¿por qué?
—Porque no.
—No lo entiendo. A mí me encantaría que viniera a verme.
—Mira, Carlos, por favor, cuelga el teléfono. Son las seis de la mañana.
—¿Rey? ¡Rey! ¡No cuelgues, Rey!

**SEGUNDA FASE: LA RABIA**
—¡¡Dale!! ¡Sí, pégale bien! ¡Tú puedes, Carlitos! ¡Sí, así, muy bien! ¡Bajo la rodilla! ¡Bajo la rodilla! ¡Cuidado! ¡Cuidado, que te está acribillando a puños! ¡Así, muy bien ese derechazo! ¡No! ¡No! ¡Que te estás dejando vencer por una tía! ¡Que no se diga, machote! ¡Venga! ¡Ahora un puño! ¡Ya lo sabes, ya lo hemos ensayado mil veces: puño, patada, puño, patada, puño, patada! ¡No te distraigas! ¡No, no me mires a mí! ¡No bajes la guardia, Carlitos! ¡Menuda paliza te está metiendo! ¡No! ¡No! ¡NO!
—Game Over, Óscar.
—Macho, haberte imaginado que era Paula. A mí me funciona cuando imagino que es mi profesora de Economía Política. Suelo descargarme bastante y mis dedos se mueven solos. Pásame el joystick, que te voy a enseñar quién es el rey.

—Como quieras, pero precisamente perdí porque imaginé que era Paula.
—Estás perdido, macho.
—Lo sé.

**TERCERA FASE: EL DESENFRENO**
—Muchas gracias por invitarme a tu casa, Carlos, pero, la verdad, esto no es lo que imaginaba.
—¿Por qué? Mira: patatas, golosinas, birras, tabaco, un poco de maría, alcohol y por ahí creo que hay más alcohol. ¿No hay de todo para una fiesta?
—Sí, hay de todo, pero, cuando dijiste que habría tías buenas, no pensé que te refirieras a eso, Carlos.
—¿Qué pasa? ¿No están buenas?
—Sí, Carlos, pero para ver una película porno, me basto y me sobro con mi ordenador. ¿Nadie te ha explicado nunca que hay mujeres reales?

**CUARTA FASE: LA VENGANZA**
—No lo hagas.
—Digas lo que digas, Rey, lo voy a hacer. Y ahora, por favor, vete de mi cuarto.
—No me iré hasta que me digas que no lo vas a hacer.
—Pues entonces, no te vayas. Pienso hacerlo. Sé mi espectadora.
—Pero ¿sabes todo lo que perderías si lo hicieras?
—Me da igual.
—¿Acaso tu vida no importa?
—No si hago que Paula y Marcos sufran. Sé que se morirán cuando se enteren. Que todos sepan lo que han hecho.
—No lo hagas, Carlos, por favor. ¡No llames al Programa de Ana Rosa por lo que más quieras!

**QUINTA FASE: EL APOCALIPSIS**
—No funciona nada, Rey. He hecho todo lo que me habéis dicho que haga y no funciona nada. Mi vida sigue siendo una mierda y punto. Bueno, y punto no, porque se va a quedar así para siempre. Puntos suspensivos.

—Carlos, tranquilo, recuerda el libro que leímos. Estás cumpliendo todos los requisitos, estás pasando por todas las fases. Te queda poco. Ya verás, un día te levantarás, te colocarás la sonrisa en la cara y...

—¿Y qué? ¿Habré asumido que esto es patético?

Rey se remueve incómoda. No saben qué hacer conmigo. Sé que puedo ponerme muy cabezón y ser muy cabrón cuando me da la gana, pero no lo aguanto más. No soporto la sensación de no saber qué ocurre a mi alrededor, como si todo el mundo me ocultara algo, como si lo único que les importase fuera hacer que me entretenga y que mi vida sea una puta balsa de aceite en la que todo va bien. Pues que se enteren todos: ¡no va bien! ¡Y lo sé! ¡Porque precisamente yo soy quien hace que vaya mal! ¡Y no me importa!

—Carlos, tampoco tienes que pagarla conmigo, estamos intentando ayudarte.

—No te preocupes, Rey, que el karma negativo me será devuelto con creces, así que aguanta el chaparrón.

Me dispongo a echarle un rapapolvo en el que repaso por enésima vez en estos días mis fracasos amorosos y mis desgracias vitales cuando llaman a la puerta. Es Óscar. Debe de haber escuchado las voces.

—Carlos... —Solo asoma la cabeza. Tiene medio cuerpo escondido tras la puerta.

—¿Qué?

—Aquí hay alguien que quiere hablar contigo. Pregunta si puede pasar.

Me da un vuelco el corazón. Es lógico, ¿no? Paula viene a disculparse conmigo, a reconocer que ha cometido un error, a proponerme el linchamiento de Marcos y que volvamos a estar juntos. Sin olvidarse de llevar puesto el juego de lencería negra que acaba de comprarse por Internet. Después de todo, a las buenas personas se nos recompensa por eso del orden y el equilibrio universal.

Trato de recuperar la compostura, me atuso la camisa, me paso la mano por el pelo y adopto el aire más digno del que soy capaz. Es mi turno. Que me suplique. Voy a hacerla sufrir un rato antes de lanzarme en picado a sus brazos.

—Que pase.

Óscar se aparta y la puerta se abre.

Y de paso, mi mundo se desmorona.

Porque no es Paula.

Es Marcos.

Efectivamente, el karma negativo me está siendo devuelto con creces.

Y en cantidades industriales.

Porque, claro, si alguien me hubiera dicho esta mañana que Marcos aparecería bajo el quicio de la puerta, seguramente habría provocado una sarta de carcajadas maliciosas y obstinadas que me habrían enviado de cabeza al infierno. Así que, simplemente, por el hecho de pensarlo me está ocurriendo. ¡Aquí estoy, señor Dios! ¿A qué estás esperando para darme la patada y mandarme derechito a donde quieres que me vaya? ¿Es que no tienes suficiente con esto? ¿No te has reído lo suficiente que ahora me pones en bandeja un asesinato potencial? ¿Voy a tener que pasar también por la justicia humana? ¿No he tenido suficiente con el castigo que me impuso la justicia divina de haberme creado tonto de remate?

Está claro que no.

La puerta se abre lentamente y Marcos duda antes de poner un pie en mi habitación. Supongo que jugar el partido en mi terreno tiene sus desventajas para él. En mi cuarto sé dónde tengo colocadas las cosas pesadas, en el caso de que me apetezca lanzarle a la cabeza algo así como, por ejemplo, el pesado trofeo de fútbol-chapas o el diccionario de sinónimos y antónimos. Es normal que dude antes de pasar.

—¿Qué es lo que quieres?

No dice nada. Se limita a mirar al suelo con las manos en los bolsillos.

—Te he preguntado que si quieres algo. Si no quieres nada, ya sabes dónde está la puerta.

Marcos lanza un suspiro y mira al frente, como recuperando su fortaleza perdida. Claro, supongo que echar tres polvos seguidos con la que fuera mi novia tiene que dejarle exhausto a uno.

—Me gustaría hablar contigo, Carlos.

—Ya lo estás haciendo.

—No. A solas.

No hace falta decir más. Óscar y Rey han sido bien entrenados en estas lides y se levantan raudos con la primera excusa que pasa por sus cabezas para dejarnos a solas. Ten amigos para esto, pienso. Así que Marcos entra lentamente y cierra la puerta tras de sí, para quedarse mirándome en silencio después.

—Muy bien. —Es lo único que atino a decir.

—Muy bien. —Es lo único que atina él a decir a su vez.

Es curioso cómo la traición, la traición rastrera y por la espalda, puede hacer que dos personas que no tenían trabas en su confianza y que tenían la libertad para hablar de cualquier cosa, de pronto sientan que las palabras se vuelven difíciles y que no hay absolutamente nada que les una. Ni siquiera eso, una palabra.

Enciendo un cigarrillo con la mayor naturalidad de la que soy capaz y le lanzo el paquete para que él también lo haga. No sé por qué, pero siento que algo se rompe en mi interior cuando doy la primera calada, no sé si es el efecto del humo del tabaco. No sé si es la rabia por ver delante de mis ojos lo que fue y ya no lo es. No sé si es que estoy cambiando de fase y ya no estoy cabreado con el mundo, y empiezo a salir a flote, o que simplemente la tontería congénita me impide ver que tengo al enemigo en casa, así que lo único que hago es lanzarle el paquete de Lucky, como otras tantas veces. ¿Un homenaje, quizá? ¿Para qué negarlo? Imagino que la situación es tan difícil para él como para mí.

Marcos enciende el cigarrillo y parece relajarse cuando da un par de caladas y el reconocible sabor se apodera de su cuerpo. Me devuelve el paquete lanzándomelo de vuelta, como si ese gesto fuera lo único que pudiéramos hacer para unirnos, y se sienta con recelo en la punta opuesta de mi cama.

—Carlos. —Suelta un suspiro mientras expulsa el humo, y su mirada sube desde el suelo hasta mis ojos—. Tengo eyaculación precoz.

Vale. Muy bien. Perfecto. Creo que este es uno de los momentos de la vida en los que a uno le gustaría darle al mando a distancia y detenerla. Porque una cosa es tratar de abrir tus oídos a alguien que ha sido tu amigo durante tantos años, aunque solo sea por los viejos tiempos, y otra cosa muy diferente es que esa persona quiera hablar de los problemas sexuales que tiene con tu exnovia.

Si viviéramos en una serie de dibujos animados japoneses, una gota de sudor enorme habría caído por mi frente y mi cara se habría vuelto una caricatura. Seguramente también estuviera soltando aullidos e improperios, pero esta segunda parte, quizá, no sea tan irreal, porque es exactamente lo que tengo ganas de hacer.

Pero, en su lugar, me atraganto con el humo del tabaco.

—¿Cómo?

—Que tengo eyaculación precoz.

Y ahora le miro fijamente, sin parpadear. Más que nada porque mis ánimos están empezando a caldearse tanto que soy incapaz de pronunciar una sola palabra. Aunque todo es susceptible de cambiar, claro.

—Y vienes aquí a contármelo porque somos muy amigos, ¿no? ¡No me jodas, tío! ¿Que tienes eyaculación precoz? Muy bien, pues sigue tirándote a todo lo que se menea a ver si se te pasa. O pregúntaselo a Paula, seguro que te ayuda. ¿O acaso tirártela tantas veces es lo que te ha hecho estar así? O, ¡no! ¡Espera! Tú lo que vienes es a pedirme consejo sobre cómo tirártela, ¿verdad? —Me levanto de un salto incapaz de contener mi cabreo—. Claro, como yo no tenía problemas sexuales con ella, vienes a saber cómo solucionarlos y, como Carlos es un tontito capaz de ablandarse al verte en su cuarto, seguro que te ayuda, ¿no? Qué amable por tu parte, Marcos. Qué considerado el acordarte de mí. Te lo agradezco, te lo agradezco de corazón. ¿Para la eyaculación precoz? Quizá una patada en los huevos pueda arreglártela. ¿Probamos?

—No, Carlos, espera, tranquilo.

—¿Tranquilo? Te tiras a mi novia, os dejo el camino despejado para que retocéis felices, y ¿ahora vienes a contarme tus problemas? Tú estás mal, Marcos. Tú estás muy mal. Tío, lárgate de mi cuarto y deja de tocarme los cojones de una puta vez. Déjame tranquilo, por favor.

—Carlos, joder, ¡escúchame!

Pero no pienso escucharle. Me acerco a la puerta y la abro invitándole a salir.

—Fuera.

—Estás confundido, Carlos. Estás muy confundido. —Se levanta en dirección a la puerta—. Paula no es mi amante. Es mi psicóloga.

Evidentemente, le doy con la puerta en las narices antes de que se vaya de mi cuarto y quedamos el uno delante del otro, frente a frente.

—¿Qué...? ¿Qué coño quieres decir con eso?

—Que no me tiro a tu novia. Nunca me la he tirado. —Se aleja un poco. Si está esperando una contestación por mi parte, va listo porque no la va a tener. Me limito a seguir mirándole a los ojos—. ¿Qué querías que hiciera, joder? Nunca os había hablado de mi problema y no podía arriesgarme a que Paula te lo contara; y tú creías que te estaba poniendo los cuernos conmigo y, bueno, seguramente encontrarías a otra tía igual por ahí, joder, así que no te contradije.

—Más despacio, Marcos. Creo que no consigo captarte.

—Pues eso, Carlos, que, ¡joder!, no es fácil aceptar que uno tiene un problema y Paula ha sido la única psicóloga que ha logrado ayudarme. No podía arriesgarme a perderla. Cuando empezasteis a salir y me dijo que teníamos que dejar de vernos, no podía consentirlo, ¿lo entiendes, Carlos? No podía consentirlo. El código deontológico de los cojones le impedía seguir tratándome si comenzaba conmigo otro tipo de relación. De entre todos los tíos del mundo se fue a enamorar de mi mejor amigo y eso no le permitía seguir tratándome. Y estábamos tan cerca... ¡tan cerca!

Me da la risa. No puedo evitarlo. Primero noto una especie de cosquilleo en la tráquea que trato de disimular con un

carraspeo. Pero no lo contengo, las carcajadas surgen desde mi estómago y se empotran directamente en la cara de Marcos que, a continuación, comienza a reírse también. Como si lo que acabara de contarme fuera un chiste, una historia buenísima que le ha pasado al primo del amigo de un amigo.
No puedo creerlo. Me estoy riendo a carcajada limpia.
Apoyo la mano sobre su pecho para recuperar el aliento, notando las punzadas de dolor en mi diafragma.
—Espera, Marcos —le digo entre carcajadas—. ¿Me estás diciendo que por no reconocer delante de tus amigos que tenías eyaculación precoz, y que no eras el semental que creíamos que eras, has preferido joderle la vida a uno de ellos, haciendo que dejara a la mujer de su vida? —Apenas puedo contener las carcajadas. Y él tampoco, aunque no sabe exactamente dónde meterse ante mi reacción—. ¿Es eso? ¿Has preferido joderme la vida antes que dar un pequeño paso atrás en la tuya? ¿Es eso?
—Bueno, yo...
Dejo de reírme y le asesto con todas mis fuerzas un puñetazo en la mandíbula que lo tira al suelo.
—Eres un cabrón hijo de puta.
Marcos me mira compungido desde el suelo, acariciándose la mejilla enrojecida con el dorso de la mano mientras trata de encajarse de nuevo la mandíbula.
—Lo siento, Carlos.
Ahora que estoy de pie y que él está en el suelo, con la superioridad moral que el solo hecho físico de estar por encima me aporta, me doy cuenta, por primera vez desde que le he visto esta tarde, que Marcos está hecho un asco. La barba de tres días cuidadosamente arreglada en circunstancias normales, aparece ahora con jirones de pelo que le ensombrece mucho más el semblante, lleva la ropa que llevaba

el último día que le vi y parece que no se ha duchado en eones.

—Ya es tarde para sentirlo. He acusado a mi novia de engañarme rastreramente. No una vez, no dos. La he acusado todas y cada una de las veces que he tenido oportunidad de hacerlo. Y tú lo sabías, joder, y todas las pruebas...

Me callo por un segundo. Las pruebas. Las jodidas pruebas. Joder, todas me llevaban al mismo sitio. ¿No podía Paula haberme dicho que era su paciente? Pero me responde al instante una voz que dice que no lo podría haber hecho sin traicionar su confianza. ¿Y la conversación que escuché? ¿Y las llamadas perdidas en su teléfono? No eran más que el resultado de la puta desesperación de Marcos. Pero...

—¿Y la foto?

—¿Qué foto?

—La foto de Paula en bikini. Con la dedicatoria. La foto que te enseñé. ¿Por qué coño no me dijiste nada en ese momento si ya estabas descubierto?

—Joder, Carlos, es que no sabía de dónde había salido esa foto.

—No me lo creo.

Trata de levantarse del suelo, pero no puede. Me tiende la mano, pero le ignoro y me siento sobre el escritorio. No voy a ser yo quien le levante del fango.

—Paula me llamó la noche que cortaste con ella, Carlos. Estaba deshecha. Quería saber... quería saber por qué no te lo había dicho, porque yo era el único que podía decirlo. Le pregunté por la foto. Una parte de mí quería que tus sospechas fueran ciertas, porque me habrían hecho sentir un poco mejor. Por una parte, me habría gustado que Paula hubiera metido esa foto en el libro que me prestó para ayudarme, con la intención de seducirme. Porque, sí, Carlos, ese libro era de Paula. Pero no, Carlos, la foto simplemente estaba allí.

—Pero... —El corazón me late a cien por hora y siento que las venas de mi cerebro están a punto de estallar. No quiero creerme lo que Marcos me está contando. No quiero. Que él no sea culpable me hace culpable a mí. Yo he sido el que ha apartado a Paula de mi vida. Por no confiar en ella—. Pero... ¡la dedicatoria!

—Resulta que no soy el único paciente de Paula, Carlos. La dedicatoria se la podría haber dejado cualquier otro paciente chistoso que se sorprende al encontrar la foto de una chica en bikini dentro de un libro para solucionar los problemas de erección. Desde luego que la dedicatoria no era para mí. Ni siquiera ella sabía que la foto estaba dentro del libro.

Siento que mi mundo se hace trizas cada vez que Marcos deja escapar una palabra de su boca.

—¡¿Y tu diario, Marcos?! —Ya no puedo evitar gritar y doy un puñetazo contra la pared—. ¡¿Por qué coño mencionas a Paula en el diario de las tías que te has tirado?!

—Porque eso formaba parte de la terapia, Carlos. Paula me dijo que apuntara todo lo que hiciera con una chica para ver qué cosas funcionaban y qué no. ¿No te resulta extraño que saliera de caza todas las noches? Lo único que quería era saber cómo coño solucionar mi problema. ¿No te resulta extraño que ninguna se quedara a pasar la noche? ¿No te resulta extraño que no me haya colado por una sola chica en todos estos años y que ninguna haya durado más de una semana a mi lado? Pues bien, ya lo sabes.

Una profunda certeza se abre en mi mente.

—¿Era Paula la famosa tía de los miércoles por la mañana?

—Sí, los miércoles era cuando teníamos la terapia.

—Te seguí. Te seguí con Óscar un día. Os vi hablando en la cafetería del hospital. ¿Es que acaso teníais la terapia en la cafetería?

—Eso fue después de que Paula decidiera delegar mi caso a otra psicóloga. Una vez que empezasteis a salir, Paula ya no quiso recibirme en su consulta. Decía que no era ético. Y por eso nos viste en la cafetería. Y por eso la llamaba constantemente, para convencerla de que podía compaginar las dos cosas, que podía echarme a un lado, que podía no tener nada que ver contigo ni con ella si ella accedía a seguir siendo mi psicóloga.

—Ya, y como no salió, decidiste separarnos a nosotros, ¿verdad? Muy considerado por tu parte. Mil gracias.

—No, Carlos, te juro que eso surgió. Nunca intenté...

—Fuera de aquí, Marcos. No me apetece seguir hablando contigo. Ya he escuchado suficiente.

—Carlos...

—Fuera de aquí, de verdad, no me apetece ver a nadie.

Me tiro en la cama boca abajo, con la cara sobre la almohada. La cabeza me da vueltas, todo me da vueltas y siento que me cuesta respirar, como si tuviera un nudo en el diafragma que impidiera que el aire entrara y saliera de mi cuerpo. De pronto, una bombilla se enciende sobre mi cabeza y me incorporo de nuevo.

—Espera, Marcos.

—¿Qué?

—¿Esto quiere decir que Paula me quiere, que siempre me ha querido?

—Sí.

## Episodio 31: El de la brillante armadura

Luce el sol, los pajaritos cantan felices posados sobre las ramas de los árboles al compás de todas y cada una de las canciones que suenan en la radio y yo me incorporo de la cama como un resorte. No he pegado ojo en toda la noche, pero da igual. Dan igual mis ojos rojos, mi intenso olor corporal, mis agujetas, mis ganas de vomitar o que me haya caído al intentar levantarme de la cama porque mis piernas se hayan enredado con el revoltijo de sábanas.

—¡No pasa nada! ¡Estoy bien! —le digo a una invisible audiencia mientras hago una reverencia. Estoy bien. Estoy bien. Estoy bien porque hoy Paula va a volver conmigo.

El plan es sencillo. Nada de estridencias, de modernidades ni de originalidad. La cosa está clara y, desde un principio, delante de mis ojos y no lo he visto: Lo clásico. Lo clásico es eterno, lo clásico es atemporal, inmarcesible y elegante. Convivimos con lo clásico, nacemos, vivimos, follamos, comemos, dormimos y cagamos con lo clásico; los anuncios de Porcelanosa, *Gilda*, *Casablanca*, los anuncios de Ferrero Rocher. Y lo clásico siempre funciona. Como en las películas.

A fin de cuentas, después de hablar con Marcos y, analizando la situación concienzudamente (las noches de insomnio pueden dar para mucho), mi error no ha sido tan grave. No he hecho nada ni ella tampoco que no podamos solucionar. Un error de confianza, un nimio error de confianza. Y las pruebas están de mi parte, claro. Seguro que, si se lo explico con calma y al detalle, todo se soluciona y esta noche volveré a dormir calentito.

Pero claro, uno no es tan tonto ni tan inocente como para no adornar una sincera disculpa con el mejor de los apliques. Y aquí es donde entra en juego el clasicismo más exacerbado. ¿Qué es *Pretty Woman* sino una reescritura de *La Cenicienta*? La reinterpretación de un clásico. Las historias ya están escritas, las declaraciones de amor también. No hay originalidad, no hay modernidades que valgan. Para conseguir lo auténtico hay que llegar a las raíces, al blanco y negro, a las gabardinas de Boggart y a los paisajes neblinosos. Hay que llegar a lo clásico.

Flores, bombones y un traje elegante. El Kit del Súper Novio. Nadie puede resistirse al Kit del Supernovio. Mucho menor es la resistencia si, además del Kit del Supernovio, aderezamos el asunto con el factor sorpresa. Por eso sé que hoy, irremediablemente, Paula va a volver conmigo.

Voy a ir al armario de Marcos y a robarle su mejor traje y su mejor corbata. Me lo debe, el jodido hijo de puta me lo debe. También aprovecharé para rasgarle un par de camisas o para pintarle un par de rayones con rotulador indeleble, aunque eso esté fuera del plan y no sea la demostración lógica, madura y comprensiva de alguien capaz de llevar sobre sus espaldas el pesado título de Supernovio. Pero, en fin, nadie es perfecto y la venganza es dulce.

Después, una vez ataviado con sus mejores galas que, al instante, se convertirán en las mías, iré a la floristería más cara de la ciudad y compraré el ramo de flores más grande que haya. Para ello, posiblemente tenga que pedirle dinero prestado a Óscar, o robarlo del bote que tenemos en la cocina para emergencias porque, ¿qué es esta situación que estoy viviendo sino una emergencia? Habrá rosas rojas, por supuesto, no hay Kit de Supernovio que se precie sin una buena docena de flores rojas. Y, si fallan, las acompañaré con margaritas, petunias, begonias y demás flores con nombre de abuela. Para ello, también, deberé proveerme de los antihistamínicos más fuertes. Mi alergia al polen siempre ha hecho que la naturaleza y yo no nos llevemos bien. Pero a Indiana Jones, a Cocodrilo Dundee o a Tarzán nunca se los vio estornudar, y su esencia de tipos duros también está contenida en el Kit del Supernovio. Por eso, hay que ser precavido y comprar antihistamínicos. Los más fuertes. Y café. Toneladas de café. Hay que paliar los efectos secundarios de los antihistamínicos. No puedo presentarme en casa de Paula mientras se me caen las persianas, muerto de sueño. Desluciría todo el conjunto.

Porque eso es lo que pienso hacer: Presentarme en casa de Paula por sorpresa. Llamar al timbre, que abra la puerta y que no se vea mi cara porque el ramo de flores sea tan enorme que le impida saber quién soy. Al darle el ramo y verme con el traje que le he robado a Marcos, sus defensas bajarán un poquito. No diré nada, Humprhey Boggart nunca decía nada, así que le daré los bombones. Los más caros, por supuesto: De chocolate, de chocolate y chocolate, de chocolate, chocolate y más chocolate. Con chocolate por encima, con chocolate por debajo, rellenos de chocolate y, la especialidad del chef, de triple chocolate. Irresistibles. Para los bombones, seguramente tenga que volver a coger dinero del fondo de la cocina, o robar en la pastelería. Pero nadie ha dicho nunca que las acciones heroicas fueran fáciles, así que tendré que asumir el riesgo con el máximo estoicismo. Mi sonrisa, a juego con las flores y los bombones harán el resto.

    Sonreiré otra vez y entornaré la mirada, giraré la cabeza un poquito, lo justo para que se admire mi lado bueno y empastaré mi voz. Diré «lo siento», solo «lo siento». Me invitará a pasar, pondrá las flores en agua y volverá al salón, donde estaré esperándola con los bombones en la mano. Irá descalza, porque a Paula le gusta ir descalza por su casa y a mí me encantan sus tobillos. Seguramente lleve uno de esos vestidos vaporosos de primavera que hacen que, si te esfuerzas y das con el ángulo de luz perfecto, se le transparente a la altura del sujetador. No diremos nada, pero se respirará la tensión sexual previa a un encuentro placentero. Como Mulder y Scully, pero sin ovnis. Nos sentaremos en los sillones, uno frente al otro, y Paula abrirá la caja de bombones con auténtica parsimonia, como si, en lugar de estar retirando el plástico a una caja de cartón, me estuviera desabrochando la camisa. Cogerá uno. Seguramente el de chocolate blanco, a Paula le encanta el chocolate blanco y, antes de metérselo en la boca, me mirará. Todavía no habrá sonreído y este será el primer momento en que lo haga, precisamente por eso, porque yo sé que a ella le gusta el chocolate blanco.

    Acariciará sus labios con el bombón y me hará sufrir, porque yo seguiré esperando esa respuesta que, aunque me pueda imaginar porque el plan está trazado al milímetro, todavía no me habrá dado; así que mi corazón estará más o menos, a la altura de la garganta y mi respiración no será respiración, sino que será el chucuchú de una locomotora de vapor algo atascada. Me mirará. Yo la miraré a ella a los ojos y no solo a sus piernas recién depiladas. Abrirá su boca y, con cuidado, se comerá el bombón sin dejar de mirarme. Ahí será cuando yo sepa que me ha perdonado, que sabe que he sido un patán y que ella tenía razón desde el principio. Cosa que yo reconozco ardorosamente, sí, como un perrito con la lengua fuera, así de ferviente creo en mi estupidez. Sonreirá después de paladear el chocolate y se levantará. Cuando se levante, casi con seguridad, mi corazón dará un vuelco y me será todavía más difícil respirar. Que los pantalones me aprieten demasiado en ese momento y que mis sentidos cobren vida propia posiblemente es un tema al que no haga falta dar demasiada relevancia, por mucho que, en ese momento, sin lugar a dudas, sea una de las cosas que más me interese solucionar. Sí, la opresión de pantalones, cuando aprieta, suele ser un tema que a los tíos nos suele preocupar mucho. Naturaleza obliga, que dicen. O algo parecido.

Entonces, yo también me levantaré, casi al mismo tiempo que ella. Nos miraremos y no hará falta decir nada, porque mi «lo siento» ya lo habrá dicho todo. Daré un paso hacia ella y caeré en la cuenta de que está recién depilada y lleva ese vestido vaporoso porque me estaba esperando. Ella dará otro en mi dirección y me dirá «te estaba esperando», lo que confirmará mis sospechas. Daré un nuevo paso y le diré «te he echado de menos». Ella se acercará a mí un poco más y me dirá «yo también». Y entonces, en ese mismo momento, los dos estaremos frente a frente, labio a labio en el salón, como la canción de Mecano. Y ya no harán falta más palabras porque estaremos deseándonos tanto que no querremos decir nada hasta después de los catorce polvos de rigor. O más.

Pero, para que ocurra todo eso, tengo que ponerme las pilas y hacer que la primera parte de mi plan se cumpla. Y, en efecto, lo hace, porque el armario de Marcos tiene un traje negro recién planchado, una camisa perfecta para el momento y una larga selección de corbatas de seda que puedo escoger con la calma de alguien que se sabe elegante. No tengo rotulador Edding y sus camisas son demasiado buenas como para rasgarse por sí solas, pero estoy de tan buen humor que decido dejar el plan de la venganza para cuando tenga más tiempo, que es como las venganzas se saborean mejor.

Me ducho, me afeito, me visto y me acerco sigilosamente a la cocina para robar el dinero que metemos religiosamente en un botecito de Nesquik cada comienzo del mes. Como me esperaba, el bote metálico tiene la suficiente cantidad como para permitirme el ramo de flores más grande de la floristería de la esquina, que no es la más cara de la ciudad pero, claro, mi plan perfecto no contaba con mi imperfecta impaciencia.

La segunda parte de mi plan no sale tal y como la espero, porque en la floristería de la esquina no hay más que coronas, coronas y más coronas de flores que no encajan exactamente con las intenciones que pienso darle a mi visita a Paula. No creo que le hiciera mucha gracia verme con una corona de flores colgando del brazo, más que nada porque no estamos en el Grand National. Tampoco creo que le hiciera gracia que en la corona pusiera algo así como «te echaremos de menos, Federico». Ni siquiera pone su nombre y, además, no es echarla de menos lo que quiero, precisamente.

Sin embargo, no voy a dejar que una ridiculez como esa empañe mi ánimo y eche abajo mi bien trazado plan. Esto es una ciudad grande, tiene que haber infinidad de floristerías y todavía tengo que comprar los bombones, así que sigo adelante, hacia casa de Paula y, casi cuando voy a llegar, la veo. No es una gran floristería, desde luego no es la floristería con cristalera y bicicleta aparcada en la puerta que me imaginaba, pero puede servirme. Más que nada porque vende flores y la casa de Paula está a la vuelta de la esquina.

La pena es que no hay rosas rojas en la floristería, pero las hay blancas, y también amarillas. Así que me decanto por una suculenta selección de flores elegidas por la dependienta (he tenido que salir de la floristería mientras ella las elegía porque me moría literalmente de la alergia) que, seguramente harán las delicias de la que volverá a ser mi novia en breves instantes. Pregunto por una pastelería y me dicen que hay una un par de calles más adelante, quizá sea un cuarto de hora más de camino, pero la ocasión lo merece y el «comieron perdices» del después bien merece un cuarto de hora más. También tengo que pasarme por una farmacia a comprar condones, porque no sé si Paula los tendrá en su casa, pero eso, en teoría, no es romántico ni va a juego con mis flores ni con mis bombones, así que lo omitiré.

Y resulta que la pastelería no está a un cuarto de hora, ni a media, ni a tres cuartos. Y, o es que la mujer de la floristería es tan miope que no sabe medir las distancias o, simplemente, me he perdido y he ido por otro camino. Pero ya no importa porque estoy aquí plantado, en el portal de Paula, con un ramo gigante de flores en una mano (una mano sudada que no viene al caso mencionar y con un par de músculos distendidos porque el jodido ramo pesa más de lo que imaginaba, pero una mano con cinco dedos al fin y al cabo), una caja enorme de bombones cuya marca no conozco en la otra, un traje que no es mío pero que me queda perfecto y el optimismo a un nivel tan alto que ni el más cenizo sería capaz de quitarme.

No puedo llamar al piso de Paula, porque así eliminaríamos el efecto sorpresa y, sin el efecto sorpresa, el asunto del Supernovio no tiene gracia. Sin el efecto sorpresa es menos probable que Paula descubra a golpe y porrazo que lo que tenía (o sea, yo) era algo objetivamente bueno y no puede permitirse perderlo. No, el efecto sorpresa es importante, así que no puedo llamar a su piso. Bueno, no puedo llamar así en general porque tengo las dos manos ocupadas y no hay nadie cerca para pedirle que, por favor, pulse cualquier botón menos el quinto A y, además, los pantalones de Marcos me aprietan tanto que me da miedo agacharme a dejar los bombones en el suelo y que se estallen en el intento, con el consecuente bajón en la escala de sex-appeal cuando vaya a encontrarme con Paula. No, tampoco puedo permitírmelo.

Aunque no importa porque alguna vez la genética y, en mi caso, los genes de mi abuelo y la información de los espermatozoides de mi padre acerca de las dimensiones de la nariz del anteriormente mencionado pariente, tendrían que servirme. Es decir, me sirvo de las dimensiones de mi nariz para llamar al cuarto C sin tener que desprenderme de ninguno de los aparejos que llevo encima.

Y tampoco me preocupa que la persona que se pone al aparato no sepa realmente quién soy porque ya tengo pensada mi identidad, cual agente 007 dispuesto a adentrarse en la guarida de su enemigo y potencial amante, ataviado con sus mejores galas y provisto con las últimas armas que Q le ha conseguido. Las palabras «correo comercial» llegan a mi boca como caídas del cielo y las puertas del paraíso se abren ante mí.

Para no repetir situaciones embarazosas en las que tenga que utilizar mi nariz como último recurso, prefiero subir por las escaleras. ¿Qué son cinco pisos para un joven sano y fornido como yo? Además, pienso mientras voy por el primer piso, así mis músculos llegarán duros y entrenados. Perfectos para lo que les depara. Claro que, cuando llego al quinto piso con la lengua fuera, lo que les depara hace sentir a mis pulmones lo mismo que sentirían un par de esponjas recién estrujadas que acaban de perder toda su espuma.

Pero no importa, inspiro y espiro, inspiro y espiro un par de veces antes de llamar a la puerta con la letra A y mi cuerpo parece volver a recuperar sus fuerzas originales. O al menos, las psicológicas, que son las que realmente importan en una misión de este calibre. Tampoco importa que de nuevo se presente ante mí el dilema de cómo pulsar un botón si tengo las manos ocupadas, porque los cinco pisos de escaleras, además de fortalecer la musculatura de mis piernas, también han fortalecido los engranajes de mi cerebro y han hecho que me dé cuenta de que, si hago un pequeño esfuerzo, puedo estirar el dedo índice de la mano derecha, la que sujeta los bombones, y puedo pulsar el botón del timbre.

Cosa que no voy a hacer inmediatamente porque ahora que estoy delante de la puerta tengo que evitar que me entre el pánico y se apoderen de mí las inseguridades. Vuelvo a respirar para evitar la hiperventilación fruto de mis nervios y me doy un repaso. Lo tengo todo, estoy perfecto, cuidado hasta el último detalle. Todo va a salir bien, no tiene por qué salir mal. No, no tiene por qué. No pasa nada, Carlitos, es simplemente lo que tienes que hacer. Así que voy y lo hago, sin pensarlo, estiro con cuidado y mucho esfuerzo el dedo índice, pulso el timbre y contengo la respiración.

Más que nada, porque meto barriga, para mejorar la imagen en conjunto.

También, por supuesto, para evitar que me tiemblen las piernas.

Supongo que es por el efecto de resonancia del ding-dong del timbre por todo el rellano, pero el silencio hace que solo escuche los latidos de mi corazón mientras espero a que Paula abra la puerta.

Espero.

Y espero.

Y sigo esperando a que Paula abra la puerta.

Decido llamar al timbre una vez más aún a riesgo de ser pesado. Seguramente Granada no se habría conquistado si los Reyes Católicos no hubieran aporreado las puertas de la Alhambra con insistencia, así que vuelvo a llamar. Si Paula cree que voy a achantarme ante una primera negativa, va lista. Aunque también puede ser que no me haya escuchado, que es lo que mi cerebro optimista tiene que pensar en estos momentos. Y así como vuelvo a llamar, vuelvo a esperar.

Pero, mientras espero, se apaga la luz. Odio los rellanos en los que la luz es automática, que tienes que darle al interruptor más de tres veces mientras esperas el ascensor. Sobre todo en ocasiones como esta, en las que pulsar un botón puede costarme la dislocación de una falange. Pero no importa, la luz apagada seguramente estropearía el efecto sorpresa que quiero conseguir, así que doy un par de pasos, estiro el dedo índice y la luz vuelve a hacerse. Respiro de nuevo y me coloco frente a la puerta otra vez, con el ramo de flores tapando mi cara y conteniendo un estornudo inminente. Estornudar cuando Paula abra la puerta tampoco es una buena idea, por eso decido contenerme y apretar los ojos. Total, no se me ve la cara detrás del ramo.

Nadie contesta.

Inspiro y espiro, porque no voy a dejar que mi impaciencia gane esta vez la batalla. No voy a comenzar a llamar insistentemente por mucho que esté deseando darle patadas a la puerta. No, no es eso lo que voy a hacer.

Llamo.

Espero.
Llamo.
Espero.
Nadie contesta y decido inspirar y espirar porque, sorprendentemente, sí que te hace sentir mejor. Y pensar con claridad. Y como pienso con claridad, la respuesta aparece clara en mi mente: no hay nadie en casa. Es un sábado por la mañana. ¿Quién va a pasar un sábado por la mañana en su casa teniendo una ciudad en primavera a su disposición? Desde luego que Paula no. Además, yo soy un hombre de recursos que no va a achantarse ante la primera dificultad que se encuentre. Soy un hombre flexible, imaginativo y con recursos, al menos, eso es lo que dice mi currículum. Si el efecto sorpresa no se da cuando Paula vaya a abrir la puerta para dejarme entrar, que se dé cuando Paula vaya a abrir la puerta para entrar ella. Voy a quedarme aquí esperándola hasta que vuelva, no queda mucho para la hora de comer, seguramente solo tenga que esperar una hora como mucho.

Me siento en las escaleras, dejo cuidadosamente el ramo sobre el escalón inmediatamente superior, los bombones a mis pies, me cruzo de brazos y me apoyo en la pared con actitud relajada. También queda bonito que Paula vea que he estado esperándola.

13:40 PRIMERA HORA

Paula tiene que estar a punto de llegar, imagino que se ha enredado tomando algo con una amiga. Sí, seguramente es eso. Lo que tampoco está mal para mí, porque si se ha tomado más de la cuenta, puede que venga algo bebida y me sea más fácil llegar al momento del agradecimiento. Lo único malo de todo esto es que tengo que levantarme a encender la luz cada cinco minutos, porque no quiero asustarla cuando venga. No creo que sea muy agradable encontrarte con alguien a oscuras en el rellano de tu casa que, además, se sepa tu nombre. Todo eso es lo que me da tiempo a pensar mientras espero. Las cabos sueltos del plan se van ajustando. Todo va sobre ruedas.

14:48 SEGUNDA HORA

Se está retrasando. Seguro que esa amiga con la que está tiene un problema y Paula la está consolando. Para algo es psicóloga, seguramente todas las amigas acudan a ella para pedirle consejo. Y, claro, el sábado es el día idóneo para ello porque se sale por las noches y, evidentemente, hay que llevarlo todo controlado. Creo que estar aquí sentado, en esta postura, va a dejarme con una luxación grave para el resto de mis días y que, seguramente, cuando sea anciano y camine con bastón, me acordaré de este momento como «el día en el que el culo se me quedó plano», pero no importa, merece la pena.

16:07 TERCERA HORA

Paula no ha venido a comer. Esa amiga tiene que tener un problema realmente serio. Llevo tres horas sin fumar, creo que voy a encender un cigarrillo aunque eso signifique perder mi postura de conquistador. Al fin y al cabo, un fumador con estilo sigue siendo atractivo.

17:00 CUARTA HORA

Me aburro. Me aburro soberanamente. Me aburro tanto que incluso *Inteligencia Artificial*, la de Spielberg, está comenzando a resultarme una alternativa divertida. Me he aflojado el nudo de la corbata. En mi imaginación Paula me ha abierto la puerta trescientas treinta y siete veces, ha llegado unas doscientos cincuenta y hemos hecho el amor en todas las posturas diferentes y en todos los lugares que se me ocurrían. Sí, incluida esta escalera. Se me ha acabado el tabaco y me ruge el estómago. ¿Se notará mucho si me como un bombón?

18:14 QUINTA HORA

Me he terminado los bombones y he vuelto a poner los envoltorios de papel dorado en sus sitios respectivos y he cerrado la caja otra vez. Imagino que con la emoción del encuentro, Paula ni se fijará en los bombones y pasará directamente a comerme a mí. Por lo que temo ahora es por las flores. ¿Cuánto tiempo aguanta un ramo sin agua?

19:23 SEXTA HORA

Ya ni siquiera me levanto a encender la luz. Debo de llevar una hora y media a oscuras, desde que se ha ocultado el sol detrás de alguno de los edificios que se ven por la ventana. El estómago sigue rugiéndome y me planteo seriamente si las flores saben bien.

20:01 SÉPTIMA HORA

Las flores siguen tentándome, pero el hambre ha dado paso a la paranoia. He llamado a Rey y le he contado mi plan. Es una pena porque no quería que nadie se enterara. Quería que el mérito de la reconquista fuera todo mío. A Paula tiene que haberle pasado algo, no es normal que no haya vuelto a casa todavía. Tiene que haberle pasado algo y por eso voy a esperar una hora más. Por eso y porque no puedo llamarla, que, después de hablar con Rey, se me ha agotado la batería del móvil.

## 21:27 OCTAVA HORA

Es de noche y Paula no ha vuelto. Voy a llamar a la policía. Voy a llamar a los bomberos, a la CIA, al gobierno, a Paco Lobatón o a quien haga falta para que me ayuden a encontrarla. Pero para eso necesito un teléfono. Me voy a casa.

De camino, tiro el ramo de flores en un contenedor y me guardo la corbata en el bolsillo. Ya no me van a hacer falta.

—¡Le ha pasado algo! ¡Es la única explicación. —Al llegar a casa, me tiro en el sofá y les explico a Óscar y a Rey lo que ha pasado. Bueno, para ser precisos, lo que no ha pasado, porque, aparte de que he estado a punto de comerme un ramo de flores, no ha pasado absolutamente nada—. Voy a llamar a la policía. ¿Quién sabe cuánto tiempo lleva desaparecida?

Me levanto a coger el teléfono y, cuando los miro en el sofá, descubro que están extrañamente tranquilos, así que me quedo a medio camino, los miro molesto y me cruzo de brazos. Tranquilidad no es lo que busco en estos momentos de desesperación, cualquier segundo puede ser primordial. ¿Quién sabe lo que le estará pasando? ¿Qué le estarán haciendo?

—¿Qué? —los increpo.

Rey sonríe beatífica y me doy cuenta de lo que odio que se ponga así.

—¿La has llamado? ¿Has probado primero a llamarla a ella?

Pero tiene razón, tiene absolutamente y toda la razón, por eso me levanto, voy al teléfono y marco su número. Debería haberlo hecho hace mil horas, sin que el corazón me latiera a cien por segundo y supiera que lo que siento es el miedo a perderla definitivamente.

Da señal, así que les levanto un pulgar.
Y de pronto, alguien en la otra línea dice mi nombre.
—¿Paula?
No me contestan. Vuelvo a repetir su nombre y ese segundo de silencio es peor que haber estado esperando más de siete horas.
Aunque mucho peor es que no me dejen hablar, ni explicarme y que, de pronto, la otra voz deje de ser Paula y me diga que es una amiga suya, que Paula no está en la ciudad, pero que volverá esta semana y que, a pesar de eso, no quiere que la llame, ni que la vea, ni absolutamente nada de nada, que le he hecho mucho daño y que no quiere saber nada de mí y que, por favor, respete su decisión.
Así que decido hacerlo.
Y no sé cómo se me viene esa idea de pronto a la cabeza, pero, cuando la digo en alto justo después de colgar el teléfono, la vida parece volver a tomar sentido.
—Me voy.
Y, cuando lo repito, sé que lo digo en serio.
—Me voy.

## Episodio 32: El de la caja de música

Con esto de la crisis, a nadie le sorprende que de la noche a la mañana haya decidido marcharme. Siempre hay algún conocido que ha terminado con los pies al otro lado del charco con el que contactar en este tipo de emergencias. Porque, claro, esto se trata ni más ni menos que de una emergencia, una de las gordas, una emergencia de esas que te hacen sentir la más apestosa de las mierdas.

Por eso me voy. Por eso y por muchas razones, pero la principal es esa, que tengo que dejar de sentirme una mierda y de sentirme culpable por sentirlo. No sé si es la mejor opción, ni tampoco si no es más que huir de lo patética que es mi vida aquí, pero al fin y al cabo se trata de eso, de cambiar, e irme no es más que un cambio. Un cambio drástico, vale, pero un cambio.

Y vale que servir comida italiana en el país de la hamburguesa no es precisamente lo que yo llame el trabajo ideal de lo que debería ser un cambio para mejor, pero sé que es lo que necesito, dejar de ver las mismas paredes, de ver la misma cama donde me acosté con Paula, de vivir en la misma casa que Marcos, de escuchar todos y cada uno de los días que tengo que superarlo, cuando no puedo superarlo.

No ya por todo lo que supone el enamoramiento y todas esas chorradas, sino por mí mismo, porque si no estoy seguro de mí mismo no podré confiar en nadie y creo que aquí no voy a sentirme seguro de mí mismo nunca. Y, sobre todo, quiero dejar de tener la tentación de llamar a Paula.

Así que me voy. Me voy, me voy y me voy. Por mucho que mi familia haya puesto el grito en el cielo, por mucho que Rey haya arqueado una ceja incrédula y por mucho que Óscar se haya arrodillado en el suelo y haya recorrido el pasillo como un penitente mientras hacía la maleta.

Porque, sí, la maleta ya está hecha. Y los billetes son para esta tarde.

He tenido el tiempo suficiente estas semanas para pensarlo y repensarlo. Y lo he hecho yo solo. No le he pedido consejo a nadie, ni siquiera lo he consultado con Rey o con Óscar y tengo la sensación de que esta es la primera vez que decido por mí mismo y, solo con eso, creo que este cambio es bueno.

Por supuesto que me da pena, pero he cortado todo sentimentalismo y me he transformado en un burro que solo es capaz de mirar hacia delante. No hay nada detrás que me llame lo suficiente como para quedarme. ¡Adiós, *good-bye, au revoir*!

—Me voy... —le digo a la habitación vacía cuando saco la maleta, haciéndola rodar por el suelo—. Me voy... —le digo a Óscar con un suspiro mientras coge de la estantería las llaves del coche, dispuesto a llevarme al aeropuerto.

—Te vas...

—Me voy.

Los tíos somos así de escuetos en situaciones peliagudas. Además, sabe que no quiero despedirme de nadie, que si fuera por mí cogería un taxi e iría yo solo al aeropuerto. No

me gustan las despedidas. Sin embargo, lo que ocurre es que tengo que hacer algo antes de irme a Estados Unidos.
Tengo que cerrar una puerta.
Y, para eso, necesito a Óscar.
Más que nada porque no puedo pagar que un taxi me espere mientras termino mis quehaceres.
No me he despedido de Marcos. Como si fuéramos un viejo matrimonio, los papeles del alquiler nos han obligado a vivir en el mismo piso y eso es lo que hemos hecho estos días, con cordiales saludos, despedidas y unos modales tan fríos dignos del mejor internado británico.
Por eso lo último que espero antes de abrir la puerta de mi casa por última vez es que Marcos esté delante de ella, con las llaves en la mano, dispuesto a entrar, y que nos encontremos frente a frente, después de varias semanas evitando mirarnos a la cara.
—Te vas... —dice mirando la maleta, mientras a mí me da la sensación de que esa es la única banda sonora que le voy a poner a mi marcha, como si la incredulidad de lo que estoy a punto de hacer fuera una nota malsonante o algo así.
—Me voy. —Levanto la mirada y asiento levemente, tratando de aparentar decisión sin saber si lo estoy logrando.
Marcos me mira fijamente unos segundos, para después apretar los labios, soltar un poco de aire por la nariz y, finalmente, tenderme la mano.
—Mucha suerte, Carlos.
Trago saliva y, por un momento, me dan ganas de volverle a pegar un puño en la mandíbula y decirle que si me largo es por él, por haber sido tan jodidamente cabrón que no me ha dejado más remedio que huir con el rabo entre las piernas, pero otra de las facetas del plan de cambio es, ni más ni menos, no echarle a los demás la culpa de lo que me ocurre

y, si me voy, es simplemente porque yo lo he decidido, así que sostengo su mano y aprieto firmemente.

—Gracias.

Se acabó el espectáculo.

Miro a Óscar y, con un movimiento de cabeza, le indico que es hora de irnos. Marcos, bajo el quicio de la puerta, nos mira sin decir nada y, por una parte, me gustaría que viniera al aeropuerto, que fuéramos los tres, o que incluso huyéramos los tres juntos a donde fuera, a Estados Unidos si acaso, como si allí pudiéramos echar atrás el tiempo y volver a ser el trío de adolescentes salidos e inconscientes de no hace tantos días.

La situación tampoco es que esté siendo muy agradable para Óscar. Al fin y al cabo, Marcos no le ha hecho nada a él y es tan amigo suyo como mío; que yo me vaya también va a ayudar a que se viva mejor en esta casa. Y sí, lo sé, este sentimiento de mártir sacrificado en pos del bien común no es más que una demostración patente del dramatismo fruto de mi inmadurez, pero me voy a permitir regodearme en mi tragedia porque, bueno, me voy a ir en menos de tres horas y creo que tengo derecho a pataleta. Aunque solo sea por el miedo que me da montar en avión.

Nos montamos en el destartalado coche de Óscar y, sin decirnos nada, nos colocamos el cinturón y dejamos que, como siempre, nos deslumbre la luz que entra desde fuera de la puerta del garaje.

—¿Nos vamos? —me pregunta para romper el silencio.

—Nos vamos. —Y ahora es cuando sé que tengo que mirarle y pedirle el favor—. Pero, antes, llévame a casa de Paula. Tengo que hacer una cosa.

Óscar no dice nada, se ha acostumbrado a hacer como el chófer de Miss Daisy y se limita a arquear una ceja con el cigarrillo recién encendido entre los labios y a dar un volantazo. Yo, mientras tanto, abro la mochila y saco la caja de música. No soportaría llevármela a Estados Unidos y la compré desde un principio para ella. Necesito dársela, como si fuera para cerrar la puerta definitivamente, como un regalo de despedida, o una última búsqueda de atención desesperada.

He hecho lo que me pidió su amiga por teléfono. No la he llamado, no he preguntado por ella, he intentado borrarla de mis conversaciones y centrarme en mi futura vida al otro lado del charco.

Ha llegado el momento de dejar de depender de otras personas y centrarme en mí mismo, de dejar de lloriquear por los rincones y enfrentarme de una vez a la vida, con toda la dignidad que pueda después de haber aprendido más en estos pocos meses que en los veintiocho años anteriores. Pero, para eso, lo único que me queda es cortar la cuerda que me ata a Paula y decirle adiós, aunque sea de forma indirecta, aunque sea dejándole la caja de música en la puerta de su casa a modo de despedida.

Cuando llegamos a su portal, le digo a Óscar que espere con el motor en marcha, porque estoy seguro de que en alguna de sus fantasías cinematográficas, alguien se lo habrá pedido y sé que le hace ilusión. Vuelvo a utilizar el truco del correo comercial y las puertas del que creí que era mi paraíso se abren de par en par por última vez. Y es ahora, dentro del ascensor, iluminado por el blanquecino resplandor del fluorescente, cuando me miro al espejo y siento que lo hago por primera vez en mi vida, como si me viera a mí mismo después de hace mucho tiempo y me reconociera. Me encojo de hombros ante el reflejo y doy un resoplido a mi imagen, que me imita; también me despido de ella, porque pretendo que el Carlos que ponga sus pies en el JFK de Nueva York sea una persona completamente distinta. No sé si mejor o peor, pero me gustaría que el cambio fuera verdadero y no una mera pantomima fruto de mi frustración.

Las puertas del ascensor se abren y camino automáticamente en dirección a la puerta con la letra A. No hace falta que encienda la luz, me sé el camino de memoria y encender la luz aumentaría la sensación que tengo de ser como un preso al que le están dirigiendo al patíbulo. Porque sí, quiero cambiar, he decidido marcharme, pero eso no quita que yo quiera a Paula, porque sí, la quiero. Y es gracioso que me haya dado cuenta de que lo que sentía era bastante más que un simple juego cuando ya he asumido que la he perdido definitivamente.

Miro la caja de música antes de ponerla sobre la alfombra del rellano, y tengo la tentación de darle cuerda para volverla a escuchar, como si su melodía pudiera llevarme atrás en el tiempo ahora que creo haber cambiado. No lo hago, de todos modos, no merecería la pena descubrir que no hay vuelta atrás y que sé demasiado bien que lo que tengo que hacer es mirar hacia delante. Con cuidado, la dejo en el suelo y llamo al timbre una sola vez, para avisar de que he pasado por ahí. Y, bueno, también para evitar que alguien más listo que yo le robe la caja a Paula.

Nadie responde, pero, cuando vuelvo dentro del ascensor y comienzo mi descenso hacia la planta baja, escucho cómo se abre la puerta de Paula.

Ya está, se ha terminado.

Y, a pesar de todo, ahora mismo, cuando estoy subiendo al avión después de estar esperando a solas más de tres horas en la terminal porque mi vuelo se ha retrasado, no puedo evitar una bocanada de aire con sabor a lágrimas y echar una mirada hacia atrás, como si esperase que Paula llegara corriendo, casi sin aliento, y me pidiera que me quedase con ella.

Porque lo haría; ahora mismo, lo haría.

Aunque sé que no va a ser así, que yo me lo he buscado y tengo que seguir adelante con mi vida, con mi camino y con todo lo que me depare el futuro. Doy un suspiro y, después de recorrer con la mirada lo que dejo atrás, entro en el avión con los ojos cerrados.

Lo que me sorprende es que, a medida que avanzo por el pasillo, no dejo de escuchar la cancioncilla de la caja de música de Paula, como si fuera un repiqueteo incesante de lo que estoy dejando atrás. Ahora, en el momento más vulnerable de mi vida, mi cerebro se empeña en dotarme de alucinaciones auditivas que van a hacer que mi vida en Estados Unidos sea la de un esquizofrénico al que acabar ingresando en un psiquiátrico del aislado estado de Tennessee, para después rodar la película y que Susan Sarandon haga el papel de mi loquera particular.

Porque, a cada paso que doy, la música suena más alto. Y agito la cabeza, como si fuera un perrito al que acaban de mojar, para que las alucinaciones me abandonen y pueda viajar tranquilo, pero no tienen efecto, porque las notas siguen ahí, a todo volumen. Mi corazón se acelera porque se supone que yo he dejado la caja de música hace más de cuatro horas en la puerta de la casa de Paula y es imposible que...

Es imposible que...

Es imposible que, en este momento tan trascendental, me tropiece con la maleta de una ancianita que está en el pasillo, agarre a su dueña de los hombros para no tropezarme, me caiga al suelo, la traiga conmigo y acabe en una posición nada erótica con la ancianita en cuestión sentada a horcajadas sobre mis caderas mientras me mira con estupefacción. Mirada que se corta al instante cuando comienza a pegarme con el bolso, a llamarme criminal insensible y a llamar a las azafatas y al capitán para que me expulsen del avión.

Me levanto como puedo, esquivando los golpes, los insultos, los improperios y las malas vibraciones y llego al asiento casi arrastrándome.

Y allí está, en mi lugar, el asiento 17D, la caja de música abierta y sonando y, a su lado, Paula, que me mira. Resulta que no eran imaginaciones mías.

—Pero, ¿qué...? ¿Qué? —le pregunto sin aliento y haciendo un esfuerzo sobrehumano porque las lágrimas amenazan con salir de los ojos que, hasta hace un segundo, tenía cerrados.

—Marcos. —Es lo único que dice—. Marcos. Marcos me dijo que te ibas. Vino a mi casa justo después de que dejaras la caja de música y me dijo que no podía dejar que te marcharas, que fuera lo que fuera, seguro que podríamos solucionarlo. —Los ojos comienzan a llenársele de lágrimas y yo no puedo creer que me esté pasando esto—. Y no sé cómo pero me convenció. Me trajo al aeropuerto y me compró el billete. Sobornó a la azafata para que le dijera tu número de asiento y subió conmigo y... —Hace una pausa porque se le quiebra la voz— aquí estoy, Carlos.

Me quedo mirándola y no digo nada. No quiero decirle nada, por eso la beso.

Y creo que es el primer beso de mi vida.

## 33. Epílogo

Al final, nos dejaron bajar del avión. Había tantas cosas de que hablar, que no podíamos marcharnos así, sin más. No habría salido bien. Y esta vez, no quería precipitarme, quería que las cosas salieran como tenían que salir, y quería ser yo quien controlara la situación.

Y lo estoy haciendo.

Paula y yo nos marchamos a Estados Unidos. De hecho, nuestro avión sale en veinte minutos. Puede parecer paradójico pero, ya que yo había decidido irme, hemos pensado que no tengo por qué dejar mis planes a un lado. Ella había decidido montarse en el avión conmigo, ¿por qué no empezar desde cero de verdad?

—Te llevas el premio gordo, ¿eh? —me dice Óscar al abrazarme.

—¿Y tú? ¿Cuándo vas a participas en la tómbola?

—Cuando tú me compres las papeletas en los Estados Unidos y me presentes a una supermodelo. Entonces será cuando participe. —Se separa de mí y me mira a los ojos por una décima de segundo—. Cuídate, macho.

Es su modo de decirme que va a echarme de menos. Yo trago saliva, también voy a echarle mucho de menos a él. A

Óscar, a mi colega, a mi mejor amigo Óscar, pero sé que si se lo digo voy a atragantarme con las palabras y, seguramente, acabe riéndose a mi costa. Como siempre. Y somos tíos y los tíos no nos decimos estas cosas. Además, ¿para qué engañarme? Entre Óscar y yo no hace falta. Lo sabemos.

Es casi más difícil despedirme de Rey. A pesar de que le pedí que no lo hiciera, también nos ha acompañado al aeropuerto. Siempre he sabido que odia decir adiós. Pese a aparentar ser la más fuerte, Rey siempre ha evitado las despedidas. Sé que nunca ha sido capaz de ver completa la escena final de *El mago de Oz*, en la que Dorothy se despide de sus compañeros de viaje. La única vez que lo logró, lloró a moco tendido cuando ella se despide del espantapájaros y, por eso, tengo muy claro qué decirle antes de montarme en el avión.

—A ti voy a echarte de menos más que a ninguno —le digo intentando sonreír.

Ella me responde con el dulce gorjeo de su nariz, mientras se suena los mocos, y yo le agradezco más que a nadie que haya ignorado mis órdenes (como si acaso Rey fuera a hacerme caso alguna vez) y esté aquí.

La abrazo y, cuando me doy la vuelta para despedir a Marcos, compruebo por el rabillo del ojo que Óscar y ella se han dado de la mano. Sonrío para mis adentros. Este hecho no es algo que me coja de sorpresa, ni algo que no esperara tarde o temprano. Es más, me sorprendía que todavía no hubiera pasado.

Marcos se acerca a mí después de abrazar a Paula y no sabe qué decirme. Nos miramos un momento, en medio del silencio, y decido hablar yo.

—Gracias.

Se queda callado primero, incluso sorprendido por lo que

le he dicho, pero después sonríe mientras niega con la cabeza. ¿Por qué no voy a agradecerle lo que ha hecho? A pesar de haber sido el villano de mi historia, tengo que confesar que siempre me gustaron los finales felices, y no se me ocurre uno mejor que el de un vil aprovechado redimido que se gana un merecido puesto en el pódium de los mejores amigos.

—Gracias a ti —contesta él antes de darme un abrazo.

Tomando a Paula de la mano, doy por zanjadas las despedidas. A mí tampoco me han gustado nunca y, por mucho que me haya empeñado en cambiar, hay cosas que, simplemente, no lo harán nunca.

—Supongo que estaba equivocado —digo en voz alta cuando abrochamos nuestros cinturones.

—¿En qué? —pregunta ella, y me sorprendo de haberlo dicho en alto.

No le digo nada, me encojo de hombros y me limito a sonreír, más que nada porque me aterra soberanamente el momento del despegue y prefiero estar concentrado.

Pero es cierto, estaba equivocado cuando antes de que empezara todo pensaba que había llegado el momento de ser el protagonista de mi verdadera historia.

Era mentira.

Ese momento ha llegado ahora.

## Agradecimientos y recuerdos

A Ana, porque contigo en mi equipo sé que soy capaz de cualquier cosa. Por demostrarme tantas y tantas cosas todos los días. Porque eres más valiente de lo que te crees.

A mi familia; en especial a mi madre, a mi padre, a mi hermano y a mi madrina, Nena, por apoyarme diariamente en esta aventura y por comprender mis tiempos de «ausencia».

A Paz, porque, si no me hubieras amenazado a punta de pistola aquel noviembre de 2004, ni esta novela existiría ni yo sería escritor.

A Julio, por ser Grande. Por estar. Por tu fuerza e ilusión. Por todo.

A Geòrgia, porque escribir jamás ha sido tan divertido como cuando lo hemos hecho juntos.

A Nora, porque estás ahora mismo tirada en el sofá a mi lado.

A Vanesa, Elidia, María, Sera, Marta, Flor, Elena, Nieves, Alicia, Ane y a tantos otros que seguramente olvide; porque fuisteis testigos de cómo fue forjándose esta historia. Porque, sin vosotros, esta novela jamás habría llegado a ser como es. Mil gracias, de verdad.

A mi prima Inma, porque tú también has logrado ser la protagonista de tu verdadera historia. Por más rayos de sol tumbados en la arena, por más bodas destroyer.

A Eva, Thelma, porque apareces siempre en el momento oportuno.

A Elena, Louise, porque eres Grande; yo lo sé, tú lo sabes, todos lo sabemos y por eso eres indispensable.

A Edu, Puy, Borja, Evi, Sara y Jose, por haberme acompañado durante este último año. Por más fines de semana en Matalascañas.

A Pilar Galán. Espero que, como madre literaria, estés orgullosa de mí. Yo, cada día, lo estoy de ti.

A Rosa, Azahara, Pilar y Montaña, porque aunque Cinco a las Cinco esté un poco dormido, va siendo hora de despertarlo.

A todos los Nanofrikis, porque sin vosotros, escribir esta novela no habría sido ni la mitad de divertido.

A mi f-list, porque a pesar del tiempo, sigue siendo *awesome*.

A mis compañeros de Relaciones Internacionales, porque fueron testigos de la forja de esta novela y me vieron crecer.

A todos mis alumnos, a todos mis compañeros, por ser una fuente de inspiración constante.

A todos los que me leen, me han leído o me leerán, porque hacen que esto merezca la pena.

A ti, que has llegado hasta aquí. Muchas gracias.

# ÍNDICE

Episodio 01: Episodio piloto .................................................9
Episodio 02: El del teatro ....................................................15
Episodio 03: El del bar ........................................................25
Episodio 04: El de la resaca ................................................33
Episodio 05: El del calentón...............................................39
Episodio 06: El de la fiesta (primera parte).....................47
Episodio 07: El de la fiesta (segunda parte)....................51
Episodio 08: El de la fiesta (tercera parte) ......................57
Episodio 09: El de la fiesta (cuarta parte).......................65
Episodio 10: El de la fiesta (quinta parte........................75
Episodio 11: El del plan ......................................................83
Episodio 12: El de la botella...............................................97
Episodio 13: El de los cien metros lisos .......................107
Episodio 14: El de la camisa ............................................115
Episodio 15: El del lado oscuro.......................................125
Episodio 16: El del día después.......................................131
Episodio 17: El del pánico escénico ...............................139
Episodio 18: El del payaso (primera parte)...................149
Episodio 19: El del payaso (segunda parte) ..................163
Episodio 20: El de CarPa ..................................................171
Episodio 21: El de la vida en pareja................................179
Episodio 22: El de la paranoia .........................................185
Episodio 23: El de las hienas ............................................191
Episodio 24: El de La Charla ............................................197
Episodio 25: El de los periódicos....................................209

Episodio 26: El de la doble vida .................................................. 225
Episodio 27: El del duelo ............................................................. 237
Episodio 28: El de Elton John ..................................................... 243
Episodio 29: El de la autocompasión ......................................... 251
Episodio 30: El del Apocalipsis ................................................... 263
Episodio 31: El de la brillante armadura ................................... 277
Episodio 32: El de la caja de música .......................................... 293
33. Epílogo ..................................................................................... 301

## Últimos títulos publicados en Top Novel

Una rosa en la tormenta – BRENDA JOYCE
Sabor a peligro – LORI FOSTER
Entre las azucenas olvidado – GEMA SAMARO
Cierra los ojos… – SUSAN WIGGS
Más allá del odio – DIANA PALMER
Historias nocturnas – NORA ROBERTS
Vacaciones al amor – ISABEL KEATS
Afterburn/Aftershock – SYLVIA DAY
Las reglas del juego – ANNA CASANOVAS
Luz de luna – ROBYN CARR
Cautivar a un dragón – LIS HALEY
Damas y libertinos – STEPHANIE LAURENS
Spanish lady – CLAUDIA VELASCO
Mi alma gemela (Mo anam cara) – CAROLINE MARCH
Corazones errantes – SUSAN WIGGS
Cuando no se olvida – ANNA CASANOVAS
Luces de invierno – ROBYN CARR
Nada más verte/Nunca es tarde – ISABEL KEATS
Amor en cadena – LORRAINE COCÓ
Una rosa en la batalla – BRENDA JOYCE
Tormenta inminente – LORI FOSTER
Las dos historias de Eloisse – CLAUDIA VELASCO
Una casa junto al mar – SUSAN WIGGS
El camino más largo – DIANA PALMER
Un lugar escondido – ROBYN CARR
Te quiero, baby – ISABEL KEATS

www.ingramcontent.com/pod-product-compliance
Lightning Source LLC
LaVergne TN
LVHW030342070526
838199LV00067B/6400